암 전문의가 말하는
유방암 치료부터 마음 치료까지

암 전문의가 말하는

유방암 치료부터
마음 치료까지

레미 살몬 지음

전혜영 옮김

민호균 감수

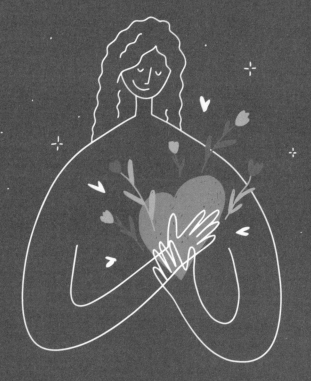

"성공은 끝이 아니며, 실패는 치명적인 게 아니다.
중요한 건 그 과정을 지속하는 용기다."

윈스턴 처칠

프랑스 피티에 살페트리에 병원 Hôpital Pitié-Salpêtrière에서 암센터 소장으로 일했던 레미 살몬 박사는 실력 있는 암 전문 외과 의사다. 나는 운 좋게도 수년간 그와 함께 종양학자로 일한 경험이 있다. 그 당시에 우리는 외과 의사, 방사선과 전문의, 종양학자와 협력해 프랑스뿐만 아니라 전 세계의 유방암 환자를 위한 효과적인 수술법과 치료법을 개발하는 데 성공했다.

그랬던 그가 이번에는 수술실에서 멀리 떨어진 서재 책상에 앉아 유방암 환자의 남편 또는 아버지나 아들에게 조언을 건네는 글을 썼다. 특히 환자와 함께하며, 안정감을 느끼게 만들고, 도움을 전하는 바로 그 사람, 이따금 환자가 간절히 바라는 섬세한 배려와 자상함을 보여야 할 사람에게 말이다.

이 책의 독자를 암 환자가 아닌 환자의 보호자인 가족으로 삼은 이유는 가족의 암 진단 이후 꼬리표처럼 따라다니는 수많은 질문에 명쾌한 답을 주기 위해서다.

앞으로 뭘 해야 하지? 무슨 말을 해야 할까? 누구에게 자문을 얻어야 하나? 앞으로 다가올 일들에 의문을 품으면서도 어떻게 지금의 상황을 잘 극복할 수 있을까? 암 진단 이후 생긴 여러 가지 걱정, 두려움, 불안을 어떻게 극복하면 좋을까?

레미 살몬 박사는 이 책에서 환자 보호자들이 품은 질문들의 해답을 제시한다. 암 환자들과 보호자들이 이해하기 수월하도록 의학 설명을 최대한 쉽게 이야기할뿐만 아니라 수술과 치료 과정에서 실제로 겪었던 고충들을 이야기한다. 대개 의사들은 어려운 전문 의학 용어들 뒤에 숨어 환자의 질문을 종종 회피하려는 경향을 보이곤 한다. 그래서 환자의 눈높이에 맞게 설명해주는 의사들을 만나기란 정말 힘들다.

암 퇴치에 필요한 의학적인 수단들 가령 외과 수술, 방사선·화학·면역·호르몬 요법과 같은 여러 가지 치료법들이 이 책에 소개되어 있으며 암 진단 후, 부부의 성 기능에 발생할 수 있는 문제까지 다루었다. 그뿐만 아니라 직업적인 불안정과 함께 여성의 권리에 관해서도 다룬다. 암에 걸린 한 개인의 인생이 단지 그 병으로만 요약될 수 없는 것처럼 환자의 존엄한 가치는 마땅히 지켜져야 한다.

프랑스는 암 진단 후 환자의 생존 기간이 가장 긴 나라에 속한다. 레미 살몬 박사는 그 이유를 분석하기 위해 프랑스 국립암연구소 INca(Institut National du Cancer)와 함께 연구를 진행했다. 이 연구소는 프랑스의 암 퇴치 운동 사업을 총괄하기 위해 세워진 곳으로 나 역시 2002년부터 2006년까지 '암 연구 Plans Cancer' 프로젝트의 연구원으로 일한 적이 있다. 그때 얻은 획기적인 연구 성과들은 오늘날 전 세계에 보급돼 암 치료법의 장벽을 허무는 데 일조했다.

의사는 여성 환자에게 음성 메시지로 유방암 진단 결과를 전하는 일을 엄격히 금한다. 여러 전문의와 논의한 후에 최종 진단을 신중하게 내려야 하기 때문이다. 즉, 종양학자인 암 전문의는 여러 분야의 다른 의료진들과 협업한 다음, 환자에게 최종적으로 암 진단 결과를 통보해야 한다. 또 검사를 받은 곳이 국립 병원이든 사립 병원이든 유방암 진단을 받은 병원에서 무조건 치료를 받아야 할 의무도 없고 병원이 환자에게 치료를 강요할 권한도 없다. 특히 그 분야에서 실력이 검증된 의사들이 그곳에서 진료하지 않는다면 더더욱 강요할 이유가 없다.

45세부터 유방암 검사를 국가적으로 의무화하는 일은 신약품의 접근성을 자유롭게 하고 유방암 환자들을 대상으로 한 대출이나 보험 가입을 보장하는 법만큼이나 선행되어야 할 중요한 것이다. 암 진단과 관련된 여러 조건과 치료법을 개선해줄 뿐만 아니라 환자들이 완치 후 다시 일상으로 돌아가 생활할 수 있도록 도와주기 때문이다.

의사는 자신이 알고 있는 지식과 정보의 접근 능력이 하나의 권력 요소가 될 수 있다는 점을 인정해야 한다. 그런 점에서 의학에 대해 '아무것도 알지 못하는' 환자는 '모든 것을 알고 있는' 의료진과 불평등한 관계를 형성할 수밖에 없다. 이때부터 환자는 자율성을 상실하고 사물화될 위기에 처한다. '300호실 환자'라는 명사로 이름이 결정되기 때문이다.

레미 살몬 박사는 바로 이 점을 꼬집는데 그는 의사가 환자와 정보를 지속해서 공유해야 한다고 주장한다. 의사는 권력자로서의 힘을 내려놓고, 그의 눈앞에 있는 환자가 어떤 사람인지 더 신경 써서 파악하고, 환자가 어떤 사람인지 더 잘 알아야 한다고 강조한다. 특히 여성 환자와 보호자의 질문들이 어떤 무게를 가지든 어느 하나도 소홀히 하지 않으며 그들의 목소리에 귀 기울이며 공감해줄 수 있어야 한다고 말이다.

바로 이 책에 그런 투쟁의 여정이 생생하게 담겨있다. 그래서 이 책에 언급된 단어들 가운데는 전쟁 용어도 꽤 있다. 작가는 '암 투병'

을 '전쟁'에 자주 비유한다. 위협적인 적군에 맞서 싸우기 위해 무기를 장착하고 투쟁하는 전사처럼 암 투병 환자를 묘사한다. 작가는 어떤 문제든 돌려 말하지 않으며 각각의 문제를 그대로 솔직담백하게 답한다.

이 책에는 의사로서 살아온 레미 살몬 박사의 경력은 물론 타인을 이해하려고 애쓰는 그의 열정이 고스란히 담겨있다. 박사는 환자와 보호자가 느끼는 불안에 대해서도 명료하게 답변을 주려 애쓴다. 하루아침에 끔찍한 암 선고를 받게 된 사람과 그 사람의 측근이 느끼는 깊은 상실감을 어떻게 해소할 수 있는지 함께 해결책을 모색하는 것이다. 암 환자의 심정은 마치 절벽 끝에 서서 어디로 발을 내디뎌야 할지 모르는 길을 잃은 사람의 마음 같을 것이기 때문이다.

부디 이 책이 암 환자와 보호자에게 값진 도움의 손길이 되길 기원한다.

다비드 카야트 David Khayat 파리국제암연구소 회장

목차

추천사 — 7

프롤로그 그와 그녀, 혹은 우리의 이야기 — 16

1부 아내가 유방암에 걸렸습니다

1. 암 선고 — 22
암이라니, 이제 뭘 해야 하나요 | 암은 정말 '만성 고질병'일까

2. 치료 제안 — 26
첫 진단의 기억 | 작은 결절 하나 때문에

3. 남편의 자리 — 30
참고, 또 참기 | 쌓이는 서류들

4. 치료법 — 35
암 치료 분류법 | 다학제 협진

5. 소통하기 — 39
공통 언어 찾기 | 규칙 알아가기

6. 부부 관계 — 44
전쟁에 임하며

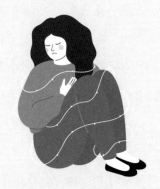

2부 치료를 위한 검사

7. 치료를 앞두고 — 48
자리 찾기

8. '내일'부터 시작되는 치료 — 53
치료 단계와 기간 | 주변 사람들의 오지랖

9. 영상 촬영 — 59
정확하게, 더 확실하게

10. 해부병리학과 생물학 ─ 62

　암의 진화

11. 스탠바이 ─ 65

　전군, 전투 위치로

3부 유방암 치료 ─ 외과 수술

12. 외과 수술 ─ 69

　수술, 공유된 의사 결정 | 통원 치료가 가능한 수술 | 의사의 전문 기술

　수술 후 조직 검사 | 흉터 | 근심 걱정

13. 보존적 치료 ─ 84

　종양 절제술과 유방 복원술

14. 또 다른 외과 수술 방식 ─ 88

　앤젤리나 졸리 효과

15. 유방 재건술 ─ 91

　복원술의 종류 | 지방 이식술 | 보형물 삽입 | 주의 사항 | 조직 이식술

16. 림프절 ─ 100

　줄리아노 박사의 감시림프절

4부 유방암 치료 ─ 방사선·항함 화학·호르몬 치료

17. 추가 치료 ─ 104

　다양한 치료법 | 방사선 치료 | 피부 반응 | 부작용

18. 항암 화학 치료 ─ 116

　HER2 수용체 | 화학 치료를 꼭 받아야 하나요 | 부작용 줄이기 | 프로토콜 | 주의 사항

19. 호르몬 치료 ─ 129

　호르몬 치료의 부작용 | 장기 치료

5부 유방암에 걸린 사람들, 치료하는 사람들

20. 유방암 환자의 양극화 — 135

    젊은 환자들 | 중장년 환자들

21. 전문의 — 150

    의사들이라고 다 똑같지 않다 | 의사, 그들도 평범한 인간 | 외과 의사

    의학적 의사 결정의 공유 | 방사선 치료 전문의 | 종양학과 의사

    고문 담당 의사 | 그들도 다른 이들처럼

22. 병원 — 172

    기다림 | 병원 조직도 | 의료기관

6부 치료를 마치면 보이는 것들

23. 치료 이후의 우울증 — 180

    우울증이 찾아오는 순간 | 암 치료 이후의 삶 | 포트형 카테터의 사례 |

    완치 또는 치유되는 중입니다 | 예전의 삶으로 돌아가기 | 대체의학 | 심리 상담

    예전, 그리고 지금

24. 관리 — 203

    종합 평가 | 관리의 규칙 | 진행 절차 | 심리적 부담 | 관리의 어려움

25. 후유증 — 215

    수술 흉터 | 방사선 색소 침착 | 약물 치료 후유증 | 부작용과 후유증의 차이

26. 재발 — 224

    이상 신호 | 국소적 재발 | 약물 치료 | 전이 | 새로운 질문들 | 통증

27. 연구 — 241

    누가 임상 시험을 원할까 | 제네릭 의약품 | 치료 임상 시험 | 의사 결정 | 음과 양

    면역 요법과 후성적 특징 | 로봇과 인간의 결합

⑦부 집으로, 그리고 다시 사회로

28. 자녀와 가정 — 257
    아이들은 알고 있다 | 선의의 다른 말

29. 부부 관계와 성기능 — 264
    전투 뒤의 달콤함 | 과거의 성생활 | 신체적 후유증 | 경력과 자존심
    위기에 빠진 부부

30. 일 — 274
    회사 동료들 | 차별 | 새로운 우선순위

31. 타인과의 관계 — 280
    자기 방어 | 동정심

⑧부 새로운 일상을 위한 준비

32. 식습관 — 286
    쾌락의 중요성 | 암과 과체중 | 극단적인 방법 피하기

33. 대체의학의 병행 치료 — 293
    널리 알려진 방식 | 보완 대체의학 | 통합 의료 | 그들이 감추는 위험
    영적 지도자 | 지식과 믿음 | 플라시보

34. 2차 소견 — 307
    알아도 병 | 전형적인 두 결과

에필로그 — 314

추천사 — 318

부록 — 321

주 — 331

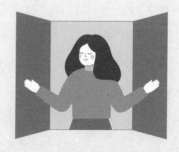

그와 그녀, 혹은 우리의 이야기

지금부터 어느 평범한 부부의 이야기를 들려주려 한다. 공기업 임원인 남편 도미니크와 중학교 역사지리 교사인 아내 마르틴은 열여덟 살, 열두 살, 열 살인 세 자녀와 함께 파리 외곽에 살고 있다. 남편은 언제부턴가 아내가 평소와는 다르다고 생각했지만 부부생활이 늘 그러하듯 이 또한 지나가겠지, 하며 대수롭지 않게 여겼었다.

아내가 꾸준히 산부인과를 찾아 엑스레이를 찍을 때만 해도 크게 신경 쓰지 않았다. 마르틴 역시 남편들이란 으레 일일이 병원에 함께 가는 것은 아니겠지,라고 생각해 마흔다섯 살부터는 늘 혼자 정기적으로 산부인과를 찾아 유방 촬영을 받아왔다. 그러던 어느 날 저녁, 병원에서 돌아온 마르틴은 남편에게 떨리는 목소리로 말했다.

"여보, 나 암이래. 내가 유방암에 걸렸대."

아내가 암에 걸렸다

마른하늘에 날벼락 같은 소식이 아닐 수 없다. 당신이 그런 말을 듣는다면 충격에 빠지고 여러 생각들로 머릿속이 복잡해질 터였다. 아내에게 무슨 말을 건네야 할지도 모르겠고 어떤 행동을 해야 할지도 모를 것이다. 아내를 껴안고 위로의 말을 건네고 함께 눈물을 흘려야 할까? 아니라면 이성적으로 침착하게 행동해 그녀를 안심시켜야만 하는 것일까? 무엇보다 궁금한 점들을 입 밖으로 꺼내 아내에게 묻고 싶은 유혹을 참아내기 힘들었다.

"심각한 거래? 오늘 병원에 다녀온 거야? 의사가 정확히 뭐라고 해? 정말 암이 확실하대?"

두서없이 묻고 나니 차라리 침착하게 마음을 추스르는 게 더 나았겠단 생각도 들지만 어느 남편이 이런 이야기를 듣고 평정심을 유지할 수 있을까? 아내는 눈물을 글썽이며 의료보험공단의 건강검진 중 유방 촬영을 받은 이야기부터 시작했다.

예전부터 가슴에서 멍울이 잡히긴 했지만 작은 종양 모양의 근종이라 크게 문제 삼지는 않았고 의사도 초기에는 젖낭종이라고 진단했었단다. 아내는 생리 전에 가슴 통증을 호소하긴 했지만 생리가 끝나면 언제 그랬냐는 듯 통증이 사라졌다고 했다. 그러던 어느 날, 평소와 같이 유방 촬영을 마친 그녀에게 방사선과 의사는 왼쪽 가슴에 뭔가가 보인다며 초음파 검사를 받아보라고 말했다.

초음파 검사를 받는 동안 유독 한 곳에 검사 기계가 멈추곤 했고 의사도 그 부분을 집중적으로 보려는 듯 버튼을 연속으로 눌렀다. 마르틴은 눈빛과 목소리 톤이 달라진 의사가 긴장하고 있음을 느꼈다. 의사가 순간 초점이 사라진 것처럼 멍해지더니 이마에 땀이 맺힌 채 기계 화면을 뚫어져라 쳐다보자 마르틴도 덜컥 겁이 나기 시작했다. 그녀는 쭈뼛거리며 기어들어 가는 소리로 물었다.

"뭐가 잘못됐나요? 심각한가요?"

의사는 불안해하는 기색이 역력했고 자칫 자신의 말이 환자를 낙담시킬까 봐 대답하길 주저하며 말했다.

"아무래도 조직 검사를 받아보셔야 할 것 같습니다."

정확한 진단을 내리기 위해 추가 검사가 필요한 걸까? 아마도 의사는 혼란스러운 마음에 대답을 피했을 수도 있다. 하지만 그의 말도 일리가 있다. 방사선과 전문의는 암 전문의도 아닌데 환자에게 섣불리 암 진단을 내릴 수 없지 않은가. 의사는 치료법과 해결 방법을 정하지 않은 상태에서 함부로 환자에게 최종적으로 병명과 진단을 내리거나 단정 지을 수 없기 때문이다.

눈앞이 흐려지는 순간

당신이 어느 날 갑자기 누군가의 암 진단 소식을 들었다고 가정해보자. 그 장소는 사무실이 될 수도 있고 운동 후 탈의실에서 친구와 함께 있던 중 들을 수도 있다. 암에 걸린 당사자가 지인이나 가족이 될 수도 있고, 이미 과거에 암 투병을 했던 사람의 재발 소식이 될 수도 있다. 그런데 만약 암에 걸렸다는 그 당사자가 바로 당신의 아내라면 어떻겠는가.

각종 매체에서 쏟아내는 정보들은 이제 외면하기도 어려워졌다. 미디어는 의료 기술이 눈부신 발전을 이루었다고 호언장담하면서 프랑스 의사들이 참석한 국제 포럼의 회의 내용을 전달한다. 당연하겠지만 카메라 앞에 선 의사들이 말하는 현란한 의학 용어를 우리들이 이해하기란 불가능하다.

게다가 당신에게는 그런 상황이 남의 일 같기만 하다. 솔직히 암에 걸리지도 않았는데 미주알고주알 알아듣지도 못하는 이야기를 듣고 싶어 할 사람이 어디 있겠는가? 우리에게는 이미 질병이 아니라도 살아가는 동안 걱정거리들이 수두룩하다. 자녀 문제, 직장 문제, 가정 문제 기타 등등. 하지만 이번에는 상황이 다르다. 암에 걸린 사람이 다름 아닌 당신의 아내다.

아내의 암 소식을 들은 그날 저녁, 모종의 합의라도 한 것처럼 당신은 아이들이 잠자리에 들 때까지 기다린다. 물론 아이들도 눈치가 빨라서 집에 무슨 심각한 문제가 생긴 것은 아닌지 불길한 분위기를 느낀다. 그때 당신은 조직 검사를 받아야 한다는 아내의 말이 문득 떠오른다. 그렇다, 앞으로 아내는 암 치료를 받아야 한다.

그런데 누구에게 치료를 받아야 할까? 또 치료 기간은 얼마나 될까? 치료를 받을 때 누구를 먼저 만나야 할까? 그 분야의 명의는 누구일까? 유방암 수술을 가장 잘하는 병원은 어디일까? 여러 가지 질문들이 봇물 터지듯 쏟아진다. 아이들에게는 말을 해야 할까? 그렇다면 언제, 어떤 말로 전해야 할까? 아내의 직장과 당신의 직장에는 지장이 없을까? 대체 암이라면 얼마나 심각한 상태일까?

아내가 암에 걸렸다는 이야기를 듣게 되면 첫 번째로 반사적으로 일어나는 반응은 대개 이렇다. 일단 당신은 인터넷에 접속해 폭풍 검색을 할 것이다. 하지만 막상 아내가 걸린 병과 관련해 적절한 정보를 어디에서, 어떻게 취해야 하는지 몰라 길을 잃기 쉽다. 해당 관련 사이트도 넘쳐나서 어디서부터 열람해야 할지 감이 오지 않는다. 게다가 아내는 조직 검사도 아직 받지 않았다. 그 순간 아내가 의사에게 들은 말을 당신에게 전한다.

"앞으로 받아야 할 검사가 더 있대. 치료받기 전에 거쳐야 할 단계들이 아직 많은가 봐."

이 말을 전하고 나서 아내는 다시 눈물을 흘리기 시작한다. 당신이 암에 대해 더 자세히 알고 싶어 할수록 아내는 감정적으로 더 힘들어지기 마련이다. 당신은 아내를 위로하고 안심시키기 위해 노력할 것이다.

"이제부터 함께 싸워나가면 이겨낼 수 있을 거야."

그런데 어떻게? 당신 역시 어찌할 바 몰라 당황스럽기는 마찬가지이고, 솔직히 당신도 아내와 같이 울고 싶은 심정일 텐데 말이다.

1부

✛

아내가 유방암에 걸렸습니다

✛

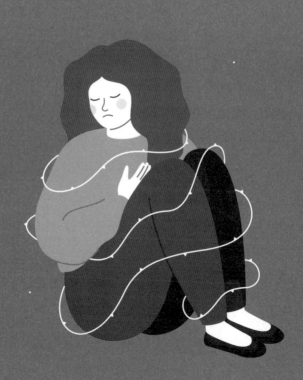

1. 암 선고

이 세상에 나쁜 소식을 전하는 최상의 방법이 존재할까? 제아무리 유능한 의사라 하더라도 초조하게 의사의 입만 주시하며 진료실에 앉아있는 환자에게 '당신이 암에 걸렸다'는 말을 하는 일이 어디 쉽겠는가.

암이라니, 이제 뭘 해야 하나요

마르틴이 조직 검사를 마친 며칠 뒤, 검사 결과가 나왔다. 방사선과 의사는 유방암 전문의가 마르틴의 조직 검사 결과를 확인할 수 있도록 자료들을 전달해주었다. 이때 환자와 보호자인 우리가 검사 결과지를 판독할 수 없는 것은 당연하다. 급한 마음에 마르틴은 방사선과 의사에게 자신의 상태를 물어보긴 했지만 그가 암 전문의가 아닌 이상 환자에게 무슨 말을 더할 수 있겠는가?

의사도 아닌 환자 입장에서는 "당신은 유방암에 걸렸습니다"라는 말 자체만으로도 충분히 공포에 휩싸이지 않겠는가. 그런 이유로 유방암 진단을 받은 아내가 당신과 유방암 전문의와의 진료일에 함께 가길 바랄 때, 당신은 암 관련 기관과 국립 병원, 혹은 최신 설비를 갖춘 암센터를 찾아가는 게 나을까 고민하기 시작한다.

방송과 신문 등의 매체에서는 병원과 암 클리닉 센터에 별점과 등급을 매겨 소개하곤 했다. 하지만 미디어에서 극찬하는 곳이라 하더라도 남편은 섣불리 그러한 곳에 자신의 아내를 데려가기에는 뭔가 불안하고 마음이 편치 않다. 한 끼 기분 전환을 위한 식당을 고를 때라면 맛집 평점을 참고하겠지만 내 아내가 암에 걸렸는데 그런 정보만으로 아내를 맡기기에는 뭔가 안심이 되지 않는 것이 사실이다.

이 글을 읽는 독자라면 그럴 시간에 빨리 병원을 선택해 진료일을 잡으라고 생각할 수도 있겠다. 하지만 그런 생각 내면에는 이제 유방암에 걸린 아내의 수술과 치료가 두 사람의 일상은 물론 아이들을 포함한 가정과 직장에도 큰 변화의 갈림길에 선 순간이 될 것이라고 예감하기 시작할 것이다. 그동안 쌓아온 아내와 당신의 직장 경력은 물론이고 가깝게는 여름휴가를 위해 큰맘 먹고 예약해둔 휴가 일정도 그 변화 안에 포함된다.

휴가를 생각하고 나니 적지 않은 예약금을 걸고 어렵게 예약한 펜션에는 갈 수나 있을까,라는 생각이 든다. 아, 숙박 일정이 변경되지 않는 땡처리 패키지 상품인데 병원 소견서를 보내면 환불해주지 않을까,라는 생각까지 들 때쯤 당신은 지금 이런 생각을 할 때가 아니라는 죄책감이 밀려든다. 하지만 아직 어느 병원을 선택할지도, 진료 예약도 하지 않은 지금 당신이 할 수 있는 일이라고는 없다. 요컨대 지금까지 살던 '세상'이 점점 다른 형태의 '세상'으로 바뀌고 있다는 것만은 확실하다.

또 하나 확실한 사실은 아내의 치료를 위해 병원에 다니기 시작할 때부터는 직장에 휴가를 내야 한다는 점이다. 직장 상사나 동료, 친한 친구들, 무엇보다 장인어른, 장모님과 부모님에게는 이 일을 언제, 어떻게 이야기해드려야 할까.

암은 정말 '만성 고질병'일까

당신이 아내와 병원을 자주 찾게 되면서부터 의사에게 종종 듣게 되는 말이 있다.

"치료는 잘될 거예요. 치료제와 수술 방법이 아주 효과적이거든요. 암은 이제 만성 고질병이 되어가는 중이에요."

당뇨병, 고혈압과 같이 암은 이제 첫 번째 치료가 초기 증상을 좌우하게 된다. 그 뒤에는 암의 병기가 결정되고 치료 과정에서 차후에 발생할 수도 있을 질병에 대비해 새로운 치료법들이 추가로 병행된다. 물론 이런 설명은 암 진단 후 치료 초기에는 그다지 와닿지 않을 것이다. 당신은 아내가 유방암을 이겨내고 결국에는 완치되어 예전과 같은 일상생활로 돌아가길 바라는 것이지 평생 불안해하며 관리해야 하는 고질병을 원하는 것이 아니기 때문이다.

의료진은 환자와 보호자를 위해 아내의 상황과 치료 상황을 자세히 설명해줄 것이다. 하지만 이때 의료진이 당신에게 이해하기 쉬운 말로, 또한 의미가 명확하게 설명하면 행운이라고 생각해도 된다. 의사가 설명을 쉽게 해줄수록 환자와 보호자는 더 잘 이해할 것이고, 결국 치료 과정 또한 더 원만하고 순조롭게 진행될 것이다.

당신이 휴가를 내든 시간을 내든 아내를 전적으로 간호하게 될 때쯤에는 암 치료 방법과 기간, 부작용을 비롯해 방대한 정보 한가운데 놓일 것이다. 병원 원무과와 의료진이 전해준 결제와 서명이 필요한 서류들이 하루하루 쌓여갈 것이다. 무슨 말인지도 모를 의학 용어와 온갖 법적 용어가 가득한 서류의 늪에 빠지기 일보 직전에는 아프긴 하지만 혼자가 아닌, 아내와 함께한다는 사실에 감사할 뿐인 지경에 이른다.

아내가 수많은 종류의 치료를 받을 때마다 병원 대기실에서 아내를 기다리는 당신은 종종 자신과 같은 처지의 보호자인 남편들과 조우하게 될 것이다. 어색하지만 서로 인사를 나누고 아내의 병명과 치료 과정을 주고받는 공감대를 형성하는 일은 어디에 기댈 데 없는 불안하고 초조한 당신의 마음을 잠시 내려놓는 소통의 순간이라 느낄 수 있을 것이다.

하지만 그 순간에도 명심해야 할 점은 불안하고 초조한 당신보다 아내의 몸이 아프다는 사실이다. 보호자가 제아무리 불안하고 힘든 순간이라 느낀다 해도 지금 당장 치료를 받아야 할 사람, 지금 그 누구보다 가장 신경 써야 할 사람은 바로 당신의 아내라는 점을 잊어서는 안 된다.

2. 치료 제안

"질문하는 사람은 5분 동안 바보 취급을 당할 수 있지만,
질문조차 하지 않는 사람은 어쩌면 평생 바보로 살지도 모른다."
— 중국 속담

본격적인 치료에 앞서 의료진들은 환자인 아내에게 앞으로 받을 치료법과 감당해내야 할 일들, 직장과의 일정 조율 등과 관련해 여러 가지 부분들을 설명해줄 것이다. 그에 반해 아내 곁에서 간호해야 할 남편이자 자녀의 아버지인 당신에게는 말을 아낀다. 간혹 환자 보호자로서 당신의 역할이 필요할 때 언급할 뿐이다.

심지어 당신이 의사에게 궁금했던 질문을 건넬 때조차 의사로부터 돌아오는 대답은 단답형일 경우가 대부분이다. 그래서 당신은 속으로 이런 생각을 할지도 모른다. '이 치료는 아내가 위주이긴 하지만 나도 보호자이자 함께 치료를 선택해야 할 사람으로서 알 권리가 있는 것은 아닌가?' 하고 말이다.

어찌 되었든 프랑스에서는 보호자인 남성이 의료진과 주로 말을 주고받고, 유방암 확진을 받아 충격과 상심에 빠진 아내가 아무런 말도 없이 고개만 떨구는 진료실 풍경은 이제 거의 보기 힘든 일이 됐다. 만약 의료진이 보호자인 당신에게만 계속 말을 건넨다면 오히려 환자인 아내가 먼저 "선생님, 환자는 바로 저예요"라고 반기를 들 것이다.

첫 진단의 기억

처음 진단이 내려졌을 때 당신은 유방암을 잘 알지 못한 상태이기 때문에 전문가인 의료진들 앞에서 기가 죽고 쫄 수밖에 없을 것이다. 그래서 의학 지식이 없는 당신은 조직 검사 결과 첫 번째 진단이 나왔을 때 이 모든 결과를 단순하게 생각할 수도 있다. 하지만 그런 생각들은 앞으로의 치료 과정과 상황을 제대로 이해하지 못하거나 잘못 파악할 가능성이 크다. 게다가 치료가 빠르게 진행될수록 더욱 혼란스러워질 수 있다.

의료진들은 국소, 지엽, 전신 치료법 등의 여러 치료법을 제안할 것이다. 그런데 그때마다 환자 보호자인 당신이 감정이 앞서 공포감만 느낀다면 결국 치료 과정과 현실을 이해하고 판단하지 못해 상황이 뒤죽박죽 엉켜버릴 우려가 있다.

당신은 첫 직장에서 일을 배울 때처럼 아내의 검사 결과가 나올 때마다 복잡한 상황을 시간 순서에 따라 체계화하려 애쓰며 검사와 치료 정보들을 메모하고 처음 듣는 의학 용어들을 이해하려 노력할 것이다. 물론 직장에서 쌓아온 당신의 노하우는 아내의 치료 상황에서는 적용되지 않을 것이다.

당신은 의료진들을 붙잡고 궁금한 이야기를 묻길 주저하게 될 수도 있다. 아내를 위해 애쓰는 의료진들의 노고를 인정하는 바이지만 다른 한편으로는 아내가 이러한 복잡한 치료 과정을 거치는 동안 보호자인 당신이 있어야 할 자리가 어디인지 알 수 없어 막막해지는 것도 사실이다.

병원 의료진들은 모두 흰 가운을 입고 있어서인지 가까이 다가가기에는 장벽이 가로놓여 있는 것만 같아 더 범접하기 어렵게만 느껴진다. 실제로 진료실에서도 의사 가운의 명찰이 겨우 보일 정도의 거리감이 늘 존재한다.

우리가 환자와 보호자일 때 만나게 되는 의사들은 무슨 일을 하는 사람들일까? 각자 분야마다 어떤 역할을 맡는 것일까? 누가 최종 결론을 내릴까? 그들은 매번, 항상, 모든 사안에 동의할까? 흰 가운을 입은 사람들 중 가장 어려 보이는 의사에게 아내의 유방암 수술과 치료를 맡겨야 할 수도 있다.

작은 결절 하나 때문에

아내의 유방에 작은 결절(종양)이 생겼다고 한다. 그래서 그 결절을 수술로 제거해야만 한다고 한다. 수술을 마친 아내는 방사선 치료와 호르몬 치료도 받게 되는데 그 기간은 수개월 혹은 몇 년이 걸릴 수도 있다. 앞으로 펼쳐질 그렇게나 힘든 치료 과정이 겨우 그 작은 암 덩어리 때문이라니 억울한 기분이 들 정도다. 이런 우리의 마음을 이해하기라도 한 듯 의료진들은 당신을 안심시키기 위해 위로의 말을 전하기도 한다.

"그렇게 심각한 상황은 아니에요. 부인은 곧 완쾌되실 거예요."

정말 그렇게 심각한 상황이 아니라면 굳이 오랜 기간 힘든 치료를 받아야 할 이유가 있을까? 보호자인 우리는 이제 그 어떤 말도 믿을 수 없는 상황이 돼버렸다.

아내가 암 선고를 받고 난 뒤부터 당신은 하루하루 극도의 공포감을 느끼고 망연자실한 심정이 된다. 이런 심경은 마치 아내가 첫 출산할 때 느꼈던 불안감과 비슷해서 어떤 남편들은 이런 불안감을 견디다 못해 폭력적이거나 부적절하게 자신의 심경을 표출한다. 물론 시간이 지나면 대부분 후회하는 행동이지만 의료진들은 종종 감정이 앞서곤 하는 이런 환자와 보호자들의 반응에 익숙한 터라 그런 상황에서도 능숙하게 환자들을 돌볼 터이니 크게 걱정하지 않아도 된다.

시간이 지나 감정이 추슬러지고 후회가 된다면 그때 진심으로 당신의 행동을 사과하면 된다. 반면 급작스럽게 처한 상황으로 인해 급격한 감정 기복 상태에서 자신이 어떤 실수를 했는지 기억하지 못하는 남편들도 세상에는 꽤 많다.

당신은 이러한 상황에서도 침착하고 이성적인 태도를 보여주고 싶을 것이다. 하지만 이런 순간에 환자 보호자가 갖추어야 할 심리적 매뉴얼이나 만점짜리 선택지는 없다. 다만 각자 느끼고 판단하는 개개인의 차이만 존재할 뿐이다.

3. 남편의 자리

유방암 환자 보호자인 남편의 자리는 어디일까? 그 영역은 너무 넓지도, 또 좁지도 않다. 무술 동작을 할 때와 같이 적절한 영역을 찾아내야만 한다.

수술에 앞서 병원을 찾게 되면서부터 보호자이자 남편으로서 당신의 자리를 찾기 쉽지 않다고 생각할 수 있다. 만약 찾았다 하더라도 그 자리가 못내 불편할 것이다.

또 수술과 방사선·항암 화학·호르몬 치료처럼 그 치료 과정이 변할 때마다 당신의 자리도 매번 바뀐다고 느끼게 된다. 아내는 그때 그때 치료 과정과 상황에 맞춰 보호자인 남편의 역할이 달라지길 바라는데, 그때에도 무엇보다 중요한 점은 환자인 당신의 아내가 1순위가 되어야 한다.

참고, 또 참기

아내와 함께 병원을 찾은 당신은 사람들로 북적거리는 과열되고 흥분된 대기실에서 오매불망 진찰 순서를 기다릴 일이 점점 일상이 되어갈 것이다. 그런 기다림이 길어지고 잦을수록 당신은 지친 마음에 밖에 나가 담배라도 피우고 싶은 충동을 느끼기도 하고 주차요금이 신경 쓰일 수도 있다. 병원 예약하기가 하늘의 별 따기라는 것을 실감할 즈음 의사란 작자는 환자를 하염없이 기다리게 만들며 약 올리길 즐기는 건 아닌가 의심이 되기도 한다.

이런 상황을 예상하고 예약 시간에 맞추기 위해 집에서 서둘러 출발했지만 오늘도 또 헛수고만 한 것 같고 하릴없이 흐르는 시간 속에서 주차요금이 아까워질 지경에 이른다. 초조한 마음에 화장실이라도 잠깐 갔다 온 뒤에도 아내의 이름이 불리지 않았으면 속으로 그럼 그렇지,라고 여기면서도 차라리 다행이라고 생각할 것이다.

환자와 보호자는 대기실에서 두 시간을 기다려도 정작 몇 분 동안 의사를 대면하는 게 고작인 것을 보면 환자를 뜻하는 단어 'Patient'에는 인내심이라는 의미가 내포된 것이 실감이 난다. 하지만 내 아내가 암 환자인데 어떻게 이럴 수 있지? 남편인 당신은 이런 상황을 쉽게 받아들이기 힘들 것이다. 정확히 말하자면 병원과 의료진에게 아픈 당신의 아내가 1순위가 아님을 인정할 수 없을 것이다.

앞으로 아내가 검사와 치료를 받을 때마다 당신은 여러 분야의 전문가들을 만나게 된다. 그때마다 당신은 중요한 부분은 메모까지 하며 그들이 전하는 말을 경청하게 된다. 그 과정에서 당신은 의사들이 하는 말을 이해하려 애쓰고, 궁금한 점을 묻고, 아내의 상태와 부작용 등을 의사에게 전달하기도 한다. 그러나 이따금 당신 혼자 그 많은 양의 전문 의학 정보를 이해하고 습득하는 데 어려움을 호소하게 된다.

심지어 의사가 일정에 쫓겨 대충 설명하는 것처럼 보이거나 외계어 같은 의학 용어를 속사포처럼 말하면 당신은 속으로 짜증이 확 밀려오기도 할 것이다. 의사의 말을 이해하지 못할수록 당신의 불쾌지수도 함께 기하급수적으로 높아질 것이다. 다행히도 의료진들은 보호자인 우리의 이런 마음을 충분히 이해하고 우리의 심정을 헤아리려 노력하기도 한다.

쌓이는 서류들

예전과 달리 환자를 살릴 수도, 죽일 수도 있는 불가침 영역에 속한 것만 같은 신적인 의사들의 시대는 이제 막을 내린 지 오래다. 하지만 흰 가운을 입고 병원과 의료 시스템 경계 안에 존재하는 의료진의 현학적인 화술에 익숙해져야 할 사람은 아직도 환자와 보호자인 우리들의 몫이다. 당신 아내의 생사와 관련된 일이지만 현실이 그러하다.

아내가 엑스레이 검사를 비롯한 여러 검사들을 받을 때도 의료진들은 아내에게만 말을 건네지 보호자인 당신에게는 관심을 두지 않는다. 검사를 받고 치료를 받을 당사자는 당신이 아닌 아내이기에 그러한 것이겠지 생각하면서도 당신은 거치적거리는 사람으로 전락해 검사실 안에 동행하지도 못한 채 질문도 아무 때나 마음대로 할 수 없다. 적절하게 낄 때 끼고 빠질 때 빠지지 않으면 민폐 보호자로 낙인찍히기에 십상이다. 어쩌다 보호자인 당신에게 기회가 닿아 의료진에게 질문을 건넨다고 해도 되돌아오는 대답은 비슷하다.

"박사님이 검사 결과를 꼼꼼하게 확인하는 데 시간이 조금 걸려요. 빠르면 한 시간 후나 내일 결과가 나올 것 같아요."

설령 검사 결과가 나왔다 쳐도 의료진은 검사 결과지를 건네며 당신에게 톡 쏘듯 "박사님은 벌써 퇴근하셨습니다"라고 대답할 수도 있다. 그나마 봉투에 담아 주면 다행이련만 당신은 받아 든 결과지를 병원 문 나서자마자 허겁지겁 열어보게 된다. 이따금 검사를 담당한 의사가 우편으로 검사 결과지를 보내주기도 하지만 운 나쁘게도 주말이나 연휴가 이어지면 초조한 그 시간은 더 연장된다. 하지만 어쩔 수 있나? 매일 아침 우편물을 확인할 수밖에!

여기서 중요한 점은 지금까지 받은 검사 결과지들을 잘 보관해야 한다는 것이다. 의료진들이 전해준 서류 중에서 별로 중요해 보이지 않는다고 해서 버리거나 무시하면 안 된다. 이는 마치 당신이 코스 요리 식당에서 잠시 한눈을 판 사이에 전채요리를 깜빡하고 본 요리부터 시작하게 되는 실수처럼, 초진 기록일지라도 대수롭지 않게 여기면 안 된다는 말이다. 이전 검사 결과와 최근의 검사 결과의 수치를 비교해야 하는 상황이 생길 수도 있어서다.

조직 검사 경우에도 마찬가지다. 아내의 최근 조직 검사 결과지가 이전 결과지 사이에 섞여 찾기 힘들어지는 경우도 허다하고, 의사가 환자 서류들을 섞어버릴 수도 있는데 시간 순서대로 검사 결과지와 서류들을 체계적으로 분류하고 정리할 임무를 맡은 사람이 당신이라면 어떨까. 다행히도 요즘에는 대부분의 병원 시스템이 디지털화되어 결과지를 분실할 경우는 극히 드물다. 병원 전산망이 해킹당하거나 오류가 생기지 않는 한 검사 결과가 사라질 일은 없으니 그 부분은 걱정하지 않아도 된다.

정리하자면 당신이 병원에서 발급한 여러 서류들을 담당한 일 이외에 아내가 병원에서 치료와 검사를 받을 때마다 해야 할 임무는 검사를 받으러 들어간 아내의 가방과 코트, 갈아입은 옷을 받아 야무지게 챙겨주는 일이다. 아내의 엑스레이 검사 결과가 담긴 서류들이 당신 무릎에 쌓여가는 게 익숙해질 때쯤에는 문득 예전과 다른 삶을 사는 당신 자신과 또 한 번 마주치게 될 것이다.

4. 치료법

암 치료는 치료 범위에 따라 크게 세 가지, 국소·지엽·전신 치료법으로 나뉜다. 한마디로 의사는 암을 치료하기 위해 세 가지 치료 무기를 갖추고 있는 셈인데 외과 수술, 방사선 치료 외에 항암 화학·호르몬·국소 요법과 같은 치료법들이 그것이다.

그렇다면 암 덩어리를 확실하게 제거하는 동시에 가슴 모양을 최대한 보존하기 위해 의사들은 구체적으로 어떤 치료법으로 아내를 치료할까?

암 치료 분류법

예전에는 외과 수술이 암 치료의 유일한 방식이었다. 이후 의학계는 오랜 시간 눈부신 진보를 거듭했고 1960년대부터는 마리 퀴리^{Marie}

Curie가 발견한 방사선이 유방암 치료에 적용될 수 있었다. 1970년대 말부터는 신종 치료법들도 생겨났다. 유방암 치료를 위해 어떤 치료법을 택할 것인가는 환자 본인의 선택에 따라 달라지는데 암을 치료하는 방법은 크게 두 가지로 분류할 수 있다. 하나는 TNM이고 다른 하나가 바로 분자표적[1]이다.

먼저 TNM 분류법은 지엽적인 전이와 관련되어 있다. T는 종양 Tumor 크기를 나타내는 약자이며, N은 림프절 Lymph Node에 암세포가 지엽적으로 퍼진 전이 상태를 나타낸다. 마지막으로 M은 원격전이 유무와 관련해 하나 또는 여러 개 이상의 전이 Metastasis를 나타내는 약어라 할 수 있다.

반면 분자표적 분류법은 종양의 심각도(I, II, III)에 따라, 종양 세포에 여성 호르몬 수용체인 에스트로겐과 프로게스테론의 분포도, HER2(Human epidermal growth factor receptor type2, 인간 표피 성장인자 수용체를 말함 —옮긴이) 유전자의 과잉 발현 유무에 따라 생물학적인 매개변수를 고려해 표적치료제 사용 여부가 결정된다. 종양 전이가 빠르게 퍼지는 이유를 분석하고 그 반응하는 속도가 빨라진 이유에 따라 치료법을 모색하는 방식이다[2]. 이외에 다른 검사들은 개별적 상황에 따라 추가되거나 '다학제 협진[3]'에 의해 요청되기도 한다.

이러한 분류 방식을 통해 여러 가지 변수에 따라 달라지는 종양의 상태를 명명한 '단계 Stage'가 결정된다. 그리고 각각의 단계별 상황에 따라 의료기관이 정한 치료법이 하나의 '프로토콜 Protocol'로 계획화된다. 이렇게 결정된 프로토콜은 해당 국가 내에서는 통합적으로 시행되며 해마다 재검토를 통해 실행 여부를 결정하게 된다.

다학제 협진

본격적인 유방암 치료가 시작되기 전, 아내가 받은 검사 결과와 관련된 모든 서류는 다학제 협진을 통해 논의된다. 만약 이때 병명과 병기가 확실히 정해진다면 논의는 지체되지 않고 빨리 마무리된다. 반면 어떤 프로토콜을 적용해야 할지 명확하지 않은 특수 상황일 경우에는 논의가 길어지게 된다. 후자의 경우는 나중에 더 자세히 설명하도록 하겠다.

앞서 설명한 여러 논의가 끝났다면 당신의 아내를 담당한 암 전문의나 앞으로 유방암 치료를 시작하게 될 의사가 당신에게 결과를 알려줄 것이다. 병원에 따라 정보를 전달하는 의료진의 성향은 다를 수밖에 없는데 이때 환자는 익명으로 발표된 결정에 때때로 충격을 받고 고통스러워한다.

바로 그런 이유로 병원에는 이러한 환자들을 위한 진료 상담센터를 만들어 놓고 있다. 환자가 자신의 상태를 다시 한번 정리해서 듣고 싶거나 애매한 부분을 명확하게 이해하고 싶다면 병원의 상담센터를 찾아 간호사의 설명을 들을 수 있다. 하지만 아쉽게도 이때 보호자인 당신은 상담할 수 없다.

보호자는 아내의 치료 방법 등을 다양한 곳에서 여러 의견을 자문할 수는 있겠지만 아무래도 규모가 큰 병원에서는 기존의 체계화된 프로토콜이 정해져 있는 경우가 많아 개별적인 의견을 모두 수렴하기 어려운 실정이다. 이 상황을 비유해 말하자면 환자와 보호자는 거대한 기계에 함몰되어 자신의 개인성이 사라지는 기분이 들 정도다.

게다가 이때 의사가 검사해야 할 것이 더 있다고 말한다면 긴장감은 한층 더 고조된다. 이미 받았던 검사인데 재검을 요구하거나 새로운 검사들을 받아보라고 할 때 당신의 머릿속은 이미 병원과 의료진들이 모든 치료 일정을 결정한 상태라는 인상을 지울 수 없다. 하지만 이러한 과정은 환자인 당신의 아내가 앞으로 어떤 치료를 받아야 할지 확실하게 결정하기 위한 수순들이다.

최근에는 의사들이 환자 개별맞춤 치료법에 해당하는 '정밀의료Precision Medicine'를 더 자주 선택하고 있다. 하지만 아시다시피 당신의 아내는 고장 난 시계가 아니며 의사는 수리용 부품도 아니다. 로봇화, 인공지능AI을 총동원한 첨단 기기가 의료계에 도움이 되고 있다는 사실은 우리 모두 알고 있다. 하지만 과연 그 기계를 제대로 조종할 수 있는 파일럿은 얼마나 될까?

목표 대상이 확실한 드론을 하늘 높이 띄운다고 상상해보자. 그 드론이 우리 주변을 찍어 보여준다면 이미 초토화되어 있는 상황은 아닐까?

5. 소통하기

암 치료 과정에서 '소통하기'란 환자, 가족 그리고 의료진 사이에서 해결해야 할 가장 중요한 숙제다. 초기에는 소통을 방해하는 여러 장애 요소가 불거져 마르틴과 가족은 북받친 마음을 추스르기 쉽지 않았다. 게다가 당신은 문제를 빨리 해결하고 싶은 마음에 더 재촉하곤 한다. 남편들의 이러한 성향은 파리 거리에 걸려 있는 '우리 함께, 암을 잽싸게 물리칩시다'라는 암 퇴치 캠페인 표어만 보아도 쉽게 알 수 있다.

하지만 일을 너무 빠르게 진행하면 모든 순간을 이해하지 못한 채 지나치게 되는 실수를 범하게 한다. 이를 증명하듯 환자는 진찰을 받는 동안 의료진이 전달한 정보 중 일부만을 기억한다는 실험 결과도 발표된 적이 있다. 따라서 가장 이상적인 것은 치료를 담당한 의사를 여러 차례 만나는 일이다.

공통 언어 찾기

이제부터는 환자, 가족, 의료진들 모두가 소통할 수 있는 공통의 언어를 찾는 일이 중요하다. 무엇보다 한 단어에 동일한 가치를 부여하려면 공통의 경험이 필요하다. 하지만 당신과 아내가 처음 진단받자마자 이러한 과정을 실현하기란 불가능에 가깝다.

당신 앞에 서 있는 의사는 '환자'를 치료하는 것일까? 아니면 그 '병'을 치료하는 것일까? 의사는 무엇보다 환자를 치료하기 위해 자신의 본분을 다할 것이며, 가능하면 환자에게 공감해야 한다고 생각할 것이다. 하지만 암을 진단하고 그에 걸맞은 치료법을 제안할 때 환자와 보호자의 심정을 살피고 이해하는 일은 의사의 근로계약서 어디에도 명시되어 있지 않다.

환자와 보호자의 교육 수준이나 학식에 따라 의학 정보를 받아들이는 정도는 다를 수 있으나 암이 확실한 상황에서 의사는 그러한 것들보다 병 앞에서 모든 사람을 동등하게 바라봐야만 한다. 일단 의사는 병 자체를 치료하기에 앞서 실의에 빠진 그들을 돌봐야 한다. 의사가 준수해야 할 기본 수칙에는 환자에게 정확한 정보를 전달해야 할 의무가 최우선으로 강조되어 있다. 또한 환자의 보호자이자 남편인 당신은 그 기본 수칙에 '신뢰할 수 있는 사람'으로 명시되어 있다.

그럼에도 불구하고 이따금 당신이 아내의 상태가 궁금해 병원에 전화해 물으면 돌아오는 대답은 뻔하다. '모든 치료가 잘 진행되고 있다' 또는 아내는 '어젯밤 별일 없었고 열도 없다'는 형식적인 말들이다. 이외에 더 궁금한 점이 있다면 담당 의사와 정식 면담을 요청하라. 만약 여의찮으면 아내가 입원해 있는 병동 담당자를 찾아가 직접 물어도 좋다.

정보화 시대에 사는 우리는 인터넷, 신문, 친척, 친구 등 다양한 여러 매체와 관계를 통해 정보를 검색하는 일이 어렵지 않다. 하지만 이러한 정보들은 너무나 빠른 속도로 확산하고 퍼져나가 때로는 정보의 홍수 속에서 익사할 것 같은 기분마저 들기도 한다. 이럴 때 우리에게 필요한 능력은 당신의 아내에게 필요하지 않은 정보들을 제하고 거르는 일이다. 또 유방암 병기마다 필요한 정보가 다르기 때문에 상황에 맞게 정보를 선별해야 한다.

암을 치료하는 과정은 멈추지 않고 계속되어야 해서 흡사 '마라톤'과도 닮아있다. 남아있는 거리를 가늠할 줄 알아야 하며, 초반에 너무 속도를 내어서도 안 된다. 힘의 양도 적절하게 배분할 줄 알아야 하며, 단계마다 변하는 요인들도 확인해야 한다. 끝까지 달리기 위해서는 앞으로 넘어야 할 장애물이 무엇인지도 알아야 하고 달리는 중에 쥐가 나지 않도록 주의해야 한다.

마라톤은 암 치료와 달리 메달과 기록을 목표로 미리 연습할 수 있고, 경기 날짜와 이동 거리를 알 수 있다. 또 완주한 뒤에는 휴식을 취하며 언제 또 뛸지 스스로 결정할 수 있다는 점도 다르겠다.

규칙 알아가기

당신은 의사에게 아내의 유방암 치료가 끝나고 난 뒤 어떤 관리를 해야 하는지 물을 수도 있다. 하지만 이때 의사는 "치료를 모두 마친 뒤 결정하겠다"고 말할 것이다. 의사는 환자에게 적합한 시기에, 필요한 말을 하므로 나중에 설명해주겠다는 식으로 말한다.

인터넷에서 '암 연구' 프로젝트를 검색해 읽다 보면 암 검진 발표와 관련해 지켜야 할 것들을 수차례에 걸쳐 강조하고 있다. 치료를 시작하기에 앞서 매우 중요한 단계이기도 하거니와 법 조항과 의료 수칙, 개인 영역 모두와 관련된 일이기 때문이다. 특히 암 검진 결과를 발표할 때 의사는 환자와 충분한 시간을 가져야 한다.

검진 관련 서류를 준비한 의사는 조용한 공간에서 환자에게 진단 결과를 전하게 되는데 그 시간 동안에는 전화 통화를 할 수 없다. 극장에서 공연 도중 휴대폰을 사용할 수 없는 것처럼 보호자인 당신은 내심 진단 결과가 궁금하겠지만 진료 중인 아내와 통화할 수 없다. 의사의 휴대폰은 울릴 수 있어도 당신의 휴대폰은 절대 사용할 수 없다. 환자에게 검사 결과를 전하는 동안 의사는 최대한 정확한 언어로 설명해야 하며 이때 환자가 진단 결과와 치료법을 잘 이해했는지도 살펴야 한다.

당연히 이 모든 과정을 마치기까지는 시간이 걸린다. 당신은 여러 번 병원을 방문해야 하고 병원 일정에 맞춰 개인 일정도 조정해야 한다. 당신은 매번 아내를 따라 병원에 오가기에는 현실적으로 힘든 경우가 생길 수도 있다. 하지만 당신이 아내와 함께하지 못한다고 해도 당사자인 아내는 선택의 여지가 없다. 아내는 환자이기에 무조건 병원에 갈 수밖에 없으니 말이다.

당신의 아내는 의사로부터 진단 결과를 잘 숙지했고 앞으로 받게 될 치료도 동의한다는 '치료 및 수술 동의서'를 작성했다고 말한다.

이 동의서는 치료와 수술 관련 내용이 빽빽하게 채워져 있는 여러 장의 서류로, 글씨마저 깨알처럼 작아 마치 보험 계약서와 비슷해 보인다. 환자는 그저 서류의 서명란에 사인해 수락할 수밖에!

당신이 일련의 이러한 과정을 지켜보는 동안 해결해야 할 일이 하나 더 남았다. 자녀와 양가 부모님들에게 이 사실을 어떻게 알릴 것인가 하는 문제다. 무조건 괜찮을 것이라 그들을 안심시키는 게 맞는 일일까? 그렇게 말한다고 해도 그들이 믿어줄까? 이러한 질문들은 머릿속을 맴돌며 당신을 괴롭히겠지만 아내 또한 당신과 같은 고민을 하며 힘들어할 것이다.

6. 부부 관계

앞으로 우리의 부부 관계는 어떻게 변할까? 몇 달 뒤에는? 그리고 또 몇 년 후에는? 우리 부부는 이 힘겨운 시기를 잘 극복할 수 있을까? 아내가 암 판정을 받고 난 뒤 당신이 느낀 여러 가지 복잡한 심경을 이 자리에서 미주알고주알 이야기하자는 것이 아니다.

당신의 직장과 휴가 일정, 개인적으로 준비하고 있던 일이나 인생 목표들은 앞으로 어떻게 될까? 부부의 성생활은 또 어떻게 바뀔까? 당신이 지금부터 맡은 역할은 악한 적군으로부터 사랑하는 내 여자를 지키는 영웅이다. 양가 부모님들과 자녀들은 당신이 가장과 남편으로서 마땅히 해야 할 일을 잘 해내는지 기대하며 당신을 바라볼 것이다.

결혼식장에서 자주 듣게 되는 멘트 중에는 '좋을 때나 힘들 때나 함께하는'이란 구절이 있지만 그 어느 결혼식에서도 '배우자가 암에 걸렸을 때'를 언급하는 경우는 없다. 당신은 단순한 성격의 인격체가 아니다. 어느 누구라도 이러한 시련에 맞서 무적의 힘을 발휘해 침착하게 상황을 맞이할 수는 없다.

하지만 모든 인간이 그렇듯 당신 역시 수십 년 동안 굳어진 여러 얼굴과 경험치를 가지고 있다. 지금까지는 아내와 살면서 '좋은 시간'을 더 많이 보냈을 테지만 청천벽력과도 같은 아내의 암 소식은 당신의 인생에 큰 트라우마를 남기게 될 것이다. 자, 이 힘든 시기를 잘 극복하기 위해 이제부터 정신력을 강하게 키우자.

여기서 내 이야기를 해보자면 나는 '의사'이자 환자인 아내의 '보호자'로 아내의 암 진단과 치료 과정을 함께 겪으며 누가 더 겁을 내고 있는지 헷갈릴 때가 종종 있다.

전쟁에 임하며

치료 초기 단계에서는 정신적인 도움이 꼭 필요하다. 이미 정신과 상담을 받은 경험이 있다면 이번 기회에도 반드시 도움을 받아보자. 물론 암 선고 이후 정신이 없어 상담받을 시간적인 여유가 없을 수도 있다. 한 가정에 위기를 몰고 온 암세포는 계속해서 증식하고 있고, 급하게 처리해야 할 일들도 한둘이 아니니 말이다. 하지만 그럴수록 혼자 숨지 말고 아내의 암 치료와 직접적인 관련이 없는 사람을 찾아가 속내를 털어놓으면 마음의 짐이 한결 가벼워질 것이다.

아내의 암 선고 이후 당신과 아내는 수술 날짜를 정하고 치료 과정도 결정하는 등 준비할 것들로 무척이나 바빠진다. 실제로 이러한 준비 과정은 어떤 식으로 진행될까? 병원에서 받은 정보를 토대로 이제부터는 누가 의사와 함께 군사 전략을 짤 것인가? 당신의 개인적인 여건, 자녀와 양가 부모님의 상황도 고려해가면서 말이다. 일단은 아내의 몸 상태에 따라 가장 급한 불부터 끄는 것이 상책이니 일의 우선순위를 정해야 한다.

드디어 전쟁이 시작되는 날이 밝았다. 여기서 아내의 몸은 하나의 전쟁터를 상징한다. 적군이 누군지는 이미 알고 있으니 적군의 힘이 얼마나 강한지 조직 검사와 치료 단계를 거쳐 파악하면 된다. 당신의 아군인 의사들은 치료법을 제안하며 이 전쟁에서 승리할 수 있는 조언을 건넬 준비를 하고 있다. 이때 다학제 협진이 전투 전략을 총괄한다.

모든 싸움이 그렇듯 이기기 위해서는 체계적인 조직 구성력이 필수다. 조직 없이 전투에 필요한 노하우를 얻을 수는 없기 때문이다. 군수물자와, 특히 전쟁 장비들은 승리에 필수불가결한 요소들이다. 만약 특공대가 탄약과 식량도 없이 전쟁터로 향한다면 어찌 되겠는가!

이제 당신이 나서 몸소 행동으로 보여줄 차례다. 이 전쟁에서 남편은 아내를 어떤 식으로 도울 수 있을까? 아내를 안심시킬 수 있는 가장 쉬운 방법은 태도의 변화만으로도 충분하다. 앞으로 아내가 치료 외에는 신경 쓰지 않도록 가족 구성원이 각자 역할 분담해 집안일을 하고, 맞벌이 부부라면 직장생활을 당분간 쉴 수 있도록 조정하도록 하자. 아내가 병원에 가는 날에는 가능하면 당신이 아내를 차에 태워 동행하는 것이 좋다.

치료를 위한 검사

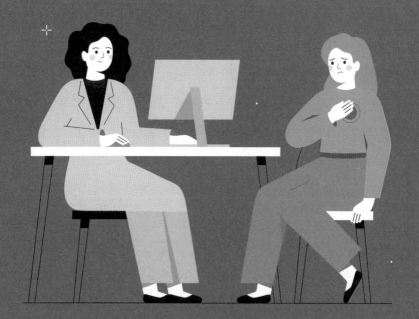

7. 치료를 앞두고

당신과 아내가 넘어야 할 관문 중 가장 힘든 구간은 어쩌면 첫 단계인 암 치료를 코앞에 둔 바로 지금 이 순간일지도 모른다. 이 시기 당신은 아내와 함께 의료진과 나눌 새로운 소통의 통로를 만들어야 할 때이기도 하다.

담당 전문의 선생님뿐만 아니라 병원 상담사, 간호사, 간병인, 방사선 촬영기사 및 방사선과 의사 등을 포함해 앞으로 당신이 만나야 할 사람들이 많다. 특히 환자와 보호자이기에 불안하고 겁에 질린 상황 속에서도 새로운 사람들을 만나고 또 상대해야 하며, 감정이란 개인마다 서로 다른 방식으로 표출되는 것임을 인지하고 있어야 한다.

치료를 시작한 아내와 당신이 처음 대면한 상대는 아내의 치료를 담당할 외과 의사일 것이다. 다른 나라는 어떤지 모르겠지만 프랑스의 경우는 그러한 경우가 대부분이다. 물론 프랑스에서도 치료를 담당하는 병동마다 그 성격은 다를 수도 있다. 어찌 되었든 치료를 앞둔 지금 이 순간, 당신은 처음 만나게 되는 의사가 누구냐에 따라 환자의 치료법도 달라지는지 궁금할 것이다.

어떤 일을 앞두고 그 일을 정확하게 이해하는 것은 중요하다. 낯선 이국땅에서 언어도 통하지 않는데 통역사마저 없다면 얼마나 답답하고 이질감을 느끼겠는가? 하지만 말이 통하지 않아 연신 웃기만 하는 현지인 택시 기사에게 목적지가 적힌 주소를 건네면 비록 말은 통하지 않아도 당신이 원하는 곳으로 안전하고 정확하게 데려다주지 않겠는가. 여기서 분명한 점은 여행과 달리, 당신과 아내는 암 치료라는 전쟁에 꼭 참가해야 한다는 사실이다.

자리 찾기

그렇다면 본격적인 군사 작전을 시작해야 하는 지금 이 시점에서 당신이 있어야 할 자리는 어디일까? 또 군부대에서 당신이 할 수 있는 일은 무엇일까? 먼저 암 치료라는 전쟁터에서 '감시'와 '물자', 이 두 분야를 알아보자.

전쟁터에서 빼놓을 수 없는 임무가 바로 적군을 감시하는 일이다. 당신이 이 역할을 담당했다고 생각해보자. 전쟁을 앞두고 모든 과정이 순조롭게 진행되는지를 감시하기 위해서는 전투 관련 정보를 정확하게 숙지하고 단계별 순서도 잘 알고 있어야만 한다. 또 예정된 작전이 중도에 취소되지 않도록 긴장의 끈을 놓아서도 안 된다.

적군을 초토화시키기 위해서는 앞으로 발생할 수 있는 손해를 최소화하는 동시에 계획과 전략을 잘 짜야 한다. 이러한 전쟁터 속에서 당신의 자리를 찾고 싶다면 군부대에서 당신이 할 수 있는 유용한 일은 무엇이 있을까 생각해봐야 한다.

암 치료를 군사 상황에 비유하면 '감시'와 '물자'를 신경 쓰는 일이 바로 당신의 역할이다. 이 역할은 후에 당신의 아들, 손자 그리고 증손자가 자신의 아내의 암과 싸울 때도 필요할 것이다. 물론 당신이 맡아야 할 역할이 나라를 위해 싸워 받은 훈장이나 해군, 공군 특공부대만큼 명예로운 직책은 아닐지도 모른다. 하지만 역사적으로 프랑스 황제 나폴레옹이 승전할 수 있었던 결정적인 요인이 바로 이 감시 덕분이라는 것을 언급하고 싶다.

감시와 함께 물자 확보는 전쟁터에 나가 싸우는 군인들을 위한 식량과 식수가 안전하게 이동하고 보급하는 역할을 한다. 또 장비의 연료와 기름이 얼마나 남았는지도 수시로 확인하고 해당 지역의 물자 비축 현황 관리 임무도 도맡아야 한다. 한마디로 감시 없는 전쟁은 존재하지 않으며, 물자 없는 전투 또한 의미 없는 일이다. 이런 일들이 바로 당신 역할이다.

'모든 일이 순조롭게 진행되는지 감시하라.'

정확한 정보를 입수하고 순서대로 진행되고 있는지, 또한 중간에 취소되는 일은 없는지 매의 눈으로 감독하라. 일단 적을 물리치고 나면 전장 주변을 꼼꼼하게 살펴야 한다. 그래야 저항군이 뒤통수를 치는 일이 일어나지 않는다. 만약 저항군이 공격해오면 기껏 한바탕 치른 전쟁을 또다시 반복해야 할 수도 있기 때문이다.

모든 전쟁이 그렇듯 인간은 그 속에서 두려움을 느낀다. 적군에 대한 두려움, 자기 자신이 실제로 어떻게 반응할지 알 수 없어 밀려오는 두려움, 또 당신 옆에 있는 '타인'이 전쟁터에서 어떤 모습을 드러낼지 모르기 때문에 낯선 상황에서 벌어지게 될 두려움이 한꺼번에 밀려온다. 영화나 책에서만 접했던 전쟁을 이번에는 당신이 최전방에서 직접 겪게 되는 것이다.

마음속에서는 '도망을 가버릴까?' 하는 내적 갈등이 일어날 수도 있다. 이런 감정은 암 선고를 받고 난 뒤 적어도 한 번 이상 환자와 보호자에게 실제로 일어나는 감정이니 도피해버리고 싶은 생각이 들었다고 해서 너무 자책할 필요는 없다. 당신의 아내는 분명 속으로 '만약 내가 아무런 행동도 하지 않으면 앞으로 어떻게 될까?'라고 생각할 것이다. 그 생각을 입 밖으로 꺼내 당신에게 말하진 않더라도 말이다.

아내는 당신에게 이렇게 말하기도 할 것이다.

"지금까지 크게 아픈 적도 없었는데 왜 내게 이런 일이 생겼지? 이건 불공평하잖아. 난 담배도 안 피우고, 아이들도 모유 수유로 키웠고, 식단도 신경 써서 챙겨 먹었는데. 게다가 우리 친정 식구 중에는 암에 걸린 사람도 없는데……."

당신은 이때 무슨 대답을 할 수 있을까?

의사는 "아내가 나을 수는 있는 거죠?"라는 간단한 당신의 질문에도 명확한 답변을 해주지 않아 답답하기만 하다. 아니, 이 질문이 그렇게 어렵고 복잡한가? 그렇다, 아니다. 둘 중 하나를 대답해주면 되는데 그게 그렇게 힘든 일인가? 의사는 당신의 돌직구 질문에도 명확한 답을 주지 않는다.

당신은 이 전쟁에서 승리할 수 있을지 확신조차 없는 상황인데 과연 전쟁터에 나가는 것이 올바른 선택인지 자문하게 된다. 결국 같은 질문만 계속 되풀이하는 당신, 당신은 이 전쟁을 직접 겪지 않는 한 이 질문의 답을 끝까지 얻을 수 없을 것이다. 적군이 아내를 향해 진격하는데도 한쪽에서는 아무것도 하지 않은 채 수동적인 태도를 보일 수도 없는 상황이다.

아내 역시 암 치료는 이번 생에 처음 겪는 일이 아닌가. 좋은 결과를 얻기 위해서는 그녀가 받을 수 있는 모든 치료법을 최대한 동원하는 것이 그녀가 행운을 거머쥘 확률을 높이는 일이 될 것이다.

이미 의사들은 전쟁터에 나설 준비를 마쳤고 이 전쟁에서 열심히 싸워 반드시 승리할 수 있도록 노력하겠다고 당신을 안심시킨다. 남편이 참여하든 안 하든 이 전쟁은 시작을 앞두고 있다. 의사들은 승리로 이끌 최첨단 무기들을 이미 준비해 놓고 있다.

자, 당신은 어떤가? 당신의 인생, 직업, 삶은 앞으로 어떻게 바뀔까? 여기서 분명한 점은 아내의 병은 확실히 당신의 인간관계와 인생 계획들에 변화를 가져올 것이다.

8. '내일'부터 시작되는 치료

    드디어 암 진단 결과가 나왔고 수술 날짜도 잡혔다. 시간을 지체할수록 혹시 그사이 병기가 진행되고 왠지 아내가 방치되고 있다는 느낌도 들어 초기 치료법이 결정되자마자 당신은 하루라도 빨리 아내가 수술받길 원하게 될 것이다. 그렇게 기다리던 치료가 시작되면 그때부터는 진짜 '전쟁'이 시작되는 것이다. 전투 날짜가 정해지고 본격적인 싸움이 시작되는 순간이지만 당신은 무언가를 '하고' 있다는 사실만으로도 전보다 덜 긴장하게 된다.

    일이 되었든, 휴가가 되었든 인간은 어떤 목표가 정해지고 나면 공을 들여 계획을 짠다. 당신은 자녀들에게도 엄마의 치료와 관련해 앞으로 일어날 일들을 잘 설명해주고, 필요한 경우라면 가까운 친척들에게 도움을 요청할 수도 있다.

    아내가 암 진단을 받기 전에 계획해 두었던 일정을 취소해야 할 때도 당신은 수월하게 해결해 나간다. 당신의 직장 비서에게 출장 관련 일정들을 취소해달라고 요청할 수 있고, 취소 위약금이 걸린 일정은 아내의 담당 의사에게 진단 확인서를 요구해 증빙 서류를 준비할 수도 있다.

일찍 일어나는 새가 벌레를 잡아먹는다는 말처럼 의사들은 순서대로 환자를 진료하기 마련이다. 그러니 당신 아내가 의사의 1순위 환자가 아니라는 사실을 늘 명심해야 한다. 만약 당신이 그런 사실을 자각하지 못하고 자꾸만 의사에게 재촉만 한다면 마르틴은 앞으로 '허구한 날 귀찮게 질문하는 민폐남의 아내'로 낙인찍히게 될 터이다.

수술을 앞두고 있는 아내는 혈액 검사, 심장 검사를 추가로 받아야 하고 미리 마취과 전문의도 만나야 한다. 최상의 컨디션으로 수술받기 위해 평소 복용했던 약이나 때에 따라 치료를 멈추거나 변경할 수도 있다.

아직 끝날 때까지 끝난 게 아니다!

치료 단계와 기간

당신은 여러 치료법마다 소요되는 기간과 유예 기간에 대해서도 알아두어야 한다. 예를 들어 방사선 치료는 외과 수술 이후 상처가 모두 아물고 나서야 시작할 수 있다. 마찬가지로 화학 치료 마지막 회차와 외과 수술 사이에도 여유 시간이 필요하다. 만약 이런 유예 기간 없이 치료를 강행할 경우, 다음 치료 과정에서 문제가 생길 수도 있고 치료 기간이 예상보다 더 연장될 수도 있다.

어떤 치료법은 체력 소모가 심해 환자들이 극도의 피로감을 호소하기도 한다. 그런 치료법일 경우에는 치료 후에 충분한 휴식을 취하는 일이 가장 중요하다. 몇 년 전까지만 해도 의료계에서는 환자들의 회복 기간을 '요양 기간'이란 단어로 표현했지만 지금은 '휴식기'란 단어를 사용한다. 환자들은 이 '휴식기'에 해수 치료법으로 그동안 쌓인 몸의 피로를 푼다.

치료를 모두 마치면 1년 동안은 지난날을 곱씹으며 과거에 얽매여 살아서는 안 된다. 치료가 잘되었다면 다시는 병원 신세를 지지 않겠다는 각오로 긍정적인 사고로 살아야 한다.

정신과 전문의들은 환자들에게 '생각의 느림'을 실천하라고 말하곤 한다. 이 말인즉 상대의 말에 집중하지도 않으면서 건성으로 '네네' 하는 사람들을 위한 조언으로 아마 당신도 아내의 치료를 앞두고 의사와의 첫 면담에서 의사의 말을 제대로 이해하지 못했으면서도 마치 알아들은 것처럼 행동했을 수도 있다. 모든 정보를 '소화하려면' 충분한 시간을 가져야 한다. 당신이 궁금했던 모든 것들은 '이해'하는 데 시간이 걸리기 때문이다.

때로는 '하루아침에 인생이 걸린 중요한 문제를 결정'해야 하는 순간이 찾아오기도 한다. 일단 아침 일찍 병원에 도착한 환자는 공복 상태에서 의사를 만나 초진을 받는데 필요한 경우 유방 검사와 조직 검사를 받는다. 그다지 입맛이 당기지 않는 병원 식사를 마친 아내는 2차 검사를 이어서 받는다. 환자는 늦은 오후라 그렇지 않아도 피곤한데 스트레스 수치도 한껏 오른 상태에서 치료를 받아야 한다는 진단 결과를 통보받는다.

그 후에 의사는 보호자인 당신을 만나지만 그때쯤이면 이미 환자는 지칠 대로 지친 상태에서 의사를 만나기 때문에 다른 해결책이 없다는 생각에 의사의 조언을 무조건 자신이 수용해 치료받기로 해 버리고 만다. 그러다 치료가 시작되기 하루 전, 환자는 갑자기 모든 치료 일정을 취소하고 싶다고 말한다. 자신이 너무 성급하게 판단했다는 조바심 때문일까? 아니면 혹시 충분히 고민할 시간이 부족했던 것은 아니었을까?

주변 사람들의 오지랖

당신은 우연히 아파트 입구에서 아랫집 여자를 만났다. 그 여자는 당신에게 층간소음 때문에 시끄럽다면서 자녀들에게 주의를 시키라는 둥 여러 차례 잔소리를 한 적이 있었다. 그녀는 아내 마르틴의 암 소식을 소문으로 들었다면서 당신을 보자마자 병이 생기는 원인인 '스트레스'를 주제로 한참을 설교했다. 실제로 당신에게 스트레스를 주는 사람은 바로 그 여자다.

대체 스트레스라는 것은 무엇인가? 어떻게 하면 그 스트레스를 잘 피할 수 있을까? 극도의 스트레스를 받는다면 정신과 상담을 받지 않을 이유가 없다. 인간이란 자신을 둘러싼 세상을 알지 못하면 제대로 살아갈 수 없나 보다.

정신과 전문의는 탄성의 법칙을 설명하는데 이는 스트레스가 가져다주는 '혜택'이라고 한다. 쉽게 말해 당신이 생각에 빠져 말도 안

되는 모순된 정보들이 한데 섞여 계속 축적되다 보면 그 혼란스러운 상태로부터 당신을 구제하기 위해 우리 몸에서는 스트레스 신호를 계속 보내게 된다. 그 신호를 보내 일종의 경고를 하는 셈이다. 그런 이유로 치료를 앞두고 모든 일이 순조롭게 잘 진행되기 위해서는 환자는 최대한 외부의 쓸데없는 자극으로부터 스트레스를 받지 않도록 자신의 몸을 보호해야 한다.

의사가 아닌 주변 사람들의 조언과 의견, 특히 마르틴의 정확한 병기를 모르는 사람들이 당신에게 이런저런 말을 늘어놓을 것이 분명하다. 그 말들을 무조건 무시하라는 게 아니다. 충분히 귀 기울여 볼 만하지만 그중 어떤 말들은 당신에게 유해할 수도 있다. 아내의 병이 진행될수록 당신의 심신은 점점 더 약해지고 그만큼 미디어 매체가 전하는 정보들에 더욱 귀가 솔깃해질 것이다. 또한 암과 관련된 최신 의학 정보들을 '놓치지는' 않을까 전전긍긍할 수도 있다.

암은 오늘날 명백한 '사회적인 팩트'가 됐다. 암 퇴치는 국민 보건을 위한 우선 사항이 된 지 오래다. 이런 시대인지라 당신은 하루가 멀다고 암과 관련된 새로운 정보들을 접할 것이다. 하지만 어떤 정보는 진위를 제대로 가리기 어려울 뿐만 아니라 아내 마르틴의 병기와 관련해 적절한 정보인지도 파악하기 어렵다.

당신과는 관계도 없는 사람들에게조차 당신의 걱정거리와 처한 상황을 시시콜콜 설명하느라 쓸데없는 에너지를 낭비하지 말고 평소 에너지를 비축해두는 습관을 들이자. 그러다 보면 어느 순간 당신은 머지않아 이런 결론에 도달할 것이다.

'말을 아낄수록 자신의 건강 상태가 좋아지리라.'

불가피하게 만나게 되는 주변 참견러들, 기분을 상하게 만드는 타인의 쓸데없는 호기심을 피하기 위해서라도 누가 당신에게 물어보면 간단하게 이렇게 대답해라.

"아내의 치료는 순조롭게 진행되고 있습니다."

9. 영상 촬영

영상 촬영은 유방암 환자에게 매우 중요한 검사로 유 방암 '초기 단계'는 유방 촬영으로 확인할 수 있다. 프랑스 의료보험 공단은 45~70세 여성들에게 무료로 유방암 검사를 받게 한다. 주치 의나 산부인과 의사의 권고로 개인이 검사비를 지불하고 검사받기 도 한다.

정확하게, 더 확실하게

당신은 엑스레이 촬영과 방사선 치료가 어떻게 다른지 알고 있다. 암에 걸렸는지 검사하기 위해 엑스레이 촬영을 한다면, 병을 치료 하기 위한 것이 방사선 치료다. 방사성 동위원소는 핵의학 전문의 가 감마선 진단법을 시행하거나 양전자단층촬영PET(Positron Emission

Tomography)을 할 때 사용한다. 방사선 치료를 위해서는 유방 촬영 결과 발견된 이상 증상을 0부터 5로 나눈다. 0은 정상인의 수치이며 5는 악성 종양이 심각한 경우다[4].

방사선과 의사는 환자의 유방과 겨드랑이 부위를 초음파 검사를 함으로써 1차 검사를 완료한다. 이따금 자기공명영상MRI(Magnetic Resonance Imaging) 촬영을 추가할 때도 있는데 이러한 검사들을 통해 악성 종양의 상태, 크기, 고유한 또는 다중적인 성격을 파악한다. 예를 들면 유방에 미세석회화가 진행되었는지를 알아보는 것이다.

프랑스의 방사선과 의사들은 치료에 앞서 환자의 조직 검사를 실시한다. 초음파 검사와 함께 반드시 조직 검사를 하는 이유는 암을 확실하게 진단하기 위함이며 악성 종양과 관련된 생물학적인 매개변수를 정밀 분석하기 위함이다.

방사선과 의사는 의심되는 환자의 신체 부위를 MRI로 촬영하며 종양이 다른 곳에 전이되지 않았는지 검사한다. 이 검사는 방사성 동위원소를 이용해 추적하는 방식으로 진행되는데 핵의학 전문의들은 감마선 진단법을 사용하고 PET 검사를 실행한다.

암의 전이 상태를 검사하는 이유는 원격암Distant Cancer을 확인하기 위한 목적만이 아니다. 환자는 치료를 받는 동안, 그리고 치료가 끝난 뒤에도 이 검사를 받게 되는데 그 전과 달라진 점이 있는지 비교하기 위함이다.

일반적으로 암의 진행 과정을 확인하고자 의사들은 생체 검사와 방사선 검사를 시행한다. 유방암 조기 발견을 위해 해마다 유방 촬영을 주기적으로 받는 것처럼, 어떤 의사는 유방암 환자에게 여러 가지 검사를 하나도 빠트릴 수 없다는 듯 차례대로 모두 받게 한다.

하지만 환자와 보호자들은 검사를 받는 동안에도, 또 검사가 모두 끝난 뒤에도 결과를 기다리는 마지막 순간까지 노심초사할 수밖에 없어서 당신의 아내를 비롯해 일부 환자들은 이에 불만을 품을 수도 있다. 반복되는 진찰과 검사를 겪어보지 않은 사람들은 그 고충을 모를 것이다.

심지어 어떤 검사는 다른 검사들보다도 받기 힘들 때가 있다. 예를 들어 MRI 검사는 폐소 공포증이 있는 환자에게는 생지옥이 따로 없다. 하지만 의료진은 이런 돌발상황에 익숙해 문제가 생긴다고 해도 능숙하게 대처하곤 한다.

10. 해부병리학과 생물학

이번에 살펴볼 주제는 쉽게 설명하기 어렵다. 처음 조직 검사 결과 확인된 것은 아내의 유방에 생긴 작은 결절 부분이다. 이 조직을 분석한 결과에 따라 앞으로 아내가 받아야 할 치료의 상당 부분이 결정되기 때문에 조직 검사는 유방암 환자에게 매우 중요한 검사 중 하나다.

암의 진화

검사는 부위별로 순서대로 진행된다. 먼저 젖샘(유선)의 림프절 안에는 모유가 만들어지는 소엽이 있다. 이 소엽을 검사하고 난 뒤에는 모유가 흐르는 유관을 검사한다. 이 유관의 끝은 유두륜(젖가슴에서 색소가 동그랗게 퍼져있는 부분을 말함 —옮긴이)과 돌기처럼 튀어나온 젖꼭지인 유두로 이어진다. 통계적으로 유방암의 30퍼센트는 바로 이 소엽에 악성 종양이 생기는 경우이고, 60퍼센트는 유관에서 생긴다. 원발암Primary Cancer의 위치에 따라 전자는 소엽암, 후자는 유관암이 라고 부른다.

암의 병기가 진행되는 동안 소엽 또는 유관의 칸막이벽에 생성 된 종양 덩어리가 점점 커지거나 더 넓게 퍼질 수도 있는데 그런 경 우에는 전이암Metastatic Cancer이 발생하게 된다. 소엽암이나 유관암은 지엽적인 암으로 분류되지만 원발암이 다른 신체 부위까지 확장될 경우에는 전이암이 될 수도 있다.

암세포는 림프관을 타고 다른 곳으로 퍼지기도 하는데 신경절 멍 울과 손으로 만져지는 겨드랑이 멍울로 퍼질 수 있다. 또 암세포는 혈관을 타고 다른 장기까지 퍼질 수도 있다.

악성 종양을 연구하는 생물학자들은 이와 관련된 진단 사례와 예 방법을 객관적으로 제공한다. 진단 사례와 관련된 정보들은 지엽적 으로 발생했던 원발암이 나중에 재발하거나 다른 부위로 전이될 수 있는 리스크 분석 자료로 쓰인다. 그런 자료들은 암의 전이를 막기 위한 최상의 치료법을 결정하는 데 단서를 제공한다. 또 예방법과 관련된 정보들은 당신의 아내에게 가장 적합한 치료법은 무엇인지, 부작용을 최소화하는 치료법이 어떤 것인지 선택하는 데 도움을 줄 것이다.

나중에 더 자세히 살펴보겠지만 생물학적인 관점에서 볼 때 악성 종양의 진화는 지속적인 데다 전이 속도가 빠르기까지 하다. 그래서 의사들은 모든 변화를 빠짐없이 추적하는 데 어려움을 호소한다. 아무리 열심히 환자를 치료한다고 해도 빈번하게 재발하고 급속도로 퍼지는 암 덩어리 때문에 애를 먹기 때문이다.

물론 오늘날 암 치료 연구는 급속도로 발전하는 중이다. 새로운 약품이 개발되어 허가를 기다리는 시간보다 더 빠르게 연구가 개발되고 발전하고 있다. 당신은 이 빠른 변화를 따라가기 힘들 것이고, 의사들은 새로운 치료법이 나올 때마다 선별 작업을 거쳐야만 한다. 그래서 새로운 치료법은 당신의 아내에게 바로 적용될 수도 있겠지만 먼 훗날의 이야기가 될 수도 있다.

11. 스탠바이

마르틴의 유방암 치료 담당 의사를 처음 만나는 날, 당신은 그가 세 가지를 솔직하게 짚어줘 고마웠다.

1. 의사가 '암'이라고 병명을 정확하게 말해준 점
2. 마르틴이 "가슴 모양을 유지할 수 있을까요?"라고 물었을 때 의사가 그 질문에 명확하게 대답해준 점
3. 외과 의사임에도 불구하고 마르틴에게 왜 화학 치료나 방사선 치료를 받아야 하는지 이유를 설명해준 점

참고로 겨드랑이 멍울 제거 여부는 유방암 수술 중 조직을 일부 떼어내어 정밀 검사를 거친 뒤 결정할 수 있다.

전군, 전투 위치로

이제 드디어 정확한 수술과 치료 일정이 잡혔다. 부대마다 여러 종류의 무기가 구비되어 있어 이제는 특정 적군을 물리칠 최상의 전략을 세울 때다.

- 외과 의사가 환자의 유방을 국소적으로 치료
- 외과 의사가 겨드랑이 멍울까지 제거하는 지엽적 치료 방식. 증상을 최상의 상태에서 진단하고 수술 후 치료법을 결정하기 위해 종양 주변까지 함께 절제하는 수술
- 방사선 치료는 국소 치료와 지엽 치료로 나뉘는데 외과 수술 후 유방 림프절을 방사선으로 치료하기. 가슴 모양을 유지하는 동시에 외과 수술로는 접근하기 힘든 신경절 부위를 치료하는 방식
- 일반 치료라고 불리는 약물 치료법으로 유방의 암세포가 다른 장기로 퍼지지 못하도록 막는 방식
- 군사 작전 회의처럼 다학제 협진을 통해 전술의 순서를 결정하며 전략 짜기

이상은 유방암 치료법의 기준이 되는 표준 매뉴얼이라 할 수 있다. 당신이 새로운 가전제품을 샀을 때 제품 사용설명서가 17개 언어로 번역된 것처럼 이 매뉴얼 역시 마찬가지다.

여기서 중요한 점은 당신은 '온오프On-Off' 시점을 알고 있어야 하는데 어느 부분에서 관심을 가져야 하고, 어느 부분에서는 빠져야

하는지를 말이다. 당신 주변에는 이런 상황을 잘 아는 친구가 있을 수도 있다.

어찌 되었든 너무 걱정하지 말고 기다려라. 어차피 당신을 이해시켜 줄 사람들이 있으니 말이다. 의사, 간호사, 방사선과 의사가 그 매뉴얼을 어떻게 사용하면 되는지 필요한 순간에 당신에게 알려줄 테니 믿고 때를 기다리면 된다. 그들은 마르틴이 완쾌될 수 있도록 알맞은 타이밍에, 적절한 방법을 적용할 프로그램 매뉴얼을 잘 짜줄 것이다.

3부

+

유방암 치료

외과수술

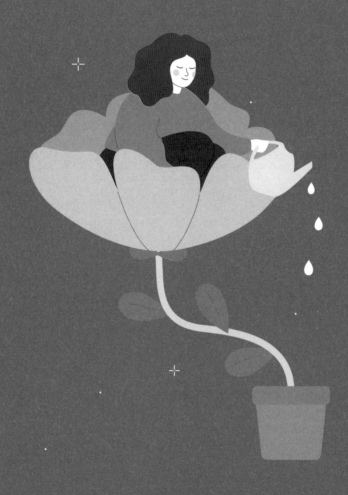

12. 외과 수술

외과 수술은 암을 치료하는 가장 오래된 방식으로, 그 역사가 깊다. 특히 유방암 환자 대부분이 받는 수술이기도 하다.

유방암 환자들은 수술을 앞두고 의사에게 다음과 같은 질문을 자주 한다.

"선생님, 제 가슴을 유지할 수 있을까요?"

이 말인즉슨 '수술 뒤에도 다른 여자들과 같은 몸이 될 수 있을까요?'란 말을 돌려서 표현한 것이다. 그런데 마르틴은 한술 더 떠 외과 의사에게 이렇게 덧붙여 말한다.

"수술 도중 새로운 암 덩어리를 또 발견하면 주저하지 말고 다 제거해주세요."

수술, 공유된 의사 결정

여성의 가슴은 여성성과 모성을 상징하는 신체 기관이다. 그래서인지 화가들이 가장 많이 그리는 여성의 신체 부위이며 요즘에는 광고 포스터나 패션쇼에서도 여성의 가슴이 자연스럽게 노출되기도 한다.

마르틴은 외과 의사에게 수술로 전보다 가슴 모양을 더 예쁘게 성형할 수 있는지도 묻는다. 나이가 들고, 모유 수유로 가슴의 탄력이 떨어졌다는 말도 덧붙이면서 말이다. 그녀는 예전에도 친구들과 만나면 노화로 점점 변해가는 가슴 이야기를 하곤 했다. 이럴 때 보면 마르틴은 환자이기 이전에 여자인가 보다. 유방암 치료를 앞두고 유방 성형을 하고 싶어 하다니!

흰 머리가 희끗희끗한 외과 의사는 첫인상이 매우 진지해 보였다. 뛰어난 패션 감각이 느껴지는 나비넥타이를 맨 그는 무언가를 골똘히 생각하는 듯하더니 입을 연다. 그는 앞으로 어떤 외과 수술이 진행되는지, 흉터는 어디에 생기고, 무엇을 제거할 것인지 자세하게 설명한다. 직접적인 외과 수술 이후에는 어떤 치료 과정을 밟아야 하며 차후에 발생할 수 있는 후유증에 대해서도 알려준다.

외과 의사는 이 수술이 결코 고통스럽지 않다고 강조하면서 우리를 안심시킨다. 또 마르틴이 고통을 느끼지 않도록 진통제를 투여할 것이라고 말한다. 물론 진통제 투여 횟수에 대해서는 환자에게 선택권을 줄 예정이라고 한다.

그녀는 마취과 의사와도 면담 시간이 예정되어 있다. 마취과 의사는 수술을 앞두고 그녀에게 마취 동의서를 자세히 설명해줄 것이다. 당사자인 환자가 수술을 받는 동안 전신 마취를 하는 이유를 잘 인지했으며 이에 동의한다는 서명을 받는 절차가 필요하기 때문이다. 이 절차는 필수불가결한 과정이다. 우리가 어떤 서류에 자기 이름을 걸고 서명을 할 때는 다 그만한 이유가 있는 법이다.

자, 드디어 마취과 의사와 만나기로 한 날이 다가왔다. 의사는 마취 후 의식이 없는 순간을 수면 상태로 표현하는 게 맞는지도 설명해줄 것이다. 마르틴은 자신이 수술 도중 마취에서 깨어나면 어쩌나 걱정하는데 의사는 그런 그녀를 안심시키려 애쓴다.

보통 수술실에서 환자에게 마취제를 투여하는 사람은 외과 의사팀에 소속된 마취과 전문의인 경우가 많다. 그래서 많은 병원의 병동을 방문해보면 마취과는 특정 부서에 속해 활동하는 경우가 대부분이다. 따라서 환자가 수술 전 상담을 받은 마취과 전문의가 반드시 수술실에서 자신의 마취를 담당하게 될 의사와 동일 인물은 아니라는 말이다.

실제로도 많은 환자가 그 점을 매우 당혹스러워한다. 당연히 자신을 상담해준 마취 전문의가 수술실에 올 줄 알았는데 처음 보는 낯선 얼굴이 나타나 마취를 한다고 하니 순간 당황할 수밖에.

마르틴은 마취과 의사에게 자신이 요즘 동종요법 의약품(대체의학을 목적으로 병원이 아닌 곳에서 비의료인으로부터 처방받아 사용하는 대체요법. 한국에서 실시되는 민간요법과 유사함-감수자)을 복용 중인데 수술을 앞두고 문제가 없는지도 묻는다. 그러자 그가 입꼬리를 살짝 올리며 미소를 지었다. 담당 외과 의사에게 같은 질문을 했을 때도 반응이 비슷했다. 솔직히 의사들은 그런 민간요법에 의존한 신종 의학을 별로 신봉하지 않는다. 그러니 물어 뭐하랴.

통원 치료가 가능한 수술

유방암 환자로 수술을 앞둔 마르틴은 이제 이전과는 전혀 다른 새로운 세상과 마주한다. 심지어 어떤 사람들은 그녀에게 이제는 샴푸 대신 베타딘Betadine 성분이 포함된 세정제를 쓰라고 조언할 정도다.

환자복을 입은 그녀는 이동 침대에 누운 채 수술실로 옮겨진다. 파란색이나 녹색 또는 분홍색 병원 유니폼을 입고 머리에 수술용 모자를 쓴 의료진을 보자 흡사 백설 공주 동화에 등장하는 난쟁이들이 떠오른다.

이제 마르틴은 통원 치료가 가능한 외과 수술을 받게 된다. 오전에 병원에 가서 수술을 받고, 의식이 회복되면 저녁에는 집으로 돌아올 수 있다. 통원 치료가 가능한 외과 수술은 프랑스에서 전체 유방암 환자의 70퍼센트 이상이 받는 방식으로, 프랑스 보건부가 적극적으로 권장하는 수술 방식이다. 하지만 어떤 남편이 아내의 병을 고치는 데 돈을 아끼려 하겠는가.

통원 치료와 관련된 설명서와 자료들을 잔뜩 받아 든 당신은 이왕이면 아내가 수술을 마치고 난 뒤 병원 입원실에서 하루를 보냈으면 싶을 것이다. 그러나 아내의 입장은 달라서 마르틴은 수술을 끝내고 집으로 돌아가는 것이 심적으로 더 편하다고 말한다. 또 수술 시간 동안 환자인 자신은 충분히 잠을 자는데 정작 밤에 잠을 제대로 잘 수 없는 사람은 자신이 아닌 남편이라고 덧붙였다. 보호자는 수술이 끝나면 환자에게 무슨 문제라도 생길까 노심초사하며 걱정할 게 뻔하기 때문이다.

통원 치료가 가능한 외과 수술을 받는다 하더라도 꼼꼼하게 신경 써야 할 점이 한둘이 아니다. 남편은 수술을 마친 아내를 차로 데리러 가고 싶겠지만 환자는 수술 후 병원차를 타고 귀가하는 것이 더 안전하다. 또 온종일 조부모 품에 맡긴 자녀들은 엄마가 집으로 무사히 돌아오기만을 오매불망 기다릴 것이다.

병원에서는 통원 치료를 받게 될 환자에게 보통 수술 하루 전날 전화하거나 문자를 보내 수술 시간과 관련 사항을 재확인한다. 보호자인 당신도 수술 후 문제가 발생하거나 문의가 필요한 경우, 바로 병원에 전화할 수 있도록 비상 연락처 번호를 받는다. 또 간호사들은 환자뿐만 아니라 보호자인 당신에게도 연락해 다음 날 병원 예약이 되어 있다는 사실을 알려준다. 그리고 당신이 아내를 위해 병원에 갈 때도 병동 간호사들은 외래 간호사에게 당신에게 전달해야 할 처방전을 전해줄 수도 있다.

그런데 만약 수술 날짜가 금요일인데 병원에서 전화가 오지 않는다면 어떻게 해야 할까? 혹시 그런 경우가 생긴다고 하더라도 보호자인 당신은 치료 일정에 차질이 생기지 않도록 평소에도 꼼꼼하게 체크해둬야 한다. 환자가 수술을 받으면 관련 내용을 적은 서류를 받게 되는데 그 서류에는 합병증을 비롯한 주의 사항들이 적혀있다. 필요하다면 당신은 그 서류에 적힌 비상 연락처로 전화를 걸어 궁금한 점을 문의할 수도 있다.

병원에서 환자에게 통원 치료가 가능하다고 말한다면 그것이 환자 상태에 적합한 방식이기 때문이다. 의사 역시 그에 걸맞은 수술 준비를 하고 있기에 치료 기간이 점점 짧아진다고 해서 환자와 그녀의 가족, 외과 의사 사이의 교류가 더 활발하게 이루어진다거나 의사의 설명이 더 쉽게 이해된다는 것을 의미하지는 않는다. 다만 치료 기간이 예상했던 것보다 짧으면 당신은 아내의 병이 그다지 심각한 상태가 아니라고 생각할 수도 있다.

만약 수술이 진행되는 동안 예상치 못한 일이 생기거나 환자가 마취에서 완전히 깨어나는 데 어려움을 호소하는 경우라면 수술 당일 밤은 병원에 입원할 수도 있다. 그렇게 되면 당신은 그다음 날 아침에 마르틴을 데려가기 위해 병원에 가야 한다.

마르틴은 수술실에서 마취가 되기 전에 외과 의사를 만나겠지만 당신은 그를 자주 볼 수 없다. 당신이 담당 외과 의사를 직접 찾아가 아내를 좀 더 신경 써 달라고 여러 번 부탁할 수는 있겠지만 과연 그 의사가 그런 보호자를 좋게 여길지는 글쎄, 잘 모르겠다.

의사의 전문 기술

가슴 모양을 보존하면서 암세포를 제거하는 전문적인 의학 기술에는 여러 가지가 있다. 이때 어떤 기술을 선택하느냐는 환자의 희망 사항(그리고 그녀의 남편이 바라는 것 포함), 가슴의 크기와 악성 종양이 어디에 위치하며, 크기가 얼마인지에 따라 달라진다. 이외에 또 다른 변수들이 추가로 작용할 수 있는데 가령 환자의 흡연 여부, 나이, 병리학적 원인, 심장질환 치료 여부, 혈압, 당뇨 그리고 의학계에서 동반질환Comorbidity(두 가지 이상의 질환이 환자에게 공존하는 경우 —옮긴이)으로 규정한 병을 가지고 있는 경우, 수술 과정과 흉터 회복 단계에 상당히 영향을 끼친다.

외과 의사는 환자의 상태를 진단하고 여러 가지 매개변수들을 고려한 후 가장 적합한 수술 방법을 환자에게 소개한다. 가장 좋은 치료법은 '공유된 의사 결정'에 따라 의사와 환자가 함께 결정하는 방식이 이상적이다. 물론 외과 의사가 환자에게 적합한 치료법을 단독으로 결정한 뒤 환자에게 통보하는 사례도 있긴 하다.

하지만 먼저 환자와 보호자가 원하는 방식을 듣고 난 뒤 비록 의사가 제안하는 내용 중에 그들의 희망 사항이 들어있지 않다고 하더라도 부부와 함께 의논하고 난 뒤 최종 치료법을 결정하는 방식이 훨씬 더 '민주적'이다.

첫 면담 이후, 외과 의사는 며칠 뒤 당신에게 최종 결정을 위해 다시 방문하길 요청할 수도 있다. 그렇다고 해도 다음 면담 시간이 오래 걸리지는 않을 것이다. 그가 당신에게 설명했던 여러 가지 이유에 따라 일부 선택 사항은 다시 거론되지 않을 수도 있어서다. 어쨌든 분명한 사실은 적군을 공격하기 위한 최종 명령은 바로 의사의 손에 달려있다는 점이다.

아내가 병원에서 수술을 마치고 퇴원할 때 당신은 어쩌면 담당 외과 의사를 만나지 못할 수도 있다. 당신이 병원에 도착했을 때 간호사들은 그가 이미 퇴근했다고 말할 수도 있다. 그는 간호사들에게 수술 부위의 거즈 드레싱과 진통제로 쓸 약까지 처방했다. 이미 수술 후 첫 진찰 예약 날짜도 잡힌 상태다. 당신은 수술을 마친 환자를 돌보는 경험이 풍부한 간호사들에게 궁금한 점들을 물어볼 수밖에 없다.

통원 치료가 가능한 암 수술 후 고전적인 코스에 따라 수술을 마친 아내는 하루나 이틀 정도 회복실에 머물 수도 있다. 하지만 이 시간을 좋은 추억으로 간직한 환자들을 찾기 어려운데 그 이유는 병원 식단도 한몫한다. 부족한 병원 인력, 강도 높은 업무량, 직원 한 명이 담당해야 할 많은 환자 수 등 예전부터 바뀌지 않는 병원 시스템은 지적할 것들이 한둘이 아니다.

당신의 아내가 암센터 전문 병동에서 수술을 받을 수도 있다. 그곳은 암 수술을 전문적으로 하는 병원이기 때문에 의료진과 직원들도 암 환자를 보살피는 데 익숙하다. 암센터 이외에 종합병원 산부인과나 일반 외과에서 치료를 받을 수도 있다. 하지만 그런 경우에는 아무래도 환자를 보살피는 방식이 암센터보다 덜 전문적이다.

당신의 아내는 수술 후 배액관을 단 채 퇴원하고, 그 이후에는 통원 치료가 가능하다. 배액관이란 수술 부위에 혈종이 생기거나 고인 림프액을 배출하기 위해 삽입하는 관을 말한다. 간호사들은 환자가 퇴원할 때가 되면 집에서 일상생활에 무리가 없도록 수술 부위를 붕대로 감아주며 복용해야 할 약을 적은 처방전을 준다. 배액관은 외과 의사가 정해진 날짜에 제거해준다.

당신이 아는 어떤 친구가 친구의 아내를 수술한 외과 의사를 나중에 우연히 복도에서 만났다고 생각해보자. 그 친구는 의사에게 "박사님, 아내는 수술이 잘되었나요?"라고 물었는데 친구가 느끼기에 의사는 그 질문에 썩 내켜 하지 않는 표정을 짓더니 형식적인 대답을 하곤 사라졌다고 한다. 외과 의사들은 하루에도 여러 명의 환자를 수술실에서 만나게 된다. 복도에서 우연히 마주친 남자가 그에게 대뜸 환자의 상태에 관해 묻는다면 의사는 대충 얼버무리며 지나갈

지도 모른다.

아내의 수술이 끝나고 난 뒤 마취과 전문의는 당신에게 아내가 마취에서 깰 때까지 '회복실'에 있을 것이라고 귀띔해준다. 아내는 회복실에서 의식이 완전히 깬 뒤 병실로 이동한다. 아내가 수술실에 들어가고 난 뒤, 입원실 침대로 돌아오기까지 시간이 꽤 걸리기도 하는데 이는 실제 수술 시간이 지체된 것이 아니라 회복실에서 충분한 휴식을 취해서 그런 것이니 너무 걱정하지 않아도 된다.

수술 후 조직 검사

수술을 집도한 의사는 아내의 담당 의사이기도 하지만 다른 한편으로는 믿고 따를 수 있는 당신의 의사가 되기도 한다. 의사는 환자의 몸 상태와 변화를 분석하고 조직 검사 결과를 객관적으로 설명한다.

수술 전 조직 검사 결과를 분석하는 일은 '적의 힘'이 어느 정도인지 예측할 있는 중요한 단서를 제공한다. 수술 이후 받은 조직 검사 결과가 나오기까지는 시간이 꽤 걸려 그 시간은 보호자나 환자에게 다시금 시작된 고문 시간과도 같다. 하지만 그럴수록 침착하게 인내심을 가지고 적에 맞서 방어 태세를 갖추어야 한다.

회사 동료들 가운데 몇몇은 당신의 안색이 어둡고, 회사 업무에 온전히 집중하지 못하는 것을 눈치챌 수도 있다. 퇴근 후 집에 돌아온 당신은 친척과 주변 지인들로부터 아내의 유방암 치료에는 진척이 있는지 채근하듯 묻는 말들에 일일이 답해야 할 수도 있다. 솔직히 더 진행되었거나 이야기할 것도 없는 상황인데도 꼬박꼬박 답을 해줘야 한다. 개중에는 이해하려고도 하지 않고 괜히 혼자 흥분해 말하는 이도 있을 것이다. 자녀들과의 저녁 시간 역시 분위기로 보나 대화 내용으로 보나 썩 편한 시간은 아니다.

수술 전에는 의사가 지나치게 전문 의학 용어를 써가며 알아듣지 못할 말을 하지 않아 고마웠다. 그런데 수술을 마치고 난 뒤부터는 갑자기 복잡한 용어들을 섞어 말하기 시작한다. 그전까지는 의사가 당신이 이해할 수 있는 어휘 범위 내에서 공통의 언어를 찾으려고 애썼는데 수술 후에는 달라진 것이다.

그래도 당신은 수술만 잘 끝났다면 문제 될 게 없다고 생각할 수도 있다. 솜씨 좋은 기술자가 꼭 언변까지 좋아야 하는 것은 아니니 말이다. 그래도 이왕이면 알아듣기 쉽게 설명해주는 의사를 만나면 더 좋지 않겠는가. 반면 어떤 사람들은 의사의 그런 언변을 위엄 있다고 생각할 수도 있다. 쉽게 비유하자면 전 세계적으로 유명한 어느 외국인이 말을 할 때, 무슨 뜻인지 전혀 알 수는 없지만 그의 모습이 왠지 똑똑해 보이는 것처럼 말이다.

당신이 병원에서 받은 서류에도 명시되어 있듯이 의사는 환자에게 객관적으로 정보를 제공할 의무가 있다. 당연히 그 정보들은 환자 당사자인 마르틴에게는 잘 전달되겠지만 환자 자신이 보호자인 당신에게는 그 내용을 있는 그대로 전달하고 싶지 않을 수도 있다. 지극히 사적인 내용일 수도 있고 자신의 문제라 생각해 당신에게 말하는 것을 깜박할 수도 있다. 만약 당신이 아내의 치료와 관련해 모든 것을 알고 싶다면 24시간 내내 그녀 옆에 붙어있으면 된다.

어쨌든 여러 가지 사정으로 인해 당신은 아내가 병원을 찾을 때마다 매번 함께하기 힘들거나 아내의 담당 의사를 처음 만나는 자리에 함께하지 못할 수도 있다. 만약 그러하다면 의사가 당신을 처음부터 신뢰해 속속들이 다 이야기해주기를 기대해서는 안 된다. 의사가 당신이 원하는 대로 이야기를 다 해주지 않는다고 화를 낼 필요도 없다. 그는 당신의 존재를 모를 뿐만 아니라 당신이 환자와 어떤 관계인지 처음 보자마자 바로 알 수도 없는 노릇이니 말이다.

대부분의 암 환자들은 순조롭게 의사의 권고대로 수술대에 오른다. 그런데 만약 수술 후 합병증과 부작용이 발생할 경우 환자는 무조건 재수술을 받거나 다른 병동으로 이송될까?

위급 상황에서는 그 누구보다 환자가 가장 중요하기에 환자의 측근들은 나중에 그런 상황을 알게 되기도 한다. 그래서 가족과 멀리 떨어져 사는, 연세가 많은 환자의 경우에는 가족들에게 소식이 바로바로 전달되기가 그만큼 어렵다.

그런데도 미디어는 이러한 상황을 삐딱한 시선으로 보도한다. 환자와 보호자 가족의 기분과 감정까지 '의료진의 실수'인 것처럼 과장해서 보도하는 경우를 종종 볼 수 있다. 하지만 이러한 자극적인 주제를 감정적으로만 호소하는 일은 적절하지 못하다.

흉터

외과 수술을 받게 되면 기본적으로 몸에 수술 자국이 그대로 남을 수밖에 없다. 그래서 의사는 수술 전 당신에게 이런 사실을 알려주며 원한다면 흉터 부위를 성형할 수도 있다는 말도 덧붙인다. 덧붙여 수술 자국을 너무 미리 부정적으로 판단할 필요는 없다고도 강조한다. 왜냐하면 이런 수술 자국은 시간이 지나면서 옅어질 수도 있고 수술 후 방사선 치료와 같은 여러 치료법을 거치면서 흉터가 변형될 수도 있기 때문이다. 외상 흉터는 국소 또는 지엽 치료가 끝나고 몇 달 뒤 전체적인 윤곽을 드러내게 될 것이다.

외과 수술을 받은 뒤 방사선 치료를 받는 동안 치료의 순기능이라 할 수 있는 흉터 축소가 일어나기도 한다. 치료를 받으면 받을수록 흉터는 더 옅어지고 작아지는데 나중에는 눈에 잘 띄지 않을 정도로 티가 나지 않을 때도 있다.

외과 수술 후, 대부분의 환자들은 통증과 신체 변형으로 힘들어한다. 그리고 의료진은 이러한 후유증을 치료하기 위해 지속적인 관심을 갖는다.

환자에게는 진통제와 소염제가 주기별로 처방되는데 이러한 약으로 인해 부작용이 생길 수도 있다. 특히 진통제 중 모르핀의 부작용으로 장 활동이 저하되어 변비가 생길 수 있다. 안타깝게도 부작용은 약에 따라 다르게 나타나기도 해서 어떤 환자는 모르핀의 흔한 부작용 증상인 변비가 아닌, 잦은 설사를 호소하기도 하며 불면증에 시달리기도 한다.

그뿐만 아니라 인생 대수술을 받고 난 후 찾아오는 정신적인 불안감에 시달릴 수도 있다. 그래서 환자들은 수술 후에 찾아오는 여러 후유증을 호소하고 때로는 그로 인해 가족들까지도 힘든 시간을 겪을 수도 있다. 마르틴은 마음의 안정을 되찾기 위해 침대 머리맡에 아르니카 허브 화분을 놓았는데 외과 의사와 마취과 의사가 그 화분을 본다면 엷은 미소를 지으며 좋아할 것이다.

마르틴은 수술을 앞두고 의사에게 '수술 부위를 암세포에 국한하지 말고 나중에 화근이 생기지 않도록 더 광범위하게 완전히 절제'해 달라고 요청했다. 그러자 의사는 미소를 지으며 암 전문의는 정확한 매뉴얼에 따라 수술을 하니 환자분은 안심해도 된다며 차분히 설명을 이어간다.

실제로 주변 조직들을 훼손하지 않는 범위 내에서 암세포 주변 조직도 함께 제거하는 것이 암 수술의 기본 원칙이다. 의사는 거기에 덧붙여 말하기를 너무 작은 부위를 떼어내는 절제술은 원칙적으로 하지 않으며 악성 종양 주변의 조직을 함께 제거할 것이라고 설명한다. 이때 가슴의 형태가 너무 왜곡되지 않도록 절제술 범위를 신경 쓸 것이며 수술 후 받게 될 치료에 지장이 생기지 않도록 노력할 것이란 말도 함께 한다.

당신은 수술을 마친 아내 몸에 남은 수술 자국인 흉터를 보게 될 것이다. 마르틴은 자신이 수술을 받았다는 사실을 이 자국을 볼 때마다 떠올릴 것이다. 당신의 기억 속에서도 아내의 몸에 남은 흉터는 결코 시간이 지나도 잊히지 않는 하나의 주홍글씨 같은 낙인이 될 것이다.

물론 후에 '만족도 최상'의 성형 수술을 받아 흉터를 감쪽같이 없애는 사람도 있다. 하지만 흉터 자국의 크기만큼 정신적으로 상처를 받은 환자의 마음속 흉터는 어떻게 성형할 수 있겠는가!

근심 걱정

마르틴이 앞서 의사에게 했던 질문을 다시 떠올려보자. 그녀는 의사에게 이렇게 말했다.

"제 가슴을 통째로 도려내야 하나요? 수술 도중 어쩔 수 없이 부분 절제가 아닌 전체 절제를 할 수도 있나요? 만약 그렇다면 제가 마취 상태라 선택할 수 없으니 선생님이 이상한 무언가를 발견한다면 원하는 대로 다 도려내도 전 상관없습니다."

그러나 의사는 환자의 그러한 요청을 거절할 것이다. 프랑스에서는 마취 전 환자와 전체 절제술에 대한 사전 협의 없이 의사 독단적으로 유방 절제술의 범위를 결정하는 일은 불가능하다. 유방 절제술은 환자의 동의서 작성 없이는 이루어질 수 없다. 불가피한 경우 환자를 마취에서 깨운 뒤 의견을 듣고 다음 날 다시 수술을 하는 한이 있더라도 말이다.

수술을 받고 나면 재활 운동도 반드시 병행해야 한다. 몸이 아프다고 꼼짝달싹도 하지 않으면 안 된다. 만약 수술 후 방사선 치료가 예정된 환자라면 특히 어깨를 계속 움직여주는 것이 중요하므로 꾸준히 재활 치료를 받아야 한다.

병원에는 재활 치료실이 따로 마련되어 있어 보통은 물리치료사의 도움을 받아 환자들의 재활 치료가 진행된다. 물리치료사들은 어떤 동작이 재활에 도움이 되는지 환자들에게 조언하는 것은 물론 재활 치료를 거들어준다. 또한 수술을 마친 환자가 알아두면 유용한 재활 관련 정보 등이 담긴 책자나 자료집도 건네줄 것이다. 반면 수술 직후 림프 부종 관리와 관련해서는 물리치료사들이 특별히 주의할 사항을 딱히 언급하지는 않는다.

　수술이 끝나면 일단 몸에 있던 암세포는 제거된 것이다. 눈엣가시 같은 명백한 적군을 해치웠고 우리는 그렇게 제1차 전쟁에서 승리 했다.

13. 보존적 치료

프랑스에서 외과 수술을 다른 말로 '보존적 치료'라고 하는 이유는 가슴의 형태를 최대한 유지하는 일에 치중하기 때문이다. 보존적 치료는 프랑스에서 가장 많이 시행되고 있는 암 수술 방법이기도 하고 가장 보편적인 수술이며, 문제가 되는 암세포를 제거하는 일명 '종양 절제술Tumorectomy'을 말한다.

종양 절제술과 유방 복원술

병원에서 발급받은 서류에는 아내가 종양을 완전히 제거하는 수술을 받게 될 것이라고 명백하게 적혀있다. 수술 전 방사선과 의사는 낚싯바늘 모양의 철실을 아내 몸에 삽입해 정확한 종양의 위치를 파악한다. 그렇게 종양 제거 수술은 종양이 남아있지 않다는 것을 확인하는 '안전 경계'를 확보하고 진행된다.

외과 수술은 유방암 특성상 가슴 부분을 절제하게 되는데 후에 가슴이 파인 옷을 입을 때 가슴이 비대칭으로 보이거나 한쪽이 일그러져 보이지 않는 범위 내에서 이뤄진다. 그래서 '일상적인 가슴 노출'이란 표현이 우스갯소리처럼 생겨났을 정도다(요즘에는 가슴을 살짝 노출하는 일이 유행하기도 해 이런 농담이 나온 것 같다).

종양 절제 수술을 하면 종양을 제거한 부분 만큼 유방의 부피가 줄어든다. 따라서 수술 후 가슴의 모양과 크기가 크게 변형되지 않게 하는 노력이 필요하다. 최근에는 조기검진을 통해 더 작은 사이즈의 종양도 찾아낼 수 있어 이렇게 가슴 모양까지 보존하는 수술법을 점점 더 많이 사용하게 되었다.

하지만 아무리 가슴 모양이 달라지지 않도록 신경을 써서 수술한다고 해도 환자에 따라 외관상 가슴 모양이 변형될 수도 있다. 그런 이유로 요즘에는 '종양성형 유방수술Oncoplastic Breast Surgery'[5]을 받는 환자가 늘고 있다. 알기 쉽게 설명하자면 '종양 절제술'에 성형 수술을 적용해서 변형된 가슴 모양을 최대한 수술 전 가슴 모양으로 복원하는 수술을 가리킨다. 외과 의사는 환자의 가슴 형태나 크기에 가장 적합한 복원술을 적용해 환자가 만족할 만한 아름다운 가슴 모양을 만드는 일까지 예상한다.

물론 복원술 후에 환자가 방사선 치료를 받을 경우에는 가슴 형태가 온전히 유지되지 않을 수도 있다. 그렇게 또다시 가슴 모양이 변형된다면 성형 후 부작용을 바로잡을 추가 시술이 필수다. 실제로 유방 복원 성형을 할 때는 가슴을 상하좌우 4개의 구역으로 나누고 각각의 부위에 따른 수술법을 사용한다.

환자가 '종양성형 유방수술'을 받게 되면 이전 가슴보다 볼륨이 줄어들기도 한다. 무조건 크기만 한 가슴 모양을 만들기보다는 양쪽 가슴이 대칭되도록 미학적인 균형을 맞추는 일이 더 중요하기 때문이다. 따라서 양쪽 가슴 모양의 균형을 맞추기 위해 전체적으로 가슴의 볼륨감이 줄어드는 것은 어쩔 수 없다.

이러한 복원 성형술은 가슴 모양을 크게 만들기 위한 성형 수술 목적이 아니기에 오로지 유방암 환자들을 대상으로만 한다. 가슴 볼륨을 키우고 싶은 환자라면 차후 유방 확대술을 따로 받으면 된다.

이 수술은 암세포를 제거하는 유방암 전문 외과 의사가 직접 하기도 하는데 일반 외래 전문의들은 성형외과 의사 못지않게 환자의 가슴을 아름답게 복원할 수 있는, 나무랄 데 없는 기술을 갖추고 있어서다. 당신은 외과 의사가 여성의 브래지어 사이즈를 단번에 맞추는 장면을 목격할 수도 있다. 심지어 밑가슴 둘레와 컵 사이즈까지 오차 없이 단번에 말하는 것을 보면 그들의 눈썰미가 보통이 아님을 깨닫게 될 것이다.

당신은 의사가 수술을 앞두고 아내에게 암세포를 제거하고 가슴 실루엣을 더 아름답게 보완하는 수술 방법을 제안했다는 소식에 적잖이 놀랐을 수도 있다. 암과의 전쟁을 선포한 이 마당에 난데없이 외모 얘기가 왜 나오는 것일까?

질병이 몰고 온 걱정과 불안 속에서도 한 줄기 희망의 빛은 있는 법. 아내가 암에 걸렸다고 해도 여성성도 함께 하루아침에 사라지지는 않는다. 아내와 의사가 당신이 없는 사이 수술 동의서에 서명하는 동안 당신은 지금 벌어지고 있는 이 상황을 도저히 이해하기 힘들 수도 있다. 하지만 아내 마르틴이 수술 후 자신의 비대칭 가슴을 마주하게 될 때 느낄 당혹스러움을 상상해보면 어쩌면 그녀의 마음을 이해할 수 있을 것이다.

일반적으로 양쪽 가슴은 비슷한 형태를 띤다. 수술 후 두 가슴의 대칭이 완전히 이뤄지지 않았다면 재수술을 받으면 되는데 이 경우에는 종양 절제술 후 몇 달 뒤 다시 유방 복원 수술을 받게 된다.

유방 성형술은 환자의 종양을 제거한 수술실에서 함께 진행한다. 종양을 제거했던 의료진들이 성형 수술에도 투입되는데 그런 이유로 종양을 제거한 의사가 복원술도 시행할 가능성이 가장 크다. 일부 어떤 병원에서는 두 수술 방법을 담당하는 외과 의사가 다르기도 한데 첫 번째 종양 절제술은 암 전문의가 하고, 두 번째 가슴 형태를 대칭으로 맞추는 복원술은 다른 외과 의사가 맡는 식이다.

14. 또 다른 외과 수술 방식

앞서 소개한 '보존적 치료'는 현재 프랑스의 암 환자 중 70퍼센트가 받는 수술이다. 각 국가 또는 주마다 정한 의료 기준법이 달라서인지 이 수치는 나라별로 다르다.

이 치료법을 선택하지 않는 이유도 다양해서 해당 지역의 종양 절제술의 공급량, 방사선 치료 센터와의 이동 거리, 의료보험 체제의 특징, 역사적으로 선호되는 전통적인 의술의 차이 등 여러 변수가 작용해서 그런 듯하다.

특히 여성 인권 단체의 목소리가 강한 미국의 경우에는 유방 절제술을 받는 암 환자들이 많다. 암세포가 한쪽 가슴에서만 발견되었는데도 두 가슴 모두를 절제한 뒤 유방 복원술을 받는데, 우리는 이와 관련된 정보를 인터넷으로만 주로 접하다 보니 다른 나라의 복잡한 속사정을 정확히 파악하기 어렵다.

앤젤리나 졸리 효과

유방 절제술이라는 단어는 그리스어에서 유래한 '마스텍토미 Mastectomy'와 라틴어에서 유래한 '마멕토미 Mammectomy'에 어원을 두고 있다. 유방암에 걸린 많은 여성 환자의 최대 고민이자 동시에 남편들의 걱정거리도 되곤 하는 유방 절제술은 신체 일부를 완전히 도려내는, 다시 말해 모유를 분비하는 젖샘을 제거하고 여성성 일부를 영영 잃어버리고 성생활에도 피해를 줄 수 있는 매우 중요한 신체 부위기 때문이다.

실제로 아마존 부족의 전통 중에는 여성이 가슴 한쪽을 도려내는 풍습이 있다고 한다. 사냥할 때 활을 더 잘 쏘기 위해서, 그리고 다른 부족 마을의 멋진 청년을 유혹하기 위해서가 그 이유다. 물론 이 이야기가 '유방 절제술'의 트라우마를 잠재우는 데 전혀 도움이 되진 않겠지만 말이다.

유방에 생긴 암세포가 림프관이나 혈관을 타고 다른 장기로 전이될 가능성이 있거나, 유방 전체에 암세포가 퍼져있는 경우와 같이 유방 절제가 불가피한 암 환자들은 어쩔 수 없이 가슴 한쪽을 수술로 떼어내야만 한다.

유방 절제술은 종양 크기와 가슴 크기의 비율에 따라 필요 여부가 결정된다. 또한 절제술을 받고 난 뒤 유방 성형을 위한 복원술을 할 때는 완벽한 비율의 수술 결과를 얻지 못할 수도 있다. 특히 가슴 크기가 작은 환자들의 경우에는 그 가능성이 더욱 높다.

따라서 보존적 치료가 성공적으로 끝났다고 하더라도 몇 년 뒤에 다시 유방암이 재발할 우려가 있어 미리 방지하는 차원에서 유방 절제술을 선택하는 암 환자들도 많다.

실제로 유방암 환자 중에는 암 선고를 받자마자 자신은 양쪽 가슴을 모두 도려내는 유방 절제술을 받겠다고 호소하는 사람들이 늘고 있다. 이른바 '앤젤리나 졸리 효과'다. 미국 할리우드 배우 앤젤리나 졸리가 유방암 재발을 막기 위해 양쪽 가슴 모두를 절제한 소식이 전 세계 미디어를 통해 전파되면서 그녀의 암 투병이 세상에 알려졌다. 그 결과 미국 여성 암 환자들이 이 의술을 선호하게 된 것이다.

앤젤리나 졸리는 자신이 유방암에 걸리자 재발 방지를 위해 양쪽 유방 전체를 도려내는 절제술을 받았다. 그녀는 '유방암 유전자 Breast Cancer Gene'의 약자를 뜻하는 'BRCA1' 보유자로, 이 유전자를 가진 사람들은 유방암 가족력이 분명 존재한다.

마르틴의 친척 중에도 이 유전자를 가진 분이 계셨다. 마르틴의 이모할머니가 70세에 유방암에 걸렸는데 먼 친척이기도 했고 가족력이라기보다는 우연일 가능성도 배제하기 힘들다. 따라서 마르틴의 집안에 유방암 가족력이 있다고 단정 짓긴 어렵다.

보통 유방 절제술은 외과 수술 후 방사선 치료와, 6주 뒤에 받아야 하는 주기적인 치료를 피하고 싶은 환자들이 선택한다.

15. 유방 재건술

복원술은 유방 절제술 이후 유방을 다시 원래의 모양으로 재구성하는 수술법을 말한다. 그러나 프랑스의 유방암 환자 중 70퍼센트는 절제술 이후 복원술을 하지 않는다. 유방 재건술은 말 그대로 가슴의 볼륨감을 재구성하는 것으로 유방 절제술 후 같은 수술실에서 바로 수술을 받을 수 있다. 만약 유방 절제술 후 시간 간격을 두고 유방 재건술을 받길 원한다면 유방암 치료를 모두 마치고 난 이후 복원술을 선택하는 환자들도 있다. 유방 재건술을 받기 전까지는 속옷에 가슴 모양의 보형물을 넣어 착용하는 것도 외관상 가슴 모양을 잡아주는 실속 있는 대처법이다.

프랑스에서는 이 보형물 역시 의료보험 적용이 가능해서 비용을 환급받을 수 있다. 보형물은 환자의 실제 가슴에 맞춰 모양과 크기를 맞춤식으로 제작할 수 있어 겉옷을 입었을 때 완벽한 가슴 대칭을 뽐낼 수 있다.

이 보형물은 흉곽 피부에 밀착되는 정도가 우수해서 일상생활을 하는 데 전혀 불편함이 없다. 보형물을 착용한 상태에서 수영과 같은 운동도 가능하고 속옷에 따라 여러 종류의 보형물을 선택할 수도 있다.

복원술의 종류

시간이 흘러 심각한 고비의 순간이 지나면 다양한 종류의 수술들이 선택 사항으로 주어진다는 것을 당신도 알게 될 때가 온다. 비록 수술을 받는 당사자가 아닐지라도 유방 복원술에도 여러 종류가 있다는 사실을 보호자인 남편도 익히 들어 알게 되는데 더불어 복원술의 종류마다 장단점이 있다는 점도 알아두면 좋겠다.

구체적으로 가슴을 재건하는 방법은 크게 외부에서 보형물을 삽입하는 방법[6]과 자가 조직을 사용하는 방법으로 나눌 수 있다. 자가 조직을 사용하는 방법은 등 혹은 배 쪽 근육과 피부를 함께 이식한다[7]. 이때 근육을 제외하고 혈관이 있는 지방층을 떼어낸 다음 혈관을 문합하여 유방을 재건하는 방식을 '디엡DIEP(Deep Inferior Epigastric Perforator)'이라고 부른다. 또한 신체의 한 부분에서 뽑아낸 지방 성분을 흉벽 위에 다시 주입하는 자가 지방 이식 방법도 있는데 이것은 '리포필링Lipofilling'이라고 부른다. 이러한 방법들은 수술 후 상태와 환자의 요구사항 그리고 외과 의사의 경험에 따라 적절하게 선택하여 사용할 수 있다.

유방 복원술은 앞에서도 말했지만 종양을 제거한 외과 의사가 할 수도 있고, 암 전문의와 성형외과 전문의가 한 팀을 이루어 각자 수술을 나눠서 할 수도 있다.

무엇보다 유방 재건술을 위해 암 치료가 지체되거나 방해받아서는 안 된다. 암 퇴치를 위해 전쟁터로 나선 용사들이라면 제시간에 전쟁터에 도착해야 하며 상관의 명령을 잘 지켜야 한다. 적군들이 다시 헤쳐 모이거나 역공격해 반격할 수도 있으니 결코 빈틈을 내주어서는 안 된다.

지방 이식술

지방 이식을 흔히 영어로 '리포필링'이라고 한다. 당신은 이 지방 이식술이 얼마나 빠른 속도로 발전하고 있는지 소문으로 들어 잘 알고 있을 것이다. 이 의술은 소소한 외모 콤플렉스를 없애는 데 효과적이다.

성형 차원에서 환자의 신체 피하지방(주로 배, 등, 허벅지, 엉덩이)을 추출해 푹 꺼졌다고 생각되는 얼굴 부위에 이식한다. 이 수술 방법은 일거양득의 장점이 있는데 자기 몸에서 과다 축적된 지방을 빼서 다른 곳으로 옮기는 과정이니 한쪽에는 살을 뺀 효과를 주는 한편, 푹 꺼진 다른 쪽에는 빵빵하게 채워지는 효과를 발휘한다. 여러모로 최상의 아름다운 얼굴과 몸매 보정을 가능케 한다.

지방 이식술 초창기 때만 해도 의사들이 처음 시술 때 주입하는 지방량은 평균 20~30cc였지만 요즘에는 300cc 이상도 거뜬히 넣을 수 있을 정도로 의료 기술이 발전했다. 첫 지방 흡입으로 손실된 양의 약 30퍼센트를 채울 수 있는데 한 번의 시술로 끝나는 것이 아니라 두세 차례 더 시술해야 자신이 원하는 볼륨을 얻을 수 있다.

보형물 삽입

당신이 의사에게 유방 재건술에 대해 꼬치꼬치 묻기 시작하면 의사는 살짝 귀찮아하는 태도를 보일 수 있다. 의사는 당신에게 이렇게 되물을 가능성도 있다.

"무엇을 원하시는 거죠? 제가 당신에게 일대일로 모든 외과 의술 강의를 해주길 바랍니까? 아니면 당신 아내의 수술이 우선입니까?"

가슴 외형을 교정하는 또 다른 간단한 방법에는 보형물 삽입술이 있다. 반액체 상태의 실리콘 보형물은 겹겹이 층을 이루며 볼륨을 만들어내는데 대흉근 뒤에 이 보형물을 임플란트 방식으로 삽입한다. 대흉근이라고 하는 이 근육은 실리콘 보형물을 전체적으로 감싸주는 방패막이 역할을 톡톡히 한다.

엄밀히 말해서 유방암 유방 재건술은 젖샘(유선) 뒤쪽에 실리콘 보형물을 넣는 성형외과의 유방 확대술과는 확실히 차이가 있다. 일단 보형물이 가슴 근육 밑에 위치한다는 점이 다르고, 이 보형물이 가슴에 압박을 전하기 시작할 즈음인 수술 후 며칠 뒤부터 통증이 서서히 밀려오기 시작한다는 점이다.

게다가 이 보형물 삽입술을 누구나 받을 수 있는 것도 아니다. 방사선 치료 중에는 가슴 근육이 방사선으로 인해 변형되거나 탄력을 잃고 약해질 수 있어 각별한 주의가 필요한 때라 환자가 원한다고 해도 이 시기에는 수술을 받기 힘들 수도 있다. 또한 환자의 가슴 사이즈가 컸다면 근육이 수술 전 사이즈에 맞춘 대형 보형물을 감싸고 보호하기에는 압력이 너무 강해 자칫 보형물이 파열될 우려가 있어 이 역시 무리가 따른다.

보형물 외피를 감싸기에는 근육의 상태가 충분하지 못한 경우도 발생하는데 그럴 때는 인체에 바로 흡수 가능한 '인공 근육막'을 삽입하기도 한다. 현재로서 이 수술은 비용이 매우 비싼 데다 아직은 비보험인지라 환자에게 경제적인 부담을 줄 수 있다. 한 가지 희소식을 전하자면 몇 년 전부터 유방암 환자들을 위한 인공 보형물 삽입 수술이 프랑스에서 의료보험 적용을 받을 수 있게 됐다.

1980년대에는 실리콘을 우리 몸에 삽입하면 자가면역체계를 파괴해 질병을 일으키는 것으로 밝혀져 큰 파문을 일으킨 적이 있다. 물론 나중에 거짓으로 판명 나긴 했지만 몇 년 전에는 유방 보형물 중 'PIP(Poly Implant Prothese) 보형물'이 인체에 해롭다는 사실이 알려지면서 제조 및 판매 금지 처분을 받은 사건이 있었다. 조사 결과 의료용 실리콘이 아닌 공업용 실리콘을 사용했기 때문인 것으로 밝혀졌다. 최근에는 유명한 유방 보형물 회사가 제조한 보형물로 인해 발생한 역형성 대세포 림프종ALCL(Anaplasic Large Cell Lymphoma)의 부작용이 대두되면서 프랑스에서는 해당 회사의 제품 사용이 금지됐다.

만약 유방 보형물 삽입 후 극심한 고통을 호소하거나 보형물을 삽입한 곳 주변으로 기능 장애가 나타난다면 보형물을 하루빨리 빼내야 한다. 당장 제거하지 않는다고 해도 보형물에도 유통 기간이 있어서 10~15년마다 반드시 교체해야 한다.

　사람은 나이가 들면서 체형이 바뀌듯이 가슴 형태도 바뀌고, 방사선 치료 후 대칭이었던 가슴이 갑자기 비대칭으로 바뀔 수도 있다. 환자들이 인공 보형물 삽입술을 점점 주저하는 이유도 바로 이 때문이다.

주의 사항

유방 복원술을 위한 가장 이상적인 선택은 환자 가슴 형태에 맞는 알맞은 수술 방법을 선택하되 미적으로 최상의 결과를 유도하면서도 육체적, 정신적인 고통을 최소화하는 수술 방법일 것이다.

　암이라는 질병을 치료하고 관리하는 전략에서 종양을 떼어내는 외과 수술은 필수 중의 필수다. 그리고 가슴 모양을 재건하는 수술도 암 환자가 원한다면 충분히 받을 자격이 있다. 종양이 있던 가슴과 그렇지 않은 가슴이 비슷하게 보일 수 있도록 균형을 맞추기 위한 이 두 번째 수술은 그 목적이 분명한 수술이다. 여기에 세 번째 수술이 추가될 수 있는데 바로 유방 절제술을 한 가슴의 젖꼭지 모양을 다시 만드는 유두 복원술이 그것이다.

　하지만 병리학적 측면에서 이상 증상이 예상되는 환자는 이 복원술을 받기 어렵다. 대표적인 문제 요인은 바로 환자의 흡연이다. 모든 의사와 보건복지부의 적이기도 한 담배, 이 백해무익의 대명사인 담배는 일단 동맥 미세순환을 저하하는 데다 상처 회복을 더디게 만드는 골칫거리다. 의학 연구 및 수술 사례 분석 결과 흡연자인 암 환자들은 외과 수술 후 여러 가지 합병증을 유발할 가능성이 비흡연자보다 훨씬 크다. 게다가 복원술을 결정하고 난 뒤에 흡연 때문에 유방 재건에 문제가 발생하면 전반적인 수술 대실패라는 낙인까지 찍히니 담배는 암 환자의 또 다른 적이 아닐 수 없다.

흡연 외에 또 다른 문젯거리로는 당뇨와 비만, 심장질환을 들 수 있다. 이런 질환을 가진 환자들 역시 유방 재건술에 주의해야 한다. 마지막으로 환자의 나이도 재건술의 제약 조건에 포함된다. 하지만 연령대는 상대적인 기준이기 때문에 환자가 원한다면 그녀의 욕망이 생물학적 나이보다 더 우선이지 않을까 생각한다.

이제 당신은 유방암 치료와 유방 복원이 전혀 다른 별개의 수술이며, 한 의사가 두 수술을 모두 진행할 수도 있고 아닐 수도 있다는 점을 이해했다. 여기서 한 가지 더 짚고 넘어가면 좋을 주의 사항이 있는데 전자가 후자보다 우선이라는 점이다. 즉, 재건술이 암 치료를 방해하거나 또는 지연시키거나 문제를 일으켜서는 안 된다는 점을 잊지 말자.

그렇다면 상황에 따라 보형물 삽입이 힘든 상태라면 어떻게 해야 할까?

조직 이식술

조직 이식술은 말 그대로 피부의 근육 조직 또는 피하지방을 이용한 수술을 일컫는데 함몰된 신체 일부를 채우거나 부드러운 피부 촉감을 되살리기 위해 신체의 다른 피부 조직을 떼어다가 이식하는 방법이다. 하지만 이 수술의 가장 큰 단점이라면 조직을 추출하는 과정에서 해당 부위에 추가로 인위적인 상처를 또 만들어야 한다는 점이다.[8] 이런 단점에도 불구하고 조직 이식술이 오래전부터 존재해왔고 또 꾸준히 사람들의 신뢰를 받는 이유는 수술 절차가 간단하기도 하거니와 결과물이 매우 만족스럽기 때문이다.

이식 부위는 흉터가 눈에 잘 띄지 않는 등 쪽이 대부분인데 일부 인터넷 사이트에 올라온 글을 보면 피부 근육 조직을 떼어내면 일상생활에 제약을 받는다고 하지만 실제 사실과는 무관하다. 또 배의 지방 밑 근육인 '횡복직근TRAM(Transverse Rectus Abdominis Muscle)'의 일부 조직을 이식하기도 하는데 이 부위는 쉽게 말해 운동선수의 딱딱한 복근(일명 '초콜릿 복근')을 말한다.

조직을 이식할 때 생기는 상처는 수평 방향으로 길게 찢어져 치골까지 이어지지만 속옷 라인보다 안쪽이어서 눈에 잘 띄지 않는다. 복부 근육의 피하 조직을 떼어내 이식술을 하면 탁월한 성형 효과를 유도할 수 있지만 복부의 중요 근육 일부를 떼어내면 복부 탈장과 같은 문제가 발생할 가능성도 있다.[9]

이러한 부작용을 막기 위해서라도 횡복직근의 일부 조직을 떼어내는 수술은 매우 정교하게 이뤄진다. 복부의 피하지방을 추출하되 피부 바로 밑 동맥이 흐르는 조직을 선택한다. 그래야 그 조직이 괴사하지 않고 살아있는 상태로 이식될 수 있다. 이 기술은 이른바 '디엡DIEP'으로 불리는데 앞서 지방 이식과 관련해 이미 소개한 바 있다. 대중적으로 잘 알려진 수술법이며 프랑스암환자협회에서 적극적으로 지지하는 이식술이다.

하지만 이 수술은 소요 시간이 6~8시간 정도로 길고, 이 수술을 주기적으로 담당하는 의료팀이 맡아야 한다. 수술에 앞서 이 수술을 감당할 만큼 환자의 혈관이 건강한지 확인하기 위해 영상 촬영으로 복부를 지나는 혈관의 상태를 미리 조사한다.

또 다른 조직 이식술은 복부가 아닌 허벅지 근육을 사용하는데 보통은 허벅지 안쪽의 내전근 조직을 가장 자주 이식한다. 이 역시 전문 의료진들이 수술을 담당한다.

유방 재건술은 환자 상태에 따라 가장 적합한 수술 방법이 무엇인지를 누구보다 잘 알고 있는 담당 의사 또는 이 수술의 전문가인 의료팀과 먼저 상의해 결정하는 것이 가장 좋은 방법이다. 더 나아가 환자가 만족스러워할 만한 결과물을 얻기 위해서는 여러 가지 방법들, 예를 들어 조직 이식술, 보형물 삽입, 리포필링을 병행하기도 한다.

유방 재건술의 방법에 대해서는 담당 의사 또는 이 수술의 전문가인 의료팀과 먼저 상의해 결정하는 것이 좋다. 그들이 환자의 상태에 가장 맞는 수술 방법이 무엇인지 누구보다 잘 알고 있는 전문가들이니 말이다.

16. 림프절

아내의 수술을 앞두고 담당 의사는 마르틴에게 팔과 겨드랑이 아래쪽의 림프절도 가슴과 함께 절제할 것이라고 말했다. 마르틴은 불현듯 어린 시절, 유방암 수술 후 팔이 엄청나게 부푼 이웃집 아주머니의 모습이 머릿속에 떠올랐다. 그 아주머니는 마르틴처럼 사람들이 자신의 '몽둥이 같은 팔'을 보고 놀랄까 봐 팔에 토시를 차고 다녔었다.

의사는 그런 경우는 극히 드문 사례이며 '정밀 의학'은 환자의 부작용을 최소화하고 수술 뒤에 필요한 치료 지침을 환자에게 최대한 전달할 것이라고 강조했다. 그러면서 환자의 겨드랑이 림프절 절제는 불가피하다고 덧붙였다.

줄리아노 박사의 감시림프절

이 절제술을 보다 잘 이해하기 위해서는 겨드랑이 림프절에 대한 해부학적 지식이 필요하다.[10] 종양 세포는 원발 종양에서 림프관을 따라 림프절로 이동할 수 있다. 젖샘에 퍼져있는 림프절은 크게 세 곳으로 나뉘는데 주요 림프절이 지나는 곳이 바로 겨드랑이 안쪽이다. 흉곽 뒤쪽과 쇄골 뒤쪽에 위아래로 분포된 림프절은 방사선 치료만으로도 충분히 제거되기 때문에 외과 수술로 제거하지는 않는다.

반면 겨드랑이 림프절은 눈으로 쉽게 확인할 수 있을 정도로 접근성이 쉬운 편이라서 외과 수술을 할 때 기술적으로 전혀 문제가 되지 않는다.[11] 게다가 조기 검사를 통해 림프절의 아주 작은 암세포까지도 잡아낼 수 있어 림프절까지 암세포가 전이될 확률도 예전보다 많이 줄었다.

미국의 외과 의사 아르만도 줄리아노Armando Giuliano 박사 덕분에 우리는 1995년부터 '감시림프절Sentinel Lymph Node'을 발견할 수 있게 됐다. 암세포가 관 모양의 통로인 림프관을 따라 림프절에 이르면 그곳에 딱 걸려 정체된다. 그런 식으로 암세포가 몸속 다른 곳으로 퍼지는 것을 막아주게 되어 다른 림프절까지 모두 절제할 필요가 없어지는 것이다. 감시림프절이란 암세포가 제일 처음 도달하는 림프절을 말하는데 파란색, 녹색, 노란색 등 여러 가지 염색약이나 방사선 동위원소를 종양 근처에 주사해 첫 번째로 배액되는 곳이 바로 감시림프절이다. 이 림프절을 찾아 조직 검사를 하면 림프절의 전이 여부를 예측할 수 있어서 겨드랑이에 위치한 다른 림프절을 제거하지 않아도 된다. 그 결과 림프절을 제거해 생기는 팔의 부종을 걱정할 필요가 없어졌다. 실제로 모든 유방암 환자는 감시림프절 검사를 받는데 몇몇 특수한 사례의 경우 전문가가 검사 여부를 결정한다.

의사는 당신에게 감시림프절 검사로 암세포 전이가 확인될 경우에는 유방 절제술과 함께 림프절도 제거할 수 있으며 이후 추가로 림프절 절제술을 따로 받아야 할 수도 있다고 설명한다. 이 림프절 절제술을 받으면 나중에 림프 부종 부작용으로 인해 '몽둥이처럼 붓는 팔'이 될 수도 있다고 한다.

수술 전, 의사는 몇 년 전부터 가슴 수술을 받은 쪽 팔과 관련해 기존의 의학 정보들이 많이 바뀌었다고 설명한다. 최근 연구 결과에 따르면 그동안 당연시되어 왔던 의학 상식이 오류인 것으로 드러났다. 예를 들어 예전에는 유방암 절제 수술을 받은 가슴 쪽 팔에 주사기를 꽂는다거나 혈압 체크를 하지 않도록 했다. 마찬가지로 수술받은 가슴 쪽 팔로 무거운 물건을 들거나 무리한 팔 운동을 삼가라고 했었다면 이제는 그런 조언에 신빙성이 없어진 것이다.

+

4부

유방암 치료

방사선·항암 화학·호르몬 치료

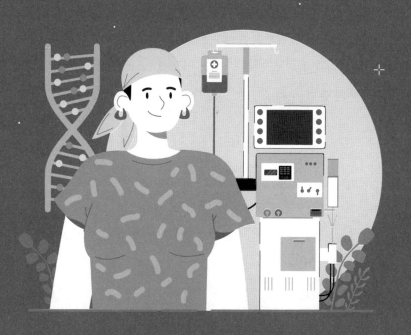

17. 추가 치료

드디어 수술이 잘 끝났다. 당신의 아내는 흉터가 생긴 수술 부위를 성형하는 재건술을 받았는데 수술이 잘되어 보호자인 당신이 보기에도 결과가 만족스러웠다. 이제 남은 것은 추가 치료, 즉 보조 치료를 받는 일이 남았다. 적군인 암세포를 제거하는 데 성공했는데 왜 추가 치료를 또 받아야 하는 걸까?

다양한 치료법

수술 후 추가 치료를 하는 이유는 몰래 숨어있는 적군이 있지는 않는지 확실하게 관찰하기 위해서다. 눈에 띄지 않는 곳에 몰래 숨어있는 적들이 있을 수도 있고, 갑자기 특공대가 재조직되어 우리의 뒤통수를 칠지도 모르기 때문에 꺼진 불도 다시 보는 심정으로 샅샅이 수색할 수밖에 없다. 최종 완승을 확신할 수 있는 시점에 다시 암 환자 '이전의' 나로 돌아가 일상생활을 영위해도 늦지 않다.

1950~1960년대까지만 해도 종양 제거술은 암과 맞설 수 있는 유일무이한 치료 방식이었다. 당시에는 유방암 수술을 할 때 근육과 림프절 절제술과 함께 유방 절제술을 시도했었다. 이는 북미에서 활동한 외과 의사 윌리엄 할스테드William Halsted가 권장한 수술 방식으로 재발과 전이를 막는 데 효과적인 방법으로 잘 알려져 있었다.

또 일부 유방암 환자들은 유방암 치료를 위해 난소를 제거하는 수술을 받기도 하는데 임상 시험 결과 난소를 제거할 경우 후에 유방암이 재발하거나 전이될 가능성을 낮춘다는 연구 보고가 발표되었기 때문이다.

방사선은 앙리 베크렐Henri Becquerel에 의해 1896년에 처음 발견됐고, 라듐은 마리 퀴리가 1898년에 처음 발견했다. 이후 마리 퀴리는 클로디어스 레고드Claudius Regaud 박사의 도움을 받아 라듐을 의료 목적으로 사용하길 제안했다. 그녀는 의사가 아니었지만 환자들을 위한 치료법 개발에 참여해 방사선을 쬐면 종양 세포가 파괴된다는 연구 결과를 직접 발표한 적도 있다.

종양 제거 수술 후 실시하는 유방암의 보존적인 치료법은 유방의 볼륨을 유지하면서 진행된다. 의사는 외과 수술 이후 보존된 가슴에 암이 재발하는 것을 최대한 막기 위해 당신의 아내에게 추가로 방사선 치료를 받길 권한다. 이러한 제안은 여러 분야의 의사들이 모인 다학제 협진 회의 끝에 최종 결정된다.

1970년대에는 화학 요법을 통해 혈관계, 백혈병, 호지킨병 환자들을 치료했다. 이후 유방암과 같은 악성 종양 세포를 없애는 치료법에도 적용되었는데 암 환자들은 화학 요법을 받고 난 뒤 증후가 점점 개선됐다. 화학 요법과 호르몬 요법은 완치 가능성을 높이는 중요한 프로토콜에 해당한다.

예전에는 방사선 치료에 이어 항암 치료를 받는 과정이 하나의 치료 전략이었다면 요즘에는 항암 치료를 먼저 받고 난 뒤 방사선 치료를 받는 경향이 더 많아졌다. 반면 호르몬 치료는 방사선 치료 후에 받는 경우가 더 일반적이다. 물론 병기와 심각도에 따라 치료법의 순서가 달라지기도 하는데 어떤 환자들은 외과 수술 전에 항암 치료와 호르몬 치료를 먼저 받는 경우도 있다. 종양 절제술 전 항암 치료를 먼저 받는 이러한 치료법을 전문 용어로 '신보조 요법 Neoadjuvant Treatment'이라고 한다.

종합적으로 다시 정리하면 방사선 치료는 보수적 외과 수술을 받은 종양 자리에 국소지엽적으로 받는 치료법이다. 이때 악성 종양이 주변 림프절까지 퍼지면서 흉골과 쇄골 뒤쪽에 생긴 '위성 결절 Satellite Nodule'에도 방사선 치료를 함께 받는다. 겨드랑이 쪽 림프절까지 암이 전이된 경우라면 위성 결절의 방사선 치료는 필수다.

자, 다시 전쟁 장면으로 돌아가 보자. 전투 전략은 시대가 바뀌면서 조금씩 진화한다. 주요 무기와 탄약들이 점점 최신식으로 바뀌면 전투 방식도 그것에 맞게 바뀌는 건 당연지사다. 창과 검을 들고 전쟁터에 뛰어드는 고리타분한 구식 전략이 요즘 시대에 먹히겠는가? 지금은 전투기 대신 드론을 하늘 높이 띄우는 시대가 아닌가.

군사용으로 활용되던 방사선이 요즘에는 우리의 일상에서 자주 볼 수 있다. 특히 의료 목적으로 쓰이는 방사선 요법은 가장 효과적인 치료법 중 하나로 자리매김했다.

위성 시스템이 적군의 위치를 정확하게 알려준다면 병원의 최신식 영상학과에서 쓰이는 촬영 기법, 가령 엑스선 진단장치, 자기공명영상MRI, 양전자단층촬영PET은 암세포인 적의 위치를 파악해줄 뿐만 아니라 적이 가진 힘과 공격성이 어느 정도인지까지 판단해준다. 영상 촬영술이 발전한 덕분에 우리는 의료 목적의 '기능적 이미지'를 얻을 수 있게 된 것이다.

의학적 치료 목적은 크게 두 가지로 첫째는 전쟁터처럼 목표물, 즉 질병이란 타깃을 파괴하는 것이고 두 번째는 그 목표물 주변으로 더 이상의 피해가 가지 않도록 미리 방지하는 것이다.

우선 '정밀 의학'에 기초해 종양 덩어리 제거를 목표로 집중치료를 시작한다. 가장 적확한 방식으로 암세포를 공격해야 하며, 수술 후에도 재발할지 모를 악성 세포의 씨를 뿌리째 말려버려야 한다. 그러기 위해서는 암 환자의 종양이 있던 자리에 다시 병리 조직 검사를 실시한다. 이를 몇 년 동안 주기적으로 반복해야 하는데 분자 검사를 통해 정밀하게 조직을 분석한다.

최첨단 '광대역 기기'를 사용해 환자의 유전 정보를 분석하는 이유는 환자에게 종양을 유발한 유전적 요소가 있는지 유전력을 알아보기 위함이다. 또 환자의 혈액 세포 속에 해당 질환을 유발하는 유전자가 존재하는지 분석하는 검사도 있는데 최근에는 이 검사의 소요 시간이 더 짧아졌고 비용도 더 저렴해졌다. 이런 검사들은 이제는 공상과학의 소재가 아니라 진짜 현실이 된 것이다.

'치료의 점진적 축소'는 요즘 유행하는 새로운 치료 개념이다. 기존의 치료 방식은 강도가 너무 세고 시간도 오래 걸렸다. 게다가 해당 환자에게 불필요한, 굳이 하지 않아도 될 쓸데없는 절차들이 포함될 때도 있었다.

과연 어떤 환자에게 치료의 미니멀리즘이 적용될 수 있을까? 당신은 당신의 아내가 다른 환자보다 못한 대우를 받는 걸 절대 원하지 않을 것이다. 검사 하나라도 더 받게 해주고 싶고 더 챙겨주고 싶은 게 가족의 마음일 테니 말이다.

방사선 치료

외과 수술 후 받는 방사선 치료는 당신의 아내가 받는 보존적 치료에 포함된다.

아내는 방사선과 전문의를 보자마자 이렇게 묻는다.

"박사님! 앞으로 제 몸에 화상 자국 같은 게 생기나요?"

외과 의사에게 수술 후 '흉터 자국'이 남느냐고 묻던 것과 마찬가지로 이 질문은 방사선과 전문의에게도 적잖이 당혹스러운 질문이 아닐 수 없다. 마르틴에게 방사선 기술은 외과 수술보다 훨씬 더 복잡한 미지의 영역이기에 방사선과 치료는 신체적으로나 정신적으로나 그녀가 상대해야 할 버거운 대상이 아닐 수 없다.

외과 수술을 받는 동안 환자는 마취 상태여서 무슨 일이 벌어지고 있는지 알 수가 없다. 그래서 환자는 전적으로 의사를 신뢰할 수밖에 없는 입장이다. 그러나 방사선 치료는 상황이 다르다. 일단 그 치료 방식인 방사선이 눈에 보이지 않을 뿐만 아니라 환자가 의식이 있는 상태에서 치료가 이루어진다. 광자와 전자라는 단어 자체가 생소할뿐더러 그것들이 자기 몸에서 어떻게 반응하며 어떤 특징을 가지는지 일반인의 상식으로는 도무지 뭐가 뭔지 알 수가 없다.

이따금 의료기기 회사는 방사선 치료 장비에 멋진 행성 이름을 붙여주곤 하는데 환자들에게는 여전히 난해한 기계로만 보일 뿐 원리를 파악하기 쉽지 않다. 환자는 의사가 시키는 대로, 그저 그 기계 밑으로 들어가 가만히 드러눕기만 한다.

방사선과 전문의는 환자의 몸에 남아있을지도 모르는 종양 세포를 효과적으로 제거하기 위해 일정량의 방사선을 조사할 예정이라고 차분하게 설명한다. 방사선은 그 특성상 자칫 독성을 유발할 수 있기 때문에 일정한 시간 간격을 두고 제한된 양만 조사할 수 있다. 그런 이유로 한 번에 다량을 조사할 수 없고 하루에 50그레이의 방사선을 유방에 조사하게 된다. 방사선의 양을 측정하는 표준 단위를 '그레이Gray'라고 하며 약자로 'Gy'로 표기한다.

방사선 치료는 전문의가 환자의 몸에 미리 '표시한 부분'에만 방사선을 조사하는 '표적 치료' 방식을 따른다. 여러 방사선 장비와 함께 스캐너를 통과하는 과정에서 환자의 특정 신체 부위에만 방사선이 누출된다. 환자의 신체 부위 중 의사가 표시해둔 부분만을 집중적으로 치료하는 것이다. 이때 방사선이 폐에 최대한 노출되지 않도록 주의를 기울이는데 특히 왼쪽 가슴에 종양 세포가 있던 환자들은 심장에 방사선이 노출되지 않도록 주의해야 한다.

방사선과 전문의와 협력해 연구에 매진 중인 물리학자들은 환자가 방사선 치료를 받을 경우 1회당 얼마나 많은 방사선이 방출되는 지를 수치로 계산한다. 방사선과 전문의가 방사선 총 50그레이를 환자에게 조사하기로 했다면 매회 약 1.7그레이를 조사하는 조건으로 총 25~27회 방사선 치료를 받아야 한다는 계산이 나온다. 좀 더 간단하게 설명하자면 환자가 조사해야 할 전체 방사선을 총횟수로 나누어 매회 적정량을 환자에게 조사하는 것이다. 방사선 치료를 받는 환자는 보통 주 5일 동안 치료를 받는데 정해진 방사선이 모두 조사될 때까지는 적어도 6~7주가 걸린다.

새로운 방사선 치료 기기가 개발되고 혁신적인 기능이 추가되면서 방사선 치료 기술도 점점 개선되고 있다. 그래서 최근 몇몇 환자들은 평균 소요 시간보다 치료 시간이 단축되기도 한다. 이렇게 방사선 기기의 기술적인 발전이 꾸준히 진행되고 있고 이는 환자들에게도 일거양득이다. 종양 세포를 전보다 더 효과적으로 제거할 수 있는 데다 방사선 치료의 부작용을 전보다 더 줄여나갈 수 있기 때문이다.

신기술이 도입된 방사선 치료법으로 인해 '강도 변조 방사선 치료 IMRT(Intensity Modulated Radiation Therapy)'가 탄생했다. 의료계에서 'IMRT'라고 부르는데 이런 난해한 약자는 암 환자와 보호자는 이해하지 못해 어리둥절할 수 있다. IMRT는 쉽게 말해서 방사선의 강도를 조절할 수 있는 치료법인데 조사 범위를 수많은 조각으로 재분할한 뒤 방사선을 노출한다.

이처럼 의료 기술이 발전을 거듭할수록 그에 비례해 천문학적인 비용을 대가로 지불해야만 한다. 새로운 기기는 정기적인 리뉴얼이 필요해 병원 측에서는 막대한 예산이 지출된다. 그래서 병원 입장에서는 이런 값비싼 의료기기를 새로 도입하는 일이 현실적으로 큰 부담이 될 수밖에 없다.

피부 반응

방사선 치료를 받은 모든 환자에게서 피부 염증이 생기는 것은 아니다. 방사선 치료를 받을 때 피부에 '화상 자국' 같은 게 남을 수는 있는데 모든 환자가 이러한 피부 염증이 생기지 않는다는 말이다.

이 부작용은 담배를 자주 피우거나 가슴이 큰 여성 환자들에게서 특히 잘 발생한다. 담배를 피우지 않는 마르틴은 피부색이 까만 편이며 일광욕을 할 때 피부가 잘 타는 편이다. 이런 피부 특성을 가진 환자는 방사선 치료 후 피부에 나타나는 염증 반응이 다른 사람보다 적은 것이 특징이다. 피부 염증은 시간이 지나면 언제 그랬냐는 듯 다시 정상으로 돌아오는데 염증이 생긴 부위에 충분한 보습과 더불어 오일을 수시로 발라 촉촉한 상태를 유지하는 것이 좋다. 방사선과 전문의는 방사선 치료를 앞두고 피부 염증을 줄일 수 있는 다양한 방법들을 자세히 설명해줄 것이다.

알제리 태생의 한 여성은 자녀들이 온종일 바닷가에서 놀고 왔을 때 벌겋게 달아오른 피부 위에 토마토와 오이를 썰어서 마사지하듯 발라주었다며 자신의 경험담을 들려준다. 모로코 태생의 또 다른 여성은 화상 자국에는 아르간 오일이 최고라고 강력히 주장한다. 게다가 그녀는 민간요법인 '자기요법 Magnetic Therapy'으로 화상 자국을 감쪽같이 없앤 사례들을 떠들어대는가 하면 테라피 전문가의 명함을 건네는 식으로 환자 대기실의 분위기를 술렁이게 만든다. 사실 이런 민간요법은 병원 의사에게는 절대 말하지 않는 게 좋을 것이다.

한 가지 확실하게 당부하고 싶은 것은 방사선 치료를 받는 기간 동안, 그리고 치료 후에는 햇볕에 장시간 피부를 노출하거나 염분과 염소로 살균 처리한 수영장에 가는 일은 어지간하면 피하는 게 좋다. 방사선 치료 후 몇 달 동안만 참으라는 의미는 일종의 권장 사항이지만 그 후에는 환자의 자율적인 선택에 달렸다. 앞으로 평생 해서는 안 된다는 말이 절대 아니다.

무엇보다도 방사선 치료가 끝난 기념으로 축하를 해준답시고 아내를 온천으로 데려가 기포가 나오는 뜨거운 물에 들어가게 한다든가 방사성 물질이 노출되어 논란이 된 머드팩으로 전신 마사지를 받게 하는 일은 절대 금물이다. 마음 같아서는 인도양의 로맨틱한 휴양지로 휴가를 떠나고 싶겠지만 치료 직후에는 해외여행도 추천하지 않는다.

당신의 아내는 방사선 치료 기간에 벙커(군사 용어 맞다!) 속에 혼자 들어가 있어야 한다. 당신은 아내가 방사선 치료를 받는 동안 방사능과 관련해 주의해야 할 사항들을 듣게 될 것이다.

마르틴은 자신이 넓디넓은 치료실 방에 홀로 들어가 몸집이 거대한 방사선 치료 장비 밑에 누워 치료를 받았다며 당신에게 치료 방법을 자세히 얘기할 것이다. 장비에서 이상한 소리가 진동음처럼 울리기 시작하고 잠시 후에는 장비가 움직이기 시작하는데 그녀는 왜 그러는지 알 길이 없다.

환자의 조사 부위에 방사선 레이저가 표적을 맞혀 정밀 국소 치료가 시작된다. 환자는 이때 아무 느낌이 없다. 장비를 다루는 의사는 그녀에게 몸을 움직이지 말라고 당부한다. 그럴 때마다 환자는 청개구리 심보로 격렬하게 몸을 흔들고 싶은 욕망을 느낀다.

어두운 벙커에 들어간 것처럼 환자의 시야에는 아무것도 보이지 않으며 아무것도 느끼지 못한다. 베일에 싸인 신비로운 치료 시간이 그렇게 흘러간다. 물론 환자는 치료 과정을 귀가 따갑도록 들었겠지만 이해가 되지 않는 것은 어쩔 수 없다. 간혹 어두컴컴한 치료실 안에 음악 소리가 들릴 때도 있다. 방사선 치료 시간은 짧은 편으로 몇 분만 참으면 끝난다.

부작용

효과적인 모든 치료가 그렇듯 방사선 치료도 부작용이 따른다. 일단 환자는 치료 후에 기력이 떨어지며 피로를 느낀다. 6주 동안 집에서 병원까지 오가는 일도 보통 힘든 게 아닌데다 대기실에서도 하염없이 기다리기 일쑤라 지치기 마련이다. 그러다 보면 대기실의 다른 암 환자들과 대화를 주고받는 일이 생기는데 흡사 교도소 죄수들의 대화 내용처럼 진지하고 무겁다. 예를 들면 이렇다.

"무슨 일로 여기 오셨어요?", "얼마나 되셨어요?"

간혹 컨디션이 매우 좋지 않아 보이는 환자가 있으면 옆 사람도 덩달아 기분이 가라앉기도 한다. 마르틴은 이때 자신은 저렇게 되지 말아야지 속으로 다짐한다.

마르틴은 지난주, 수술 부위에 방사선 표적 치료를 받았다. 이 추가 집중치료를 전문 용어로 '부스트Boost'라고 부르는데 이 과정에서 부작용으로 피부에 심한 염증이 생긴다. 그래서 방사선과 전문의는 환자가 치료를 받는 동안 피부에 생길 수 있는 부작용을 어떻게 줄일 수 있는지 차근차근 설명해주며 조언을 아끼지 않는다.

보호자인 당신은 아내를 따라 방사선 치료실 안으로 들어갈 수가 없다. 환자가 장비 밑에 들어가 치료를 받기 때문에 당신이 설령 치료실에 따라 들어간다고 해도 환자와 이야기를 나눌 수 없을뿐더러 괜히 들어갔다간 보호자도 방사선에 노출될 수 있기 때문이다.

당신은 일주일에 한 번씩, 아내가 개별 면담을 받을 때 동행해 방사선과 전문의와 대면할 수 있다. 그때는 당신이 그동안 궁금했던 것들을 허심탄회하게 물어볼 수 있으며 면담 시간 동안 당신은 다음과 같은 이야기를 듣게 될 것이다. 의료법상 아내는 방사선 치료 기간이 끝난 후에도 일 년에 최소 1회 정도는 정기적으로 병원을 방문해 검사를 받아야 한다. 5년이 지나 완치 판정을 받기 전까지는 말이다.

21세기 초반에는 방사선 치료, 하면 매우 위험하다는 인식이 팽배했다. 원자력 발전소 사고에 대한 대대적인 언론 보도는 사람들을 공포와 혼란으로 몰아넣었는데 비단 체르노빌과 후쿠시마 원전 사고만 발생한 것도 아니었다. 그래서 당신은 여전히 방사성 물질에 대해 겁을 먹고 있을 것이며 최근에 방사선 치료 도중 사고가 생겼다면 더더욱 이 치료에 회의적인 생각을 가질 것이다. 그러나 핵에너지를 이용한 원전에서 발생한 사고와 방사선 치료의 부작용은 직접적인 관련이 없으니 안심하라.

방사선과 전문의는 치료 목적의 방사선 장비는 프랑스 원자력안전청ASN의 엄격한 통제 아래 안전 수칙을 지키고 있다고 여러 번 강조할 것이다. 이 장비에 조금이라도 오류가 생기거나 기능에 장애가 생긴 것으로 의심되면 바로 대책을 세우고 모든 치료를 즉각 중단시킬 것이다.

치료 장비가 수리나 교체를 해야 할 경우에는 환자의 치료 일정이 이따금 지연되기도 한다. 하지만 기다려야지 어쩌겠는가. 이 기다림은 우리가 비행기에 탑승했을 때 이륙 전 추가로 안전 점검을 하는데 시간이 걸리므로 이륙이 지연되니 양해 바란다는 기장의 안내 방송과 비슷한 맥락이다. 비행기 이륙 시간이 지연되는 일 때문에 승객으로서는 짜증이 밀려올 수도 있지만 안전하지 않은 비행기에 몸을 싣고 하늘로 날아오르는 것보다는 시간이 좀 더 지체되더라도 기술자가 비행기 상태를 점검하는 게 더 현명한 선택이 아닐까?

18. 항암 화학 치료

"의사들은 자신들조차 잘 모르는 약을
잘 모르는 환자에게 서슴지 않게 처방한다.
의사들조차도 잘 모르는
어떤 질병을 치료하기 위해서 말이다."
— 볼테르

이 글을 읽고 있는 당신은 안심해도 좋다. 요즘 의사들의 실력이 디아포이루스 Diafoirus(프랑스 중세 시대 극작가 몰리에르 Molière의 희곡, 〈상상병 환자 Le Malade Imaginaire〉에 등장하는 돌팔이 의사의 극 중 이름—옮긴이)와 볼테르가 살던 시대보다는 그래도 많이 좋아졌으니 말이다.

HER2 수용체

의학 치료에는 여러 유형이 있다. 화학 치료, 표적 치료, 호르몬 치료, 면역 치료, 숫자와 문자로 복잡하게 명칭화한 억제제(CDK4/6, PI3K……)를 이용한 치료 등등. 한편으로는 이런 여러 치료법이 존재해 안심이 되기도 한다. 적군에 맞서 싸울 무기들이 그만큼 많다는 소리니까.

그런데 다른 한편으로는 불안감도 엄습해오는데 의사들이 이런 치료법 중에서 어떤 것을, 언제 어떻게 선택하는지 알 수 없기 때문이다. 상황에 따라 환자는 여러 치료를 동시에 받을 수도 있고, 순서대로 하나가 끝나면 다른 하나를 이어서 받을 수도 있다.

초기 의학의 치료법을 좀 더 쉽게 정리하자면 다음과 같다. 환자의 몸속 세포들이 빠르게 재생할수록 화학 치료는 그만큼 효과를 발휘할 수 있게 된다. 여기서 세포의 재생 능력은 종양의 크기 변화와 전이 속도를 추적하면서 분석된다.

HER2 수용체 과잉발현으로 인한 양성 유방암 환자에게 필요한 표적 치료제가 따로 있는데 바로 트라스투주맙Trastuzumab 과 퍼투주맙Pertuzumab 이 그것이다. 호르몬 수용체 양성 유방암 환자는 항호르몬 치료를 반드시 받아야만 하는데 만약 폐경기 이전일 경우라면 타목시펜Tamoxifen 을 처방받고, 폐경기 이후의 암 환자라면 아로마타아제 억제제Aromatase Inhibitor 를 처방받는다.

이처럼 종양학자들은 암 환자에 따라 표적화된 치료제를 적용해 그 환자가 가진 종양을 가장 효과적으로 제거할 방법을 체계적으로 정리했다. 의사들은 의학계에 정기적으로 발표되는 논문과 임상 연구, 국내뿐만 아니라 해외 의료 콘퍼런스에 소개된 조사 결과를 토대로 환자에게 필요한 치료법을 선택한다. 최근에는 암세포의 '분자지표'를 분석해 환자의 화학 치료 여부를 결정하는 등 새로운 검사법이 나오기도 했다.

연구진들과 의료진들의 활동 속도는 의료보험공단의 치료비 환급

속도보다 더 빠르다. 아무리 새로운 치료법이 개발되었다 하더라도 막대한 치료비를 지불해야 하는 대부분의 환자는 경제적 부담이 크기 때문에 선뜻 치료를 받기 결코 쉽지 않다. 이외에도 일명 '뉴 제너레이션 시퀀싱NGS(New Generation Sequencing)'이라고 하여 기존에 사용하던 의약품이 통하지 않는 슈퍼 돌연변이 종양의 등장에 대비한 새로운 임상 테스트들이 앞으로도 계속해서 나올 전망이다.

과연 마르틴도 이런 테스트를 받을 수 있을까?

화학 치료를 꼭 받아야 하나요

"아내가 항암 치료를 받아야 하나요?"

여기서 '항암 치료'라는 말을 입 밖으로 내뱉는 순간, 당신은 긴장하지 않을 수 없다. 그만큼 암이 무서운 병이라는 것을 실감하게 되거니와 이제 아내의 머리카락이 한 움큼씩 빠지는 것은 물론 생리 중단, 체중 증가, 만성 피로 등 여성성을 잃는 일들이 매일매일 벌어질 테니……

스트레스 최고조, 종양 제거술 이후 모든 환자가 궁금해하는 바로 그 질문! 이 질문은 보호자인 남편도 아내의 수술 직후 의사와 면담을 요청해 물어보는 첫 번째 질문이기도 하다.

처음 실시한 조직 검사 결과로 화학 치료 여부가 거의 95퍼센트 결정된다고 보면 된다. 화학 치료를 받기로 예정되었다면 4개월 동안은 고난의 연속이 될 것이다.

항암 치료를 왜 받아야 하는지 묻는다면 귀에 딱지가 앉을 정도로 똑같은 말을 여러 번 들었을 것이다. 암세포를 완전히 없애야 하는 것이 첫 번째 이유이고, 재발의 우려를 막으면서 혹시나 이 종양이 원발 지점에서 떨어진 다른 곳까지 전이된 것은 아닌지 재확인을 위해 항암 치료를 하는 것이다. 즉, 항암 치료는 환자의 완치 가능성을 높이기 위한 선택이다.

화학 치료, 다시 말해 항암 치료는 우리 신체에서 빠르게 재생하는 모든 세포를 대상으로 한다. 재생 속도가 가장 빠른 세포들은 바로 털과 머리카락, 혈관계, 소화기관의 세포들이다. 그래서 화학 치료의 부작용은 앞서 열거한 신체 부위에서 발생한다.

항암 치료를 받는 신체 부위의 표면적을 제곱미터^{m}로 계산해 면적당 비율로 적용한 항암 치료제가 투입된다. 이 표면적은 환자의 신장과 체중에 따라 수치로 환산되는데 1차 항암 치료는 평균 할당량을 최소화해 주입하고 치료를 받는 동안 환자가 치료제에 잘 적응하는지에 따라 나중에 조금씩 투여량을 늘려간다.

특히 항암 치료는 암세포의 진행 속도가 빠를 때 받게 되면 그 효과가 가장 뚜렷하게 나타난다. HER2 수용체 양성 유방암 환자는 표적 치료를 받게 되는데 이 호르몬 수용체가 과잉 출현할 경우에는 별도의 치료제를 투여하게 된다.

외과 수술 후 추가로 받게 되는 이 화학 치료는 주로 3주 간격을 두고 진행된다. 환자의 수술 흉터 자국이 아물 무렵부터 항암 치료가 시작되는데 완료하기까지는 보통 4~6개월이 걸린다. 항암 치료를 위해서는 6~8회에 걸쳐 주기적으로 병원을 방문해야 하며 항암제는 정맥주사로 투여받는 경우가 가장 많고 피하주사로 투여받는 사례도 있다.

어떤 환자는 '중심정맥관Central Venous Catheter'[12]이라고 하여 몸속에 카테터 관을 삽입하기도 한다. 이 방법은 매번 항암 치료를 받을 때마다 정맥주사를 꽂기 위해 별도로 혈관 확보를 할 필요가 없고 매번 주삿바늘 꽂는 일이 힘든 환자들이 받는 일종의 삽입술이다.

종양 절제술을 받은 가슴 반대쪽 팔에 관류액을 투여하는데 원칙적으로는 겨드랑이 림프절을 절제한 팔 쪽에는 정맥주사를 놓지 않는다. 하지만 언제든 예외는 있는 법이어서 관류액을 수술받은 팔 쪽으로 흘려보내야 하는 경우도 드물게 있긴 하다.

보통 항암 치료는 통원 치료로도 충분히 가능하다. 평균적으로 인간의 머리카락이 자라는 속도가 한 달에 1센티미터인데 화학 치료를 3주마다 받게 되면 환자의 머리카락은 한 뭉텅이씩 빠질 것이다. 빠지고 새로 나는 머리카락은 곱슬기가 심해질 수도 있는데 시간이 지나면서 차츰 자신의 평소 머리카락으로 돌아온다.

여성스러움을 강조할 수 있는 머리카락이 항암 치료로 모두 빠지는 몇 달 동안이 여성에게는 가장 견디기 힘든 시간이 아닐 수 없다. 이 기간을 극복할 수 있는 여러 가지 해결책들이 있는데 빠지는 머리카락을 상대적으로 덜 느낄 수 있도록 짧게 자르는 것도 한 방법이다. 통풍이 잘되는 모자를 쓰고 다니는 것도 괜찮다.

사실 모든 종류의 항암 치료제가 부작용으로 탈모를 유발하는 것도 아니다.

부작용 줄이기

마르틴이 치료를 받는 병원에서는 항암 치료 초기에 '암환우 뷰티 관리사'를 만나보길 권할 것이다. 신종 직업처럼 들리겠지만 유방암 환자들이 겪는 부작용을 최소화하기 위해 미용 차원에서 도움을 주는 보조 관리사라고 생각하면 쉽게 이해가 될 것이다. 이들은 눈에 보이는 항암 치료 부작용을 줄여주는 역할을 한다. 예를 들면 몽땅 빠져버린 속눈썹과 눈썹 문신하기, 환자를 위한 메이크업 꿀팁, 까맣게 변한 손톱 관리를 위한 팁, 부작용을 줄여주는 의약품 소개 등이 있다.

그중에서 가발 착용도 항암 치료 과정에서 빠질 수 없는 필수 아이템이다. 일명 '빨간약'으로 불리는 아드리아마이신®Adriamycine이 몸에 투여된 후부터는 급속도로 머리카락이 빠지기 때문이다. 프랑스에서 암 환자들을 위한 인조 가발은 의료보험 처리가 가능하다. 환자는 치료 기간에 부분적으로 가발 구매 지원이 이뤄지는데 프랑스에서 환자의 가발을 의료비용에 포함하기까지 그 적용 기준이 여전히 모호하다. 하지만 그런다고 해도 환급받으면 운 좋은 것이고 아니면 말고 아니겠는가.

아름다운 가발 구매에 비싼 돈을 투자하는 것은 환자를 위해서는 정당한 소비라 할 수 있다. '환급 가능한' 가발 모델들은 사실 진짜 머리카락으로 보이기에는 허술하기 그지없지만 구별할 수 없을 정도로 자연스러움을 뽐내는 멋진 인조 가발도 있다.

영화 세트장에서 헤어 담당 스텝으로 일하는 한 미용사는 자신이 직접 암 투병 중인 아내의 머리카락을 잘라주었다. 그는 파리의 가발 상점에 의뢰해 아내의 두상 사이즈에 딱 맞는 맞춤형 가발을 제작했다. 그는 사람들이 아내가 가발을 썼다는 사실을 눈치채지 못했다고 자랑스럽게 이야기했다. 심지어 그녀를 담당한 종양학자도 눈치채지 못할 정도로 아내의 가발은 진짜 머리카락처럼 보였다.

그는 아내가 첫 항암 치료를 받기 전에 미리 인조 가발을 주문했지만 모든 유방암 환자의 남편이 그 준비성 있는 미용사는 아니며 가발 제조업자를 알고 있는 것도 아니다.

아내는 화학 치료로 다 빠져버린 속눈썹과 눈썹을 문신할 수도 있다. 또 다양한 기능의 보습크림을 잔뜩 사들여서 욕실 한쪽을 가득 채워놓아 당신의 개인용품 공간까지 침범할 수도 있다. 참고로 에스트로겐이 포함된 제품의 복용은 권장 사항이 아니다.

일부 탁솔Taxol 또는 탁소티어Taxotere 항암제는 손톱을 까맣게 변질시키는 부작용을 가져온다. 까맣게 변색된 손톱을 남들에게 아무렇지 않게 내보이기란 쉽지 않을 테니 그때는 실리콘 매니큐어를 바르거나 플라스틱 인조 손톱을 붙일 수도 있다.

자신감을 회복하는 것, 길거리로 당당하게 나가기까지 암 환자에게는 통과해야 할 관문이 있다. 사람들이 그녀를 보고 휙 돌아보지 않게 하려면 평범한 외모로 변장을 하고서라도 외출하고 싶기 때문이다. 암 환자로 살기 전에도 당신의 아내는 멋을 내기 위해 목도리나 머리 두건을 자주 썼을 것이다. 머리카락이 거의 보이지 않을 정도로 깊게 모자를 쓴 날도 있었을 것이다.

하지만 암 환자가 된 이후로 당신은 예전보다 더 예민하게 아내의 외출복을 관찰할 것이다. 결코 혼자가 아님을 각인시켜주듯 당신은 아내의 모습에 더 신경 쓸 수밖에 없다. 아내는 치료를 받으면서도 다시 예전처럼 여성성을 되찾을 수 있을지, 이성에게 매력적으로 보일 수 있을지 아마 자신이 없을 것이다.

아내가 다시 매력적인 여성으로 되돌아올 수 있도록 그녀의 자신감을 회복시켜 주고 옆에서 지지해주는 일이 곧 당신이 해야 할 중요한 역할이다. 눈길을 확 끄는 치명적인 매력을 이야기하는 게 아니다. 아내가 다시금 평범한 일상으로 돌아올 수 있도록 도움을 주면 된다.

남들의 시선으로부터 아내가 자유로워지고 의도치 않게 상처를 주거나 당황스럽게 만드는 말들이 아내의 귀에 들어가지 않도록 하면 된다. 암 환우 뷰티 관리사의 도움도 기회가 된다면 기꺼이 받아라. 당신이 옆에서 아내를 지지하고 있다는 사실을 보여주는 것만으로도 치료 효과가 있다. 이를 가리켜 사람들은 '지지적 치료Supportive Therapy'라고 부른다.

프로토콜

아내를 담당하는 의사는 당신에게 치료법을 설명하면서 정부가 인증한 '프로토콜'에 따라 의약품 관련 데이터를 다루는 기관을 언급한다. 이 프로토콜은 과거에 획득한 치료법의 결과 자료와 '임상 시험'이나 개별적으로 획득한 결과 자료를 추려서 전문가 집단이 완성하는 일종의 암 치료 기본 매뉴얼 같은 것이다. 이 프로토콜은 부작용을 최소화하면서 환자의 질병 완치 가능성을 높이기 위해 제작됐다. 부연 설명을 덧붙이자면 이는 지엽적 재발의 위험성을 낮추고, 악성 세포의 확장 속도를 늦춰서 전이를 최대한 피하기 위한 치료법을 모색하기 위함이다.

　모든 암 전문의들이 그렇듯 마르틴을 치료하는 종양학자도 유럽과 미국에서 유명한 학회가 열릴 때마다 정기적으로 참석하는 열의를 보이며 그 방면으로 경력을 더 쌓기 위해 애쓴다. 학회에서는 자신의 임상 시험 결과와 환자 사례를 비교 검토하며 권장 사항을 발표하는 전문가들이 한자리에 모인다. 암 환자들의 치료와 관련해 점차적인 개선 효과들을 언급하기 때문에 학회가 열리면 언론에서도 높은 관심을 보이곤 한다.

　종양학자가 당신에게 요즘 의료계가 선망하는 '정밀 의학'을 알기 쉽게 설명하면 환자 개인의 병력과 다양한 정보를 수집해 개인에게 맞는 질병 치료를 제공하는 '개별 맞춤형 의학'이라 할 수 있다.

　위에서 언급한 '프로토콜'은 빠른 속도로 재생 활동을 수행하는 세포들을 구체적인 치료 대상으로 삼는다. 이 프로토콜은 시간에 따라, 의료진의 결정에 따라, 또 환자의 내성 반응에 따라 가변적으로 달라질 수 있다. 종양학자는 새로운 치료에 들어가기 전 자신의 환자를 다시 진찰하며 환자의 내성 반응 추이에 따라 기존의 처방전을 바꿀 수도 있다. 만약 백혈구나 적혈구 수치가 정상 수치보다 부족해 새로운 치료 주기에 무리가 있다면 의사는 투여 시기를 미룰 수밖에 없다. 또 상황이 심각할 때는 적혈구와 백혈구 수치를 증가시키는 유도제를 따로 처방해줄 수도 있다.

　그중에서도 가장 유명한 유도제는 적혈구 생산을 촉진하는 '에리

트로포이에틴EPO(Erythropoietin)'이다. 이 적혈구형성인자는 자전거 선수들이 적혈구 수치 감소를 상충하기 위해 처방받는다. 이외에도 저조한 백혈구 수치를 높이기 위해 연골을 자극하는 유도제도 있다.

아드리아마이신®, 시클로포스파미드® Cyclophosphamide, 플루우로우라실® 5-Fluorouracile, 탁솔, 탁소티어 등처럼 다학제 협진을 통해 의료진이 작성한 프로토콜을 듣다 보면 당신에게는 생소한 용어들이 많을 것이다.

만약 마르틴이 HER2 수용체 양성 유방암이었다면 아내는 이 수용체의 과잉 출현을 타깃으로 한 표적 치료제를 이용했을 것이다. 2016년 의료계 시장에는 이 분자 표적 치료제로 허셉틴®이 출시되어 사용되었고 특히 HER2 양성 치료제로는 라파티닙Lapatinib이 상당한 치료 효과를 보였다.

주의 사항

전체 유방암 환자의 15~20퍼센트만이 HER2 과잉 출현을 보이는 것으로 발표되었는데 이 환자들은 1년 동안 3주마다 치료제를 투여받아야 한다. 당신의 아내 마르틴은 종양 세포 분석 결과 HER2 수용체 음성 반응이 나왔기 때문에 이 치료를 추가로 받을 수 없다.

반면에 당신의 아내는 항암 치료의 부작용을 줄이기 위해 부신피질 호르몬제인 코티손Cortisone을 투여받게 된다. 이는 화학 치료 부작용인 체중이 증가하고 몸이 붓는 증상을 줄여주는 호르몬 치료제로 수개월에 걸친 항암 치료 기간에 몸이 붓는 현상을 점점 가라앉게

할 것이다.

또한 마르틴에게 세포 형성 부진(백혈구 수치가 급격하게 감소하는 예)과 같은 증상이 나타난다면 항생제 처방을 받을 수도 있다. 환자의 항암 치료를 담당한 의사들은 예방 차원에서 항생제 복용을 요구할 수도 있는데 저항력이 강한 내성 세포들을 선발해 없애려는 목적이다. 그러지 않으면 앞으로 항암 치료를 계속 이어가기가 힘들어지기 때문이다.

적혈구나 백혈구 수치가 비정상적으로 떨어진 환자들은 필요에 따라 병원에 입원해야 할 수도 있다. 하지만 면역 기능이 급속히 떨어진 환자들은 자칫 병원 입원 중에 '원내감염'이 생길 수도 있다. 이는 병원에 존재하는 세균에 감염되는 것인데 세포 형성 부진이 유독 심한 환자들이 입원을 망설이는 이유도 바로 이것 때문이다.

환자는 항암 치료를 받기 전, 앞으로의 치료가 환자에게 심각한 부작용을 전하지는 않을지 위험도를 사전에 예측하기 위해 생체 표본 검사를 종합적으로 받는다. 이와 관련된 검사에는 골밀도 검사도 포함되어 있어서 환자의 신체 상태를 조밀하게 검사한다. 마르틴의 검사 결과는 다행히 양호하다. 그러나 의사는 아내에게 치료 기간에 골다공증이 생길 수도 있으니 조심해야 한다고 조언한다. 그러면서 골다공증이 의심되면 '비스포스포네이트Bisphosphonate'라는 치료제를 쓸 것이라고 미리 알려준다.

항암 치료 전에 표본 검사는 필수적으로 받아야 하며, 엑스선 촬영과 혈액 검사는 기본이다. 암 진단 초반에 PET 촬영을 했는데 왜 또 검사를 받아야 하는지 의문을 품는다면 내 이야기를 명심하라.

환자의 증후에 따라 추가 검사는 계속 반복될 수밖에 없다. 실제로 그런 행동이 무슨 쓸모가 있느냐고 반문하기보다는 환자가 적절한 치료를 받을 수 있도록 형평성을 맞추기 위한 절차로 생각하면 된다. 어떤 병원에는 PET 촬영 장비를 여유 있게 구비하고 있어 검사 절차가 간편하다. 반면 프랑스 지방의 병원에는 이 특수 장비가 부족할 수도 있다. 그래서 환자가 이웃 마을로 PET 촬영을 받으러 가야 할 수도 있다.

병원과 의사는 마르틴이 알아야 할 의학 정보를 있는 그대로 모두 전달한다. 그런데도 의료진이 모르는 사이에 환자들끼리 주고받는 '카더라'식 정보의 세계는 무궁무진하다. 환자들은 그 정보가 유용하든 유용하지 않든 서로 만나면 털어놓고 공유하기 바쁘다. 물론 보호자인 남편이 아내 곁에서 늘 함께 이 이야기를 듣는 것은 아니다. 아내가 주사를 맞으러 병원에 가는 날, 당신이 매번 아내와 동행하지는 않을 테니 말이다.

동병상련을 느끼는 환자들은 상부상조하며 끈끈한 관계를 형성한다. 그리고 한 배를 탔다는 전우애를 느낀 의료진들은 환자가 치료를 수월하게 받을 수 있도록 돕는다.

아내의 암 투병과 함께 시간은 계속해서 흐른다. 당신이 직장인이라면 회사에 신경을 쓰지 않을 수 없다. 비록 회사 동료와 사장이 당신의 개인적인 상황을 고려해준다 하더라도 당신이 맡은 업무가 당신의 부재로 차질을 빚는 것은 어쩔 수 없는 일이다. 게다가 현실적으로 당신이 아내 곁을 24시간 지킬 수 없기에 당신은 아내에게 시간이 갈수록 미안한 마음이 더 짙어질 수밖에 없다.

아내의 암 투병을 옆에서 도울 수 있도록 회사가 남편에게 '초과 근로 휴가'를 주었다는 뉴스들이 최근 언론에서 보도된 바 있다. 물론 프랑스의 모든 회사가 직원에게 초과한 근로 시간에 비례하는 유급 휴가를 주는 것은 아니다.

당신은 마르틴을 담당하는 의사에게 내 아내가 면역 치료를 받아야 할지 묻고 싶을 것이다. 이 치료법은 언론에서 자주 언급한 치료 요법 중 하나로 일단 여러 종류의 종양 세포를 완벽하게 죽이는 데 효과가 있다는 입소문이 나있다.

의사는 당신에게 다음과 같이 설명할 것이다. 이 치료법의 효과는 주로 폐암과 흑색종이라고 하는 피부암에서 증명되었는데 이 두 가지 암은 특성상 기존의 고전적인 항암 치료가 힘들다. 반면 유방암의 경우에는 면역 치료의 효과에 대해 아직 입증된 바가 없다.

물론 내가 이 책을 쓰고 있는 시점이 학회의 연구 보고가 아직 발표되기 전이라는 사실은 분명하다. 어쨌든 아직은 유방암 환자들을 대상으로 한 면역 치료는 다른 암 환자들보다 빈도수가 훨씬 적어 필수적인 추가 치료법으로 판단하기에는 시기상조다.

19. 호르몬 치료

종양 세포 증가를 막기 위해 난소의 기능을 인위적으로 중단시키는 치료법은 19세기부터 알려진 유명한 방식이다. 탁월한 효과가 입증된 이 치료법은 특히 암세포에 호르몬 수용체 양성 반응을 보이는 모든 암 환자에게 권장되고 있다.

호르몬 요법은 유방암 환자의 약 70퍼센트가 받는 치료법으로 만약 당신 아내의 호르몬 수용체가 양성 반응인 종양이라면 이 호르몬 요법은 치료 효과가 특히 높다. 호르몬 치료는 알약 또는 연질 캡슐의 약을 경구 투여한다.

주사 맞길 좋아하는 사람은 없을 것이다. 당신도 예외는 아닐 테지만 그러면서도 마음 한편으로는 주사가 아닌 약물을 복용하는 치료로 과연 탁월한 효과를 얻을 수 있을지 궁금해할 수도 있다. 약리학 연구에 따르면 호르몬 치료제를 복용한 환자의 혈액 속 약물 비중을 분석한 결과, 전문적인 표현으로 '유효량'을 보유하고 있는 것으로 밝혀졌으니 치료 효과에 대해서 너무 염려하지 않아도 된다.

호르몬 치료의 부작용

호르몬 치료는 보통 절제술을 받고 난 뒤 방사선 치료를 마치고 받게 되는 경우가 일반적이다. 추가로 화학 치료와 같은 항암 치료가 필요한 경우에는 해당 치료 후에 호르몬 요법을 받는다. 하지만 환자의 상황에 따라 절제술 전에 항호르몬 치료를 먼저 받는 사례도 간혹 있다.

알약 형태의 항호르몬 치료제를 복용하면 환자의 암세포에 존재하는 호르몬 수용체의 활성화 반응이 억제되어 세포 분열을 막게 된다. 결국 분열되지 못한 세포들은 그 조직체에서 생존하지 못하고 사멸한다.

호르몬 요법은 화학 치료보다는 독성의 부작용이 상대적으로 적어 나이에 상관없이 모든 연령대가 받을 수 있다. 단 암세포의 호르몬 수용체가 양성이어야 가능하다. 보통은 폐경 이전 환자는 타목시펜을, 폐경 이후 환자는 아로마타제 억제제를 복용한다.

마르틴은 초기 검사 당시 폐경이 아니었기에 2~3년 동안 타목시펜을 처방받아 복용한다. 이 기간에 타목시펜을 꾸준히 복용하다 폐경이 찾아오면 아로마타제 억제제로 약을 바꾸면 된다. 제너릭^{Generic} 의약품들을 열외로 치면 이 억제제는 간략하게 말하자면 크게 세 종류로 나뉘는데 아리미덱스^{®Arimidex}, 페마라^{®Femara}, 아로마신^{®Aromasin}

이 그것이다. 호르몬 치료제의 부작용은 화학 치료보다 눈에 덜 띄지만 분자물들이 부작용을 일으키게 되면 추가 치료까지 5년의 치료 기간을 예상해야 할 수도 있다.

타목시펜은 얼굴에 열이 올라 화끈거리는 부작용을 유발하는데 가끔은 그 부작용이 일상생활을 불가능하게 할 정도로 심하다. 특히 암 진단 전에 폐경을 늦추기 위한 대체치료제를 복용한 적이 있다면 이러한 부작용이 나타날 확률이 높다. 반면에 화학 치료는 생리를 중단시키며 얼굴에 열감이 오르는 부작용이 생긴다. 이런 부작용을 해결할 방법을 찾기란 어려워서 그저 시간이 지나면서 서서히 줄어들기를 기다릴 수밖에 없다.

아로마타제 억제제는 그 원인이 아직 정확하게 밝혀지진 않았으나 관절염 등 뼈에 부작용을 줄 수 있다. 이 부작용은 고통을 완화해 주는 진통제를 사용해 부작용을 조금씩 줄여나가면 된다. 이러한 부작용은 특히 연령대가 높은 암 환자들에게는 빈번하게 발생하곤 하는데 이미 관절염으로 고생한 병력이 있는 고령의 암 환자들은 항호르몬 치료제의 부작용이 더 크게 나타날 수 있다. 그만큼 아로마타제 억제제는 골다공증을 앓는 고령의 암 환자들의 관절 상태를 더 악화시킬 수 있다는 말이다.

골다공증 검사는 뼈의 밀도를 수치화해 그 심각도가 어느 정도인지 평가할 수 있는데 이때 골다공증으로 진단받으면 경구 치료제나 정맥주사를 통해 골다공증의 진행 속도를 늦추거나 중단시킨다. 골다공증을 예방하는 최상의 방법은 바로 신체 활동을 통한 체력 단련에 있다.

이외에도 아로마타제 억제제는 질 건조증과 같이 일상생활에 불편함을 주기도 한다. 그래서 원활한 성관계를 유지하는 데 방해 요소가 될 수도 있다.

장기 치료

호르몬 요법의 권장 치료 기간은 5년이다. 하지만 재발의 위험성이 높은 고위험도 환자들에게는 10년으로 그 기간을 늘리는 것이 좋다고 의사들은 조언한다. 만약 의사가 당신의 아내에게 10년 동안 호르몬 치료를 받으라고 권한다면 이 말은 아내의 암 재발 확률이 다른 환자보다 더 높다는 경고 신호가 될 수 있다.

의사의 그런 처방을 들으면 당신은 갑자기 두통이 밀려오면서 걱정이 되겠지만 개인에 따라 내성 문제나 골다공증 같은 부작용으로 인해 호르몬 치료 기간을 추가하기도 한다. 실제로 환자 중 20~40퍼센트가 항호르몬 치료제 경구 복용을 갑자기 중단한 경험을 가지는데 비용 부담, 내성 문제, 불충분한 정보, 사회정신학적 등 그 이유는 여러 가지다.

5년 후 아내가 마주한 담당 의사가 이런 말을 한다고 상상해보자.
"자, 이제 다 끝났어요. 치료를 마치겠습니다."
당신과 아내는 무척 만족해하며 탄성을 지른다.
"와우, 드디어 끝났네요."
그러나 아내 마르틴은 이제부터 자신이 의학의 보호를 받지 않는다는 생각에 갑자기 두려움이 밀려온다. 그 순간 새로운 역설 문제가 등장하게 된다.

사람들은 이제 암이 만성 질병이 되었다고 말한다. 그렇다면 만성 질병은 죽을 때까지 평생 치료를 받아야 하는 병이 아닌가! 그런데 아내의 치료가 이제 끝났다니……

5부

유방암에 걸린 사람들,
치료하는 사람들

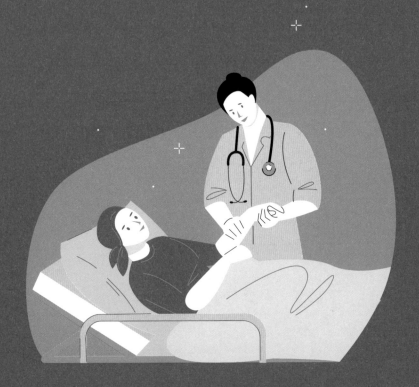

20. 유방암 환자의 양극화

지금은 젊은 여성들도 중장년 세대 못지않게 암에 걸리는 시대일까?

당신은 아내가 여전히 젊다고 생각한다. 그런데 의학적인 관점에서 '젊은' 여성이란 몇 살까지를 말하는 것일까? 젊은 여성들은 암 진단을 받을 때 중장년 여성들보다 더 큰 정신적인 충격을 받을까? 치료법은 나이에 상관없이 같을까?

방송 매체에서는 요즘 젊은 여성들 사이에 암 발생률이 점점 높아지고 있다고 말한다. 하지만 사람이란 자신에게 직접 닥친 문제가 아니면 무신경하게 흘려듣기 마련이다. 그러다 가족 중 누군가 암에 걸리게 되면 이제부터는 사태가 심각해진다. 국제적인 통계 결과보다 당신의 가정에서 일어난 문제가 더 중요한 법이니 말이다.

젊은 환자들

화학 치료를 받는 동안 마르틴은 자신보다 어린 여성 환자들과 친해졌다. 75세 여성이 유방암에 걸려도 남편과 자식들에게는 비극적인 일이 아닐 수 없겠지만 30세 여성 암 환자의 경우는 장년층보다는 더 '억울하다'는 생각을 가질 수 있다. 이제 막 여성으로서 당당하게 사회에 진출한 그들은 이성 교제 중이거나, 아직 아이가 없는 결혼한 지 얼마 안 된 신혼부부, 혹은 대학원 공부를 마치고 수년간 해외 체류 이후 반듯한 직장에 들어갔는데 갑자기 이게 무슨 날벼락인가 싶은 마음일 것이다. 특히나 아직 아이가 없는 젊은 환자들은 항암 치료를 받을 때 앞으로 임신이 가능한지 무척 궁금해한다.

이따금 어떤 젊은 여성들은 암 진단을 받고 난 뒤에도 큰 문제 없이 의사가 제안한 치료법대로 순순히 잘 따른다. 비록 젊은 나이에 암선고를 받은 일은 불만이지만 어쨌든 암에 맞서 싸우는 일이 중요하고 또 위급 상황인 것을 잘 알기에 치료 과정은 별 탈 없이 순조롭게 진행된다.

이 여성들 역시 속으로는 '왜 나에게 이런 일이'라고 외치며 분노하지만 이 병이 빨리 낫기를 간절히 바라는 마음 역시 어느 세대보다 더 간절하다. 가끔은 정작 환자 본인보다 가족이 더 괴로워하고 못 견디는 경우를 보기도 한다.

젊은 여성 환자들을 담당한 의사는 그런 상황에 이미 익숙해진 터라 노련하게 대응한다. 환자와 가족에게 실질적으로 큰 도움이 되지 않더라도 감정적인 사기충천을 위해 그들이 표현하고 싶은 것들을 모두 쏟아내도록 한다. 사실 의사가 적당한 선을 지키며 환자를 대하는 일이 말처럼 쉽진 않다. 특히 젊은 암 환자들을 상대할 때가 좀 더 힘들다.

젊은 유방암 환자들에게서 돌연변이 유전력이 있는지 조사한다. 가족 중 삼대째 연속적으로 유방암에 걸린 환자가 있는지, 가슴 양쪽에 암이 전이된 경우가 있는지, 난소암에 걸린 환자가 있는지를 역학 조사한다. 또 가족 구성원 중 남성 유방암 환자의 유무도 함께 따진다. 이러한 요소들은 모두 가족력이 있는 유방암인지를 결정하는 주요 단서들이 된다.

먼저 유전자 변이는 크게 두 가지 종류가 있는데 바로 BRCA1과 BRCA2가 확인될 때다. 이러한 유전자 변이 발견 이후에도 유전학 연구가 활발하게 진행되어 PALB2, CDH1, TP53 등 여러 유전자 변이들이 발견됐다. 다학제 협진에 유전학자들의 참여가 점점 늘고 있는 것도 바로 이 때문이다.

유전자 변이가 확인되기까지는 꽤 시간이 걸린다. 하지만 이 연구 결과에 따라 외과 수술 여부가 결정되기 때문에 유전학자들이 변이 현상을 발견하는 일은 환자의 치료를 앞당길지 말지를 결정짓는다.

실제로 전체 유방암 환자 중 7~10퍼센트의 환자들이 앞서 언급한 유방암 유전자 변이에 해당한다. 이 통계는 프랑스의 유전협회가 발표한 결과로 암 환자들이 아이징어Eisinger 박사가 제안한 테스트로 유전자 변이 검사를 받도록 유도하기 위한 목적이 다분하다.

유전자 변이 검사를 받은 환자는 유전학자를 만나 그녀의 가계도를 작성한다. 그리고 클라우스Klaus 또는 보아디케아Boadicea 알고리즘과 같은 수학 공식의 도움을 받아 유전자 변이에 따른 암의 누적 위험도를 백분율로 산출한다. 그 결과 누적 위험도가 30퍼센트 이상이면 그 환자는 암을 유발하는 유전자를 가지고 있는 것으로 정의한다.

프랑스에서 실시하는 유전자 변이 검사는 무료이며 프랑스 국립 암연구소INCa의 '플랫폼'에 따라 조사가 시행된다. 결과가 나오기까지는 최소 몇 주가 걸리는데 테스트 결과에 따라 외과 수술이나 의학적 치료 방식에 변동이 생길 수 있다. 물론 사립 연구소에서도 이 유전자 변이 검사를 받을 수는 있으나 비용을 따로 내야 한다.

지금 우리가 살고 있는 이 시대는 가족 중 암 환자가 한 명도 없는 경우를 찾기 어려운 만큼 당신은 아내 마르틴이 이 검사를 꼭 받아보길 바랄 것이다. 게다가 당신에게 딸이 있다면 더더욱 유전력이 암에 영향을 준 것인지 알고 싶을 것이다. 만약 검사 결과 유전자 변이가 확인된다면 앞으로 어떻게 감시하고 예방할 것인지도 따져봐야 한다.

어쨌든 사전에 유전력 검사를 받는 일은 몇 년 뒤 자신이 잠재적으로 고위험군에 속하는 몸이라는 것을 뒤늦게 깨닫는 상황을 막을 수 있다. 유방 촬영 이후 암 가족력이 있는 사실을 뒤늦게 발견하면 얼마나 놀라겠는가.

그런데 만약 당신의 아내가 과거에 이미 암 치료를 받은 적이 있다면 그래도 이 검사가 유용할까? 이 질문에 대한 내 대답은 확실히 '그렇다'이다. 암 유전자를 보유한 환자에게 효과적인 의약품도 따로 있어 질병이 발병했을 때 환자에게 바로 적용할 수 있다. 또 다른 장점으로는 암 유전자 보유 환자일 경우에는 종양이 위치한 쪽의 가슴을 절제할 때 다른 쪽 가슴에 암이 재발할 위험성을 낮추기 위한 절제술도 함께 진행할 수 있다.

유방이나 다른 장기에 암세포가 발견된 젊은 환자들 가운데는 실제로 가족 중 여러 명이 암에 걸렸는데도 정작 유전자 변이 검사 결과는 음성이 나오기도 한다. 가족력이 팩트로 증명되는데도 검사 결과는 유전력이 아니라니, 어쩌면 이러한 사례가 바로 오늘날 과학이 가진 한계점일지도 모른다. 모쪼록 과학이 이러한 한계점들을 잘 개선하고 발전되길 기대해본다.

프랑스 영화 〈라비 아 투프리La Vie à Tout Prix(번역하면 '모든 것을 건 내 인생' ─옮긴이)〉'에는 BRCA1 유전자를 보유한 구탈Goutal 가족이 나오는데 이 집안 여성들은 유전력에 따라 차례차례 암에 걸린다. 이 영화는 집안의 유전력으로 인해 암 투병 중인 모든 여성에게 추천하는 영화이다. 이 영화에는 남성 환자의 사례는 나오지 않아 조금 아쉽긴 하지만 혹시나 유전자 변이 검사를 망설이는 여성들이 있다면 꼭 한 번 보길 바란다.

유전자 변이 검사와 관련해 결정적인 단점 두 가지가 있다. 하나는 암 유전자 여부를 밝히기까지 소요 기간이 너무 길다는 점이고, 다른 하나는 유전자 변이 존재를 확인한 뒤 추가해야 할 치료법이 과중한 부담으로 느껴져 이 검사를 망설이게 한다는 점이다.

비록 암 유전자를 보유하고 있지 않다는 결과를 받았다 하더라도 검사자는 그 결과가 나오기까지 긴 시간 동안 두려움에 떨어야만 한다. 물론 그러한 결과를 들은 환자가 앞으로 관리만 잘 받는다면 고위험도의 문제가 발생하지 않겠지만 심리적으로 그런 두려움을 느낄 수 있다는 말이다.

정반대로 암 진단을 받은 환자가 암 유전자 보유자라는 결과를 통보받게 되면 예정됐던 외과 수술에 변동이 생길 가능성이 크다. 먼저 유방암 유전자 변이 존재가 확인되는 순간, 외과 의사는 유전학자와 긴밀한 관계를 형성하며 정보를 주고받는다.

종양을 떼어낸 유방과 난소에 다시 재발이 되지 않도록 막는 것이 가장 효과적이고 유일한 해결책이 아닐까? 그래서 재발 방지를 위한 외과 수술을 '리스크 개선^{Risk Reduction}'을 위한 수술이라고도 부른다.

의료진들은 자신이 담당한 암 환자의 유전력을 확인하면 재발 방지를 위한 수술 전략을 짤 수 있어 오히려 다행이라고 여긴다. 환자 가족들의 암 침투율을 그만큼 감소시킬 가능성이 열린 것으로 해석되기 때문이다. 결국 그렇게 되면 암으로 인한 사망률을 떨어트릴 수 있게 되니 가족에게도 매우 고무적인 일이 아닐 수 없다.

하지만 시간이 지나면서 또 다른 어려움에 봉착할 수도 있다. 우리 자신이 암 유전자를 보유하고 있다는 사실을 알게 된다면 앞으로 우리 인생은 어떻게 변할까? 당신의 부모님 중 한 분이 암 유전자를 보유하고 있다고 치자. 치사율이 높은 고위험도의 질병을 부모가 당신에게 물려줬을 수도 있다는 소식을 들었을 때, 당신은 어떤 생각이 가장 먼저 드는가? 당신의 자녀에게도 그러한 암 유전력이 전해질 수 있다는 사실을 뻔히 알면서도 당신은 자녀를 원할 것인가? 집안에 암 유전자를 보유한 사람이 있다는 것은 어머니의 자궁 속에서 미리 암 진단을 받은 뒤 세상에 태어나는 것과 무엇이 다르겠는가?

여성으로 태어나서 유방과 난소를 절제한다면 그 이후의 삶은 어떻게 달라질 것인가? 물론 유방 복원술 덕분에 겉으로는 티가 나지 않을 수는 있겠지만 완벽한 성형 수술이 어디 있겠는가. 인공 보형물이 몸에 맞지 않아 불편할 수 있고 보형물이 몸에서 터지는 문제가 발생할 수도 있다. 여기서 다시 한번 강조하지만 인공 보형물은 10년 주기로 교체해야 한다.

40세 이하 여성이 난소 제거 수술을 받았다면 그녀는 폐경기를 맞은 것이나 마찬가지다. 그 여성은 살이 찔까 겁이 날 수도 있고, 갱년기 증상처럼 얼굴에 열감이 올라오거나 관절염을 호소하며 골다공증의 전조가 나타날 우려도 있다.

이런 상황에서 애인 또는 남편과의 성관계는 정신적으로나 육체적으로나 힘겨운 일이 될 수밖에 없다. 최근 들어 병원에서는 과거 유방암 병력이 없다고 하더라도 유방암 유전자 변이 보유자 여성에게는 50세까지 호르몬 대체치료 요법을 권장하고 있다. 하지만 그와 함께 여성 환자들에게 강조하는 부분은 이 호르몬 대체치료제가 유방암을 유발할 위험성도 있다는 점이다. 여성들은 아마 다른 매체를 통해 이런 정보를 익히 알고 있을 것이다. 이런 문제에 대해 의사들은 아직 명확하게 그 상관관계를 해명하지 못하고 있다. 어쩌면 모순적인 이야기를 늘어놓으며 횡설수설하는 의사를 만날 수 있겠다.

치료 여부를 두고 의사와 면담을 할 때 자기 유전자, 그러니까 DNA의 유전자 변이와 관련해 더 무슨 이야기를 할 수 있단 말인가. 여기서 중요한 사실은 당신의 아내가 암 전문의들에게 특별 관리를 받아야 완치할 수 있다는 점이다.

연구에 참여한 여러 나라에서 유전자 변이 현상은 전체 여성 암 환자의 10~12퍼센트를 차지한다. 하지만 실제로 암 유전자를 보유한 가족 구성원들의 수까지 모두 합치면 암 유전자 보유자는 훨씬 더 많을 것이다. 그렇다면 어떻게 해야 할까? 여러 가지 불편한 점들을 감수하고서라도 리스크를 감소시킬 수 있는 수술을 그들에게 제안해야 할까? 아니면 적극적인 예방을 위해 주기적으로 검사를 이어가면 될까?

병원을 방문할 때마다 비용도 시간이 지날수록 늘어나기 때문에 환자를 더 불안하게 만든다. 또 어떤 연구에서는 유방 촬영을 반복적으로 받게 되면 방사선에 그만큼 많이 노출되어 결과적으로 암을 유발할 수 있는 위험 요소가 높아진다고 경고한다. 게다가 폐소 공포증이 있는 환자에게는 MRI 검사도 공포의 대상이 아닐 수 없다. 암 유전력이 없는 사람들도 건강검진 차원에서 앞서 설명한 검사를 정기적으로 받아야 하는데 그 비용이 무시할 수 없는 액수인지라 부담스러운 것은 마찬가지다.

최근에는 유방암 환자들이 방사선 치료를 받을 때 그들의 유전력이 발견되면 치료비를 면제받을 수 있도록 지원해주는 제도가 생겼다고는 하지만 유전력이 없는 사람에게는 해당하지 않는 내용이다.

검진과 검진 사이에 발견되는 암도 있다. 이렇게 새로 발견되는 암을 전문 용어로 '간격암Interval Cancer'이라고 부른다. 그만큼 검진을 통해 새로운 질병의 출현을 발견할 가능성이 커진다는 뜻이다.

유전력 미보유자인 젊은 유방암 환자들 이야기로 다시 돌아가 보자. 이들의 임신과 출산 가능성을 짚고 넘어갈 차례다. 암 진단 소식과 함께 항암 치료를 받아야 한다는 말을 들은 젊은 환자는 앞으로 임신을 할 수 있을지 궁금해하며 암 진단 이외에 추가적인 스트레스를 받는다. 그들에게는 암 투병과 더불어 해결해야 할 또 다른 문제가 바로 한 아이의 어머니가 되어 모유를 먹일 수 있을지가 관건이기 때문이다.

이 분야에 정통한 프랑스 의료진들로 구성된 연계망을 통해 항암 치료가 예고된 유방암 환자가 난소를 항암제로부터 안전하게 지킬 방법을 모색하는 긴급회의가 열린다. 난포 생성 촉진제를 쓰게 되면 호르몬 수용체 양성인 유방암 환자의 순환계 호르몬 수치를 급격하게 증가시키는 결과를 초래한다. 그렇게 되면 아직 풀지 못한 숙제처럼 남아있는 윤리적인 문제들을 일으킬 수 있다.

과거에 암 치료를 받은 병력이 있는 여성은 항암 치료 이후 정상적으로 아이를 낳아 키우는 일이 가능할까? 지금까지 발표된 연구에 따르면 치료 후 2년 뒤부터는 과거 암 경력이 임신에 지장을 주지 않는다는 보고 결과가 있다. 단 보존적 치료 후에 방사선 치료를 장기간 받은 여성에게는 모유 수유를 권하지 않는다.

암 환자의 나이가 젊으면 젊을수록 항암 치료 후에 정상적인 임신과 출산이 가능하다. 항암 치료를 받는 동안 중단됐던 생리가 치료 이후에는 예전의 생리 주기를 되찾는 것만 보아도 임신 가능성을 증명해준다. 여기서 꼭 알아둬야 할 점은 타목시펜이 배란 촉진제 역할을 톡톡히 한다는 사실이다. 그리고 항암 치료 후 최소 2년 동안은 임신을 권하지 않기 때문에 피임을 해야 한다. 이때 경구피임약처럼 호르몬 조절제가 아닌 다른 방식으로 피임을 하도록 권한다.

한 가지 더 주의할 점이 있다. 임신 중 유방암이 발견될 수도 있는데 임신을 하게 되면 가슴이 점점 커지기 때문에 종양 크기도 빠르게 커질 수 있다. 게다가 임신 중에는 유방에 변화가 생겨 조기 발견이 쉽지 않아 진단받기까지 시간이 지체되는 특징이 있다.

구체적으로 설명하자면 임신 1분기(초기, 임신 3개월 미만 —옮긴이)에 암이 발견되었다면 항암 치료는 불가능하지만 외과 절제술은 가능하며 마취제가 자궁 속 태아에게는 악영향을 주지 않기 때문에 안전하다. 화학 치료는 1분기의 태아에게 독성을 유발해 자칫 기형아가 될 위험성이 높고 방사선 치료 역시 임신 중인 암 환자에게는 권장할 만한 치료법은 아니다. 그러나 3분기(후기, 임신 8개월 이후 —옮긴이)의 환자라면 항암 치료가 가능할 수도 있다. 산부인과 전문의의 꼼꼼한 관리 아래 출산 예정일을 기다리며 충분히 화학 치료를 받아도 된다.

치료법 선택이 가장 까다로운 시기는 바로 산모가 2분기(중기, 임신 4~7개월 —옮긴이)일 때 암 진단을 받은 사례다. 이 경우에는 태아의 발달 상태, 산모와 가족의 상황 등 여러 변수가 작용하며 어떤 치료를 할지 결정하기에 앞서 여러 의료진의 조언을 귀담아듣는 것이 중요하다.

다학제 협진의 참된 기능이 이럴 때 더욱 빛을 발휘하는 것일지 모른다. 산모와 아이, 둘 다 살리는 최상의 길을 모색하는 것이 바로 다학제 협진의 진정한 역할일 테니까.

중장년 환자들

오늘날 '중장년 여성'은 어떻게 정의될까? 몇 년 전까지만 해도 남성이든 여성이든 퇴직할 나이가 되면 이제 사회를 위해 '생산적인 일'을 할 수 없다고 여겨 중장년으로 취급받았다. 하지만 이러한 생각은 요즘 시대와는 맞지 않는다. 제2차 세계대전 때보다 인간의 평균 수명이 두 배나 더 길어졌는데 어떻게 퇴직 이후의 사람들을 중장년이라 말할 수 있겠는가?

유방암 검사는 가슴에 멍울이 만져진다든가 의학적으로 문제가 의심될 때 개인적으로 누구나, 언제든 신청해서 받을 수 있다. 프랑스에서 국가가 의무적으로 여성들에게 유방암 검사를 강요하는 연령대는 50세에서 74세까지다. 그러나 전체 유방암 환자의 20퍼센트가 70세 이후 여성들이며 10퍼센트는 80세 이후의 여성들이라는 사실을 알아야 한다.

중장년 여성들을 위해 우리는 어떤 노력을 기울여야 할까? 젊은 여성 환자의 치료법과 다른 방법을 시도해야 하는 것일까?

종양학자들은 선배 의사들로부터 한 가지 중요한 내용을 배웠다. '중장년 환자는 철저하게 치료하라. 만약 나이를 고려해 살살 치료한다면 환자는 나이가 더 들어 같은 질병에 또 걸릴 수 있다. 그렇게 되면 치료가 예전보다 더 어려워질 것이다.'

중장년 환자들을 치료하기 위해서는 그들의 전반적인 건강 상태, 생활 습관, 주변 환경, 다른 신체적 문제들(합병증, 심장 혈관계 질환, 이동성 제약과 인지 저하 등)을 꼼꼼하게 확인하고 고려해야 한다.

따라서 중장년 유방암 환자들을 돌볼 때는 좀 더 철저해야 한다.

의료진은 환자를 치료할 때 급하게 서둘러서도 안 되며, 환자가 마음의 준비를 하고 잘 따라올 수 있도록 시간을 주고, 치료 후 회복될 때까지 치료 사이의 간격을 여유롭게 두어야 한다. 상처가 아무는 시간이 젊은 여성 환자들보다 훨씬 더디기 때문이다. 의사는 다른 나이대의 환자들보다도 중장년 암 환자가 하는 이야기에 좀 더 귀 기울이며 신경을 써야 한다.

상식적인 선에서 환자가 충분히 수술과 치료를 받을 수 있는지 판단해야 한다. 방사선 치료는 횟수를 제한해야 하는데 중장년 환자는 최대 4회만 받아도 적당하다. 호르몬 치료제 알약은 이 나이대 환자에게 큰 문제를 일으키지 않는다. 다만 환자에게 인지 장애가 있다면 약을 정해진 시간과 분량만큼 잘 챙겨 복용하는지 관리가 필요하다. 화학 치료는 예민한 선택이니 더 신중해야 한다.

종양학자들은 일반적으로 발두치^{Balducci} 박사가 고안한 다음 3단계 분류표를 기준으로 중장년 환자들을 치료한다.

분류 1: 노화는 진행되었으나 완벽한 자율 생활이 가능한 환자
분류 2: 자율 생활은 가능하나 일상생활의 보조가 필요한 환자
분류 3: 자율 생활이 불가능한 의존성이 필수인 환자

일단 화학 치료로 항암 치료를 염두에 둔 종양학자들은 노인병 전문의에게 자문을 구하기도 한다. 이 '하위 전문 분야^{Subspeciality}'의 도움을 받아 중장년 암 환자에게 화학 치료가 과연 무리를 주지 않는

것인지 다시 한번 점검하는 것이다. 또 환자가 복용해야 하는 약의 성분과 분량 조절도 함께 상의한다. 독한 약 성분이 야기할 부작용을 최소화하고 최대의 효능을 얻기 위한 적절한 지점을 찾는 것이다.

최종적으로 어떤 방식의 치료를 선택했든 간에 치료 기간에 환자의 분류표(1, 2, 3)가 설령 다른 쪽으로 바뀌더라도 이해하며 대처하는 자세가 중요하다.

모든 여성은 자신이 암에 걸렸다는 소리를 들었을 때 겁을 먹는다. 나이가 많은 여성은 더 놀랄 수밖에 없다. 혹시나 치료가 잘못되거나 자신이 다른 사람에게 무시를 당할까 걱정한다. 치료를 받으면서 건강이 더 쇠약해지면 혼자서 자유롭게 생활하던 예전의 삶으로 돌아가지 못할까 봐 전전긍긍한다.

또 중장년 여성들은 병원에서 자신이 어린애 취급을 받으면 어쩌나 걱정한다. 병세가 심해지면서 인지 능력까지 떨어지면 말 그대로 움직이지도 못하고 말귀도 못 알아듣는 신세로 전락하기 때문이다. 그녀에게 남편이 있다 해도 연상일 경우 아내를 제대로 보호하기에는 나이가 너무 많다. 혹여나 자신이 받는 치료 때문에 남편이 받고 있는 치료에도 지장이 생기거나 남편의 건강이 나빠질까 걱정한다.

심지어 자녀들에게 걱정을 끼치고 싶지 않아 애써 숨기려고 하는 여성들도 있다. 자녀들이 본가에서 멀리 떨어져 살거나 손자, 손녀를 둔 할머니 입장이라면 자신의 병을 아들, 딸에게 알려 방해하고 싶지 않은 것이다.

그래서 우리는 중장년 환자들의 암을 늦게 발견하는 것인지도 모른다. 암 말기 상태에서 발견되는 경우가 많기 때문이다. 그렇다고 환자들을 꾸짖으며 "대체 언제부터 이런 증상이 있었던 겁니까?"라고 물으며 흥분할 수만은 없다. 그런 질문은 오히려 환자를 더 불안하게 만들어 심적으로 전혀 도움이 되지 않는다.

중장년 환자들은 암 진단 후에도 선뜻 치료를 주저하는 경우가 많다. 그런 환자에게는 계획적으로 천천히 다가가는 것이 좋다. 권위적인 의사가 아닌 다정하게 환자를 대해 병원에 '익숙해지도록' 유도해야 한다. 그렇게 되면 환자는 의사가 자신의 건강에 진심으로 신경을 쓰고 있다는 사실을 서서히 깨닫는다. 결국 수술과 치료에 대한 공포를 덜게 되고 의사가 제안한 치료법을 받아들이게 된다.

물론 원칙주의를 지향하는 의사들은 그런 식으로 치료 기간을 지연시키는 일은 바람직하지 않다고 비난할 수도 있다. 하지만 겁을 먹은 환자가 끝까지 치료받길 거부할 수도 있는데 잠시 기다려주는 일이 그리 큰 시간적 손실일까 되묻고 싶다. 환자의 병을 고치기 위해 의사가 친절과 인내심을 보이는 것이 뭐 그리 해가 될까. 의사들의 이런 배려는 그녀들이 어리석은 바보여서가 절대 아니라 그녀들이 중장년이기 때문에 조금 더 배려하자는 것이다.

최근 해외 출장을 오르는 길 비행기 좌석에서 그동안 읽지 못하고 쌓아둔 미국 의학 잡지를 한 번에 몰아서 읽을 기회가 있었다. 그러던 중 우연히 발견한 기사가 있어 여기에 소개해볼까 한다.

기사는 어느 의사가 의과대학교 졸업생들에게 수술을 거부하는 중장년 환자들을 대처하는 요령을 적은 글이다. 마르틴은 아직 중장년 나이는 아니지만 이 글을 그녀에게 대입해도 좋을 것 같다.

자신의 몸에 칼을 대고 싶어 하는 사람이 세상에 몇이나 있겠는가! 아무리 그래도 명색이 의사라면 환자의 상태를 환자 자신이 잘 이해할 수 있도록 충분한 시간을 두고 환자와 소통을 해야 하지 않을까?

의사가 환자에게 외과 수술이 왜 필요한지 자세히 설명하는 것은 마땅히 해야 할 일이다. 나이가 많다는 사실은 유방 절제술을 피할 아무런 명분도, 이유도 되지 못한다. 수술 후 찾아오는 고통도 요즘에는 의술이 좋아져 병원이 안전하게 책임지고 해결해준다.

결국 최후의 통첩처럼 의사는 환자에게 수술을 받지 않으면 더 극심한 고통이 찾아올 것이고 나중에는 손을 댈 수 없을 정도로 사태가 심각해질 수 있다고 경고한다. 그렇게 되면 수술을 거부한 당사자와 환자의 가족은 불안감에 휩싸인다. 결국 의사가 수술을 권장했음에도 불구하고 환자가 거부하는 사례는 질병 치료에 장애물이 될 뿐만 아니라 또 다른 치료법을 찾아야 하는 번거로움까지 불러온다.

따라서 환자의 질병을 치료하기 위해 외과 수술이 불가피한 경우라면 의사는 환자에게 상황을 쉽게 이해할 수 있도록 잘 설명하는 것이 중요하다. 사실 문제가 되는 것은 극히 일부의 환자일 뿐 대부분의 환자는 의사의 충고에 귀를 기울인다.[13]

21. 전문의

*"저를 검사한 젊은 의사는
모니터 화면만 쳐다보고 있더군요.
그래서 아마 제 얼굴을 못 알아볼 거예요."*
— 익명의 환자

당신의 아내를 담당한 의사들은 이른바 '전문의'로서 아내의 '주치의'가 되고, 그들은 당신의 아내를 '내 환자'로 여긴다.

의사들이라고 다 똑같지 않다

아내와 함께 병원을 방문할 때마다 당신은 의사들과 종종 마주치게 될 것이다. 마르틴이 검진을 받기 위해 병원을 찾을 때마다 그들 중 몇몇과는 다시 조우하게 될지도 모른다. 그들은 치료 내내, 그리고 치료가 끝나고 정기 검진을 받을 때마다 당신과 당신 아내의 동반자이자 대화 상대이다.

의사들도 외과 전문의, 방사선과 전문의, 종양외과 전문의 등등 각자 자기 분야가 정해져 있다. 따라서 자신의 전공 분야마다 말하는 방식이나 치료 방식도 다를 수밖에 없다. 당신은 그러한 전문의 중 몇 명의 이름과 별명까지 외우고 있을 것이다. 아내와 함께 종종 병원을 찾은 당신은 여러 의사들 중 편하게 질문을 건네고 아내의 치료법이 갑자기 바뀐다고 해도 안심하고 믿고 맡길 수 있는 의사들이 생길 것이다.

그런 의사들은 당신의 아내를 이름으로 부를 수도 있다. 아내의 건강상태를 자주 체크하는 의사로서 병기 진행과 관련된 기록들을 자세히 알고 있기까지 한다. 그들의 눈에는 아내가 단순히 환자 기록 차트에 숫자로 나열된 환자 번호가 아닌 인격체이며 사람이다. 또한 암 환자 중 한 명인 이름 없는 'X'나 치료 실험 대상인 'Y'와 같은 익명의 아무개 씨도 아니다.

반면 프랑스에서 영상 촬영이나 방사선 핵의학, 마취 관리에서는 환자의 개인 정보 유출을 우려해 실명이 아닌 익명으로 진행한다. 게다가 당신이 아내의 담당 의사에게 아내의 병기에 대한 조언을 구하려고 해도 환자 당사자가 아닌 타인에게 환자 정보를 공개하지 않아 원하는 답을 들을 수 없다. 물론 당신도 이 담당 의사가 환자의 치료 진행 상황과 관련해 직접적인 결정권이 없다는 것을 잘 알고 있다.

고도의 기술력을 요구하는 PET 촬영 역시 영상 촬영 장비가 필요한 검사다. 게다가 초음파 촬영처럼 검사 결과가 바로 나오는 것도 아니어서 결과가 나오기까지 꽤 오래 기다려야 한다. 병동의 마취과 전문의도 상황은 비슷하다. 아내가 수술을 받을 때 그가 직접 수술실로 마취를 하러 들어올 수도 있고 아닐 수도 있는데 말 그대로 케이스 바이 케이스, '케바케'라 할 수 있다. 수술을 마치고 의식이 돌아온 아내의 상태를 확인하기 위해 마취과 전문의는 회복실로 찾아올 수도 있다.

이렇듯 주치의가 아닌 다른 의사들은 환자 그리고 보호자와 직접적인 관계망을 구축하거나 정보 교류가 원활하게 이뤄지지 않는다. '프랑스마취및소생관련의료협회SFAR(Société Française d'Anesthésie et de Réanimation)'는 해마다 질병과 증상에 따른 수술 사이의 관계를 정리한 프로토콜을 발표하고 있다. 이 프로토콜은 국립병원뿐만 아니라 사립병원에 입원한 환자들을 대상으로 조사한 결과를 반영하고 있으며 수술 전 마취로 인한 합병증을 줄이기 위한 해결책도 언급하고 있어 활용도가 높은 귀한 자료로 인정받는다.

마취과 전문의는 마르틴이 받는 치료와 관련해 암과 별개로 환자의 다른 질병 유무 예를 들어 당뇨병, 고혈압, 항응혈제Anticoagulant 복용, 우울증 등을 확인할 수도 있다.

항암 치료는 지난 몇 년 동안 환자의 기존 병력을 파악한 뒤 가장 적합한 치료를 받을 수 있도록 변모하고 있다. 그래서 아내가 본격적인 치료와 수술을 시작하기에 앞서 심장병 전문의를 만나야 할 수도 있다. 화학 치료 부작용으로 심장에 손상을 입을 수 있는 환자에게는 미리 '심장 독성Cardiotoxicity'을 방지하는 약물 치료를 해야 하기 때문이다. 개인 병원일 경우에는 이런 진찰 과정이 개인 맞춤식으로 잘 맞춰져 있다.

화학 치료를 받을 때 처방을 내린 의사가 무조건 주사를 직접 놓는 것은 아니다. 프랑스에서는 보통 큰 대형 병원에서 항암 치료를 시행하는 의사들은 레지던트, 즉 '주니어 닥터'인 경우가 많다. 그들이 아내에게 적정량의 항암제를 투여할 수 있도록 원로 의사, 즉 '시니어 닥터'가 화학 치료제를 처방해주는 역할을 한다. 이러한 경우에는 레지던트 본인이 항암 치료에 대한 개인적인 소견을 갖고 있지 않다. 그들은 전문의의 지시에 따라 행동하고 '프로토콜'에 맞도록 항암 치료를 시행할 뿐이다.

하지만 당신에게는 아내의 암 치료가 이 세상 어느 무엇보다도 가장 중요한 문제일 것이다. 그래서 모든 치료가 아내 중심으로 진행되고 의사들도 아내의 병을 치료하기 위해 열심히 싸워주길 바랄 것이다. 물론 그것이 불가능하다고 말하려는 게 아니다. 다만 당신이 아직까지도 그런 생각을 하고 있다면 '자기 중심형 인간'이라고 말하고 싶다.

중요한 것은 아내의 생사다. 그렇기에 의사들이 아내에게 온전히 집중하지 않는다고 생각한 당신은 때때로 불만을 품을지도 모른다. 간혹 자신의 아내가 병원에서 무시를 받는 것처럼 느껴질 수도 있다. 아내가 어느 날 저녁, 완전히 녹초가 되어 짜증스럽게 당신에게 말한다.

"여보, 내가 오늘 병원 대기실에서 3시간을 기다렸는데 진찰은 고작 3분밖에 안 걸렸어. 의사는 내 얼굴을 한 번 힐끗 쳐다보고 인사 한마디 하더니 그다음부터는 컴퓨터 화면만 쳐다보더라고."

아내가 한 말은 사실일 것이다. 결코 틀린 말도 아니다. 하지만 당신이 특히 명심해야 할 점이 있다. 병원에 다녀온 아내가 흥분한 목소리로 그날 있었던 이야기를 털어놓을 때 당신은 아내의 말에 그저 고개를 끄덕이며 들어줘야 한다는 것을 말이다. 만약 아내의 말에 반문을 했다가는……

긴 시간 동안 대기실에서 하염없이 기다려야 하는 환자들의 심정을 헤아린다면 무조건 의사 편을 들 수만은 없다. 불안한 표정으로 자신의 순서를 기다리는 환자들로 꽉 찬 어두운 분위기의 대기실에 앉아있는 당신 아내의 기분은 어떠했겠는가! 드디어 자신의 차례가 되어 진찰실에 들어갔건만 의사는 눈도 마주치지 않은채 환자의 최근 검사 기록만 보며 말을 한다.

의사가 환자를 보자마자 반가운 인사말, 환한 미소를 건네며 많이 기다리게 해서 미안하단 말 한마디만 먼저 건네준다면 환자의 불안한 마음이 한결 편안해질 것이다.

의사, 그들도 평범한 인간

마르틴을 치료한 의사들도 한낱 평범한 남자 혹은 여자라는 사실을 기억하라. 그들도 사생활이 있고, 양육해야 할 자녀가 있으며, 버텨야 할 직장이 있다. 물론 의사의 개인적인 문제가 환자의 치료 과정에 영향을 주어서는 안 되지만 그들도 우리처럼 고민이 있고, 스트레스를 느끼며 살고 있다. 예를 들어 자식이나 노부모에 대한 걱정으로 의사도 한순간 환자의 진찰 시간에 집중력이 흐트러질 수 있다.

하지만 암 환자를 치료하는 의사도, 환자를 보호하는 당신도 남의 일이라 여기며 긴장의 끈을 놓아서는 안 된다. 특히 암은 '공포'를 유발하는 상황 속에서 치료가 진행되기 때문에 당신의 아내는 무서움을 느끼고 더불어 보호자인 당신도, 그리고 의사들도 똑같이 무서울 수밖에 없다.

하루는 아내의 친구가 황당한 일이 있었다며 당신에게 이야기를 시작한다. 아내의 산부인과 의사가 그녀의 암 소식을 듣고 아내 앞에서 눈물을 펑펑 쏟아 아내가 오히려 그 의사를 달래줬다는 웃지 못할 일화를 들려줬다. 결국 당신의 아내를 치료하는 의사들도 투덜거리고 불평을 하기도 하며, 겁을 먹은 동물들이 본능적으로 그러하듯 상대방을 공격할 수도 있다.

우리가 타인을 어떻게 제대로 길들일 수 있을까? 이 질문에 답을 찾고자 하는 당신에게, 여우와 어린 왕자가 만남을 통해 길들여진다는 것을 의미하는 생텍쥐페리의《어린 왕자》를 추천하고 싶다. 그리고 또 하나, 절대적으로 모두에게 통하는 법칙은 아직 없다.

의사와 환자의 관계가 최악인 경우 사도마조히즘Sadomasochism(가학적 성향과 피학적 성향이 동시에 드러나는 것 —옮긴이)의 성격을 띠며, 불편한 관계가 이어진다면 당신은 단호하게 병원과 담당 의사를 바꿀 권리가 있으며 바꿔야 할 의무도 있다.

의사의 직업 윤리의식 강령을 살펴보면 환자와 갈등이 생겼을 경우의 문제 해결 방법이 나와 있다. 환자는 개업 병원에서 자신을 치료할 의사를 선택할 권한이 있고 개업 의사 역시 자신의 환자를 선택할 권리가 있다. 단 '위험에 빠진 환자가 도움을 받을 대상이 없는 경우'에는 예외적으로 의사가 환자를 거부할 수 없다.

그 어떤 의사도 환자가 자신의 진찰 기록, 영상 촬영 검사 결과를 열람하길 요청할 때 거부할 권리가 없다. 환자가 자신의 기록을 돌려받고 싶다고 말한다면 의사가 그 요청을 완강하게 거부할 명분도 없다. 그녀의 질병과 건강 상태는 온전히 그녀의 삶, 그녀의 기록, 그녀의 소유물이기 때문이다. 당신의 아내는 그녀 자신의 것이지 다른 그 누구의 것도 아니니까.

당신이 여러 의사와 관계를 맺게 되는 기준은 전적으로 아내에게 주어진 치료법에 달려있다.

외과 의사

수술을 받는 동안 아내는 수면 상태이기 때문에 전적으로 외과 의사를 신뢰할 수밖에 없는 상황이다. 의사를 향한 믿음이 뒷받침되어야 하는 순간이다.

아내의 수술을 앞두고 담당 의사와 만난 당신은 의사로부터 수술 자국 위치와 예상 수술 시간을 듣게 된다. 수술 후 어떤 통증이 수반되는지와 함께 예방적 치료에 대한 이야기도 듣는다. 아내 가슴의 종양은 수술로 '마법'처럼 사라졌지만 종양에 맞서 싸운 결과가 흉터로 남게 됐다.

외과 의사들은 무엇보다 수술대 위에서 자신의 실력을 발휘해야 하는 자들이다. 그래서 그들이 다른 분야에 쓸데없이 참견이라도 할라치면 동료들은 농담 반 진담 반으로 '조용히 하고 수술이나 잘해'라고 일침을 가해도 틀린 말은 아니다. 그 말을 증명하듯 수술실에서 환자의 종양을 제거하고 수술 자국을 봉합한 뒤 배농액을 제거한 의사로부터 당신이 들을 수 있는 말은 "모든 것이 잘 끝났습니다"라는 짧은 소견일 뿐이다.

그렇다고 해서 외과 수술이 기술적인 측면만 필요한 것은 아니다. 외과 의사들은 누가 수술을 하고, 어떻게 하고, 언제 하고, 어떤 절제술로(그들의 표현으로는 '어느 길부터') 하는가,라는 질문 외에도 여러 가지 사항들을 고려해야 한다. 당신의 아내가 어떤 체형인지, 과거 수술 경험이 있는지, 혈전 방지제처럼 따로 복용 중인 약이 있는지, 수술 전에 화학 치료나 방사선 치료를 받았는지, 마약 성분이 포함된 약물을 투여한 경험이 있는지 등을 모두 고려해 어떤 외과 수술이 환자에게 가장 적합한지 결정해야 한다.

의사는 당신에게 이 모든 과정을 상세하게 하나하나 설명하지는 않겠지만 아내에게 '수술 동의서'에 서명해 달라고 요청할 것이다. 그 서류에는 환자가 의사로부터 돌발 사고를 비롯해 수술과 관련된 모든 설명을 듣고 잘 이해했음을 확인했다는 내용도 포함되어 있을 것이다. 이 동의서는 곧 수술 도중 예기치 않은 우발적인 사고가 발생했을 때 의사의 권한으로 환자에게 필요한 행동을 취해도 된다는 것을 허락한다는 의미가 담겨있다.

매우 형식적인 내용을 다루고는 있지만 우리는 그 동의서에 함의되어 있는 의미를 파악해볼 수 있다. 환자도 수술실에서 일어나는 일들을 알 권리가 있으니 그런 진행 과정들을 미리 설명하기 위한 목적도 가진다. 의약품에는 개개인에 따라 부작용을 일으킬 위험이 있으니 해당 약이 맞지 않는 사람이라면 복용을 피하거나 의사와 상의하라는 설명서가 적혀있는 것도 마찬가지 이유에서이다.

우리가 기름을 넣으러 주유소에 갔는데 그곳에서 운전할 때 꼭 알아둬야 할 안전 수칙을 알려주진 않는다. 또 비행기나 기차를 탈 때도 티켓에 안전 수칙이 적혀있지 않다. 그러나 외과 의사는 그렇지 않다. 앞으로 수술 과정에서 벌어질 일들과 관련해 당사자인 환자에게 자세히 설명한다. 의사는 수술이 어떻게 진행되는지 환자에게 미리 알려주는 것이 기본 원칙이기 때문이다.

하지만 수술을 앞두고 가뜩이나 예민하고 불안한 환자들은 의사의 그런 말이 이성적으로 완벽하게 이해되지 않을 수도 있다. 그래서 요즘에는 수술 전 따로 날을 잡아 담당 의사 또는 상담 전문 간호사와 면담 시간을 갖도록 한다. 하지만 당신은 추가 면담을 위해 따로 시간을 잡기 어려울 수도 있다. 그렇지 않아도 수술을 앞두고 혈액 검사, 추가 영상 촬영, 마취과 전문의와의 면담, 심장 전문의와의 면담 등으로 병원을 찾을 일이 많아질 이때 굳이 또 일정을 추가해야 하나 생각할 수도 있다.

시간은 정처 없이 흘러만 가는데 자꾸만 당신에게 서두르라고 재촉하는 일들만 생기는 것 같다. 우물쭈물하는 사이에 암세포가 아내의 몸에 몰래 숨어 음흉하게 작당을 꾸밀까 봐 노심초사 하는 당신은 하루빨리 아내의 그 암 덩어리를 없애고 싶지, 시간을 더 이상 지체하고 싶지는 않다. 그리고 솔직히 말해서 수술 실력이 좋고 말이 적은 의사가 좋지, 반대로 말은 많은데 정작 수술 실력이 별로인 의사를 누가 좋다 하겠는가.

프랑스에서 통원 수술이 일반화되면서 이런 상황은 더 복잡해졌다. 아침에 병원에 도착한 당신의 아내는 곧바로 수술을 받고 서류 한 뭉치와 함께 저녁에는 집으로 돌아온다. 효율성을 우선시한 통원 치료 시스템으로 인해 심리적인 안정을 되찾을 시간도 없이 당신은 수술 다음 날 병원에 전화 한 통으로 지난밤에 아내의 상태가 어땠는지 설명해주면 끝이다. 만약 아내가 금요일에 수술을 받았다면 그 다음 주 월요일이 되어서야 병원에 아내의 상태를 보고할 수 있다는 뜻이다. 마치 그리스 비극의 삼일치 법칙처럼 하나의 행동이, 같은 장소를 배경으로, 하루라는 시간 동안 벌어지고 있는 듯하다.

귀가 전에 아내가 회복실에서 배식받은 식사는 맛없고 차갑게 식은 음식이었지만 집에 온 뒤부터 줄곧 잠만 자는 마르틴은 배고파하지도 않는다. 그날은 당신이 집에서 하루 종일 아내의 간병인 역할을 해야만 한다. 혹시라도 환자에게 문제가 생기면 연락해야 할 비상 연락처를 건네받았지만 당신은 그 번호로 전화를 걸 일이 제발 생기지 않기를 바랄 뿐이다.

의학적 의사 결정의 공유

요즘에 유행하는 방식으로 상대가 누구냐에 따라 의학적 의사 결정의 내용이 완전히 달라진다.

외과 의사는 환자인 아내에게 외과 수술에 대해 여러 번 제안하고 또 이해하기 쉽게 명료한 단어로 설명한다. 병원에서 설명을 들을 때까지만 해도 수술 내용이 잘 이해되었던 당신이지만 막상 집에 와서 다시 곱씹어보면 무슨 말인지 잘 이해가 가지 않는 부분들이 분명 생긴다.

환자와 의사가 의사 결정을 완벽하게 공유하기란 현실적으로 어렵다. 왜냐하면 마취 상태에 빠진 환자를 수술 도중 갑자기 깨워 의견을 물어볼 수는 없지 않은가. 과다 출혈이 일어난 부위를 어떻게 봉합할 것인지 의사가 수술 도구를 손에 쥔 채 환자에게 물어보고 수술을 진행할 수는 없으니 말이다.

외과 의사들은 수술 후에 환자들에게 '일상의 소소한 과제'를 내준다. 수술 후 예정된 날짜가 되면 배농관을 제거해야 하는데 수술 자리를 봉합한 고리와 실밥을 모두 제거한 다음, 집으로 돌아가 평범한 일상을 보내다 다시 예고된 날짜에 병원을 찾아 재활교육을 받는다.

수술 후 일단 회복기를 거치고 나면 그다음 단계는 비교적 간단한 편으로 예정된 치료를 순서대로 차례차례 밟으면 된다. 이때 당신은 예기치 않은 변수를 대비하기 위해 의사와 다시 상의해야 할 수도 있다. 그러나 의사는 바로 당장 눈앞에 닥친 문제를 해결하는 것이 더 중요하기 때문에 수술 후에 일어날 일들을 서둘러 미리 계획하지는 않는다. 그래서 의사는 이 시기를 환자의 수술 자국에 생긴 흉터가 잘 아무는 게 급선무라고 여긴다.

종양 절제술을 받고 난 뒤 병원을 다시 방문해야 할 때 당신은 아내의 보호자이기에 함께 병원에 가야 한다. 의사로부터 수술이 예정했던 대로 잘 됐는지, 또 종양 제거 후 몸은 어떠한지 등의 분석 결과를 제대로 들을 수 있는 그 시간은 의사의 자질을 제대로 판단할 수 있는 때가 되기도 한다. 의사는 당신이 어떠한 질문을 하든 세심하게 신경 쓰며 자세하게 설명하겠지만 만약 그 시간에 당신의 휴대폰 벨소리가 울리면 번개처럼 쏘아보는 의사의 시선을 외면하긴 힘들 것이다. 병원에서 의사의 휴대폰은 울려도 괜찮지만 당신은 그래서는 안 되는 게 일종의 관례라고나 할까.

외과 의사는 마르틴의 치료를 위해 다학제 협진에도 참여한다. 의사는 그곳에서 여러 가지 치료법 중 자신의 환자에게 가장 적합한 것을 선택하는 수호자 역할을 해낸다. 그렇게 의사가 임무를 완료하면 당신에게는 지원자 동맹군이 제대로 생긴 셈이니 당신은 그를 열렬하게 지지하고 믿으면 된다. 인생 친구가 한 명 생겼다고 생각해도 좋다.

병원에 검사를 받으러 가서 처음 만나게 되는 의사는 누구일까? 그는 암 진단, 일련의 치료 과정들, 그리고 어려운 문제들을 척척 알아서 해결해주는 바로 당신 아내의 치료를 담당한 외과 의사다.

방사선 치료 전문의

방사선 치료 기간은 보통 4~6주가 걸린다. 일주일에 4~5회에 걸쳐 치료받게 되고 토요일과 일요일은 쉰다. 이 치료는 정해진 시간에 주기적으로 받아야 효과가 있으므로 치료 날짜를 달력에 잘 표시해 둬야 한다.

방사선 요법 전문의는 매주 자신의 환자들을 만나게 되는데 일종의 '수업'을 반복하는 것처럼 주기가 일정하다. 이제는 방사선 치료실로 향하는 발걸음이 익숙한 동선이 된다. 그곳에서 일하는 의료진들과 직원들, 같은 시간대에 대기실에서 만나게 되는 익숙한 환자들, 구급차 의료진들까지 점점 낯익은 얼굴들이 된다.

당신의 아내는 깨어있는 상태에서 방사선 장비 밑에 드러눕는다. 검사 시간은 몇 분밖에 걸리지 않지만 아내는 그곳에서 혼자 말 걸어주는 이 하나 없이 꼼짝도 하지 않고 있다 보면 그 몇 분이 몇 시간처럼 길게 느껴진다. 밝은 조명과 요란한 진동음이 함께하는 그곳에서는 마치 기계가 혼자 돌아가는 것처럼 신비롭게 느껴질 정도다.

그 장비가 내보내는 방사선이 환자의 유방암을 치료하는 역할을 하지만 이 방사선이 인체에 끼치는 부작용도 무시할 수만은 없다.

방사선 치료가 6주에 걸쳐 진행되는 동안 치료 과정이 하나의 '의식 행위'처럼 반복되기 때문에 당신의 아내는 이 장비에 점점 익숙해지기 시작한다. 당신 또한 시간이 흐를수록 방사선 치료 장비의 신비함은 사라져가지만 아내에게 방사선 치료 과정에 대해 이것저것 물어보며 궁금증을 풀고 싶어 할 것이다. 이런 궁금증을 방사선 요법 전문의에게 물어보면 의사는 당신을 안심시키기 위해 자세하게 설명해줄 것이다.

장비 밑에서 어떤 자세를 취해야 하며, 적정 피폭량은 어떻게 계산되며, 치료받는 동안 자세가 흐트러지지 않았는지 재확인하는 이유는 무엇인지 등 당신의 질문에 성심성의껏 대답해줄 것이니 궁금한 점이 있다면 망설이지 말고 물어보자.

검사와 치료가 반복되는 동안 그는 마법 같은 광선으로 눈에 보이지 않는 악당 세포를 제거하는 중개자 역할을 수행한다. 그는 감히 범접할 수 없는 인물이 아닌 당신이 원할 때 언제든 만날 수 있는 사람이니 부담을 느낄 필요는 없다.

마르틴은 대기실에서 여러 환자를 만나게 된다. 그들은 그녀와 다른 방식으로 치료를 받으며 치료 횟수도 각자 다르다. 그녀가 만난 어떤 환자는 방사선 요법 전문의로부터 자신이 방사선 치료가 적합하지 않다는 이야기를 들었다고 했다.

여기서 당신은 광자, 전자 그리고 양자의 차이를 알아두면 이해가 빠를 것 같다. 방사선 장비들은 새로운 기술의 보급과 함께 계속 발전하고 있다. 앞에서 잠깐 언급했던 'IMRT'도 그렇고 '비디오지원흉강경검사 VAT(Video-Assisted Thoracoscopy)' 역시 부작용을 최대한 줄이면서 치료 효과를 높이기 위한 목적으로 고안됐다.

이와 같은 치료 방식은 초반에 장비가 노출하는 에너지 총량을 잘 알고 있는 물리학자들이 큰 도움을 주었다. 이들은 치료 부위의 표적 치료에 관심이 있는 의사들과 협업해 방사선 피폭량과 분산 범위를 계산한 결과를 수치화했다. 그런 뒤 안전한 범위 내에서 단계별로 피폭량을 나눠 노출한다.

종양학과 의사

여러 가지 일을 하기도 하지만 종양학과 의사가 화학 치료를 담당하기 때문에 '항암 치료사'라고 부르기도 한다. 또한 환자에게 항생제를 처방해주기도 하니 그럴 때는 '항생제 전문 처방사'라고 불러줘야 할 듯하다.

종양학과 의사들은 환자에게 화학 치료나 호르몬 치료를 제안하고, 처방하며, 치료하는 일을 한다. 또 표적 치료를 위해 새로운 항체에 맞선 치료제들을 처방해주기도 한다. 환자 각각의 질병 상태에 따라 의사는 다양한 처방을 내린다.

화학 치료 전에 종양학 전문의를 만날 수도 있다. 환자인 아내가 문제없이 약물 처방을 받을 수 있을지 생체 검사를 먼저 받아야 한다면 다른 환자들보다 좀 더 일찍 종양학 전문의를 만나게 된다. 종양학 전문의는 환자가 어떤 종류의 치료를 받아야 할지, 약의 복용량은 어느 정도일지 등을 결정하는 의사이다. 또 치료 도중 약 처방과 치료 시간이 달라질 때도 그가 중간에 개입한다.

당신이 그와 맺는 관계는 다른 의사와의 관계보다 성격이 조금 다르다. 그는 환자에게 일어날 수 있는 부작용과 관련해 당신의 목소리에 좀 더 귀 기울일 것이다. 그리고 담당 간호사들이 환자의 독성 반응과 관련해 어떻게 대처하는지 설명하며 당신을 안심시켜줄 것이다. 당신은 아내가 항암 치료를 받는 3주 내내 그를 만나게 된다.

호르몬 치료는 3~6주마다 검진을 통해 달라질 수 있다. 치료의 기본 양식이라 할 수 있는 '프로토콜'도 다학제 협진을 통한 의사 결정에 따라 달라진다. 환자가 치료받는 병원의 내부 규정이나 국가 또는 국제적 권장 사항에 따라 변하기도 한다. 호르몬 치료와 관련해서는 이후 '관리'를 다루는 장에서 좀 더 자세히 설명할 예정이다.

호르몬 치료는 환자가 아침에 병원에 도착하면 몇 시간 동안 호르몬제를 투여받는 식으로 진행된다. 치료 종류에 따라 15일 또는 3주 간격, 아니면 매주 병원을 방문해 투여받는 호르몬제가 있다. 의사가 선택한 '프로토콜'에 따라 여러 종류의 치료제가 있는데 집에서 환자가 자가 치료하는 경우에는 며칠 동안 허리띠 매는 위치에 '길쭉한 전기 펌프'를 매달아 놓은 뒤 주입하게 된다. 혹은 하루 이틀 병원에 입원해 호르몬 치료 요법을 받아야 하는 경우도 있다. 그런가 하면 알약 형태로 경구 복용이 가능한 호르몬 치료제도 있다. 이처럼 호르몬제의 종류가 다양한 이유는 뭘까?

이는 모두 약리학이 발전한 덕분이다. 특정 질병을 낫게 만드는 가장 효과적인 약제, 최상의 비율, 서로 다른 약들을 혼용했을 때 얻어지는 최상의 시너지 효과를 연구하는 학문이 바로 약리학이다.

만약 화학 요법 치료사들이 선택한 치료제가 환자에게 좋은 결과를 내지 못하면 학회에서 호된 비판을 받기 마련이다. 하지만 그들은 꿋꿋이 자신들이 경험 사례를 발표하고 다른 사례와 비교하면서 최상의 결과를 도출하는 치료법을 선택하기 위해 최선을 다한다. 그 끈질긴 노력의 결과로 당신의 아내에게 적합한 호르몬 치료제가 선택될 수 있는 것이다.

당신의 아내는 새로운 '치료 동의서'에 서명을 해야 한다. 그것은 신약 개발을 위한 임상 연구 참여를 제안하는 동의서일 수도 있는데 특정 질병을 위한 최상의 약을 만들기 위해 여러 실험 결과를 비교 대조하기 위함이다. 이는 치료 전략을 최상위까지 끌어올리기 위해 꼭 필요한 과학적 연구 방법이 아닐 수 없다. 물론 매우 엄격한 법적 제약이 존재해 이 임상 연구가 환자를 '실험용 쥐'가 되도록 결코 내버려두지 않는다.

동의서에도 명시되어 있는 것처럼 환자와 보호자는 임상 연구 참여를 결정하기 위해 궁금한 모든 사항을 언제든지 물어볼 수 있다. 또 임상 연구 참여와 관련하여 종양학과 의사와 사전 면담 시간을 가질 수도 있는데 이는 환자의 상황에 따라 다르다.

화학 치료는 세 가지 경우로 나뉘어 그 치료 방식이 달라진다.

- 외과 수술 이전: 신보조 화학 요법
- 외과 수술 이후: 보조 화학 요법
- 재발 또는 전이로 인한 화학 요법

고문 담당 의사

병기 진행 상태에 따라 환자가 받는 치료 방식도 다르며 의사와 나누는 대화의 내용도 달라진다. 당신의 아내는 여러 전문 의료진들을 만나게 되는데 의학 부문뿐만 아니라 약학 담당자, 행정 담당자 등 두루두루 만나게 될 것이다.

마취과 전문의는 환자가 고통을 느끼지 않도록 도움을 주는 역할을 한다. 환자의 심리 상태에 따라 정신과 전문의와의 상담이 필요할 수도 있다. 어디 이뿐이겠는가. 간호사, 물리치료사, 뷰티 관리사, 병원 행정 담당자, 의료보험공단 직원 등등 만나야 할 사람들은 자꾸만 늘어만 간다.

환자가 다시 '평범한' 사회생활을 할 수 있도록 기본적으로 필요한 치료들은 보통 의학 치료와 병행하는 '보조 치료'로 구분된다. 그 덕분에 당신의 아내는 최상의 방법들을 통해 환자에서 일반인으로 돌아갈 수 있게 된다.

이때 당신은 의사마다 관점에 차이가 있음을 깨닫게 될 것이다. 질병을 바라보는 개인적 시각뿐만 아니라 전문적인 시각이 다를 수 있다는 사실이 때론 당신 입장에서는 쉽게 이해가 가지 않을 수도 있다. 마치 의사가 환자를 치료하고 보살피는 일에 일관성이 없다고 느껴지기 때문이다. 이럴 때 우리는 고문 담당 의사와 만나 상의할 수 있다.

다른 말로 '레퍼런스 닥터'라고 부르는 이 의사는 질병의 단계별 추이 과정은 물론 지속적인 치료 과정의 이유에 대해 마치 객관적인 정보를 전달하는 사회자처럼 당신에게 자세히 설명해줄 것이다. 한마디로 당신에게 고문 담당 의사는 아내 마르틴을 위해 꼭 존재해야 하는 중요한 '참고인'인 것이다.

실제로 당신은 그 의사에게 아내와 관련된 모든 의료 기록들을 전달해 정보를 공유해야 한다. 아이들의 건강수첩을 병원에 갈 때마다 잘 챙겨가는 것처럼 아내가 지금까지 어떤 수술과 치료, 검사를 받았는지 등의 의료 사항들이 담겨있는 자료는 고문 담당 의사에게는 중요한 참고 자료 역할을 한다.

대부분의 암 전문 병원에서는 필요 없는 추가 검사를 줄이고 의료진들 간의 정보 교류에 오류가 생기지 않도록 환자 기록을 잘 보관하고 있으며 필요 시 공유도 가능하다. 다만 환자가 여러 병원을 전전하며 치료를 받게 되면 기록을 공유하기까지의 절차가 훨씬 까다로워진다. 그래서 환자가 여러 도시의 병원을 방문하게 되면 그곳 의사와 간호사들은 환자의 정확한 병기와 진행 상태를 모두 빠짐없이 알기에는 애로사항이 있다.

최근 이루어진 '암 연구' 프로젝트는 이미 다른 나라에서 발표한 종양학 정보를 체계적으로 관리하는 일이 얼마나 중요한지를 보여준다(북미 대륙은 유럽보다 이런 것 하나는 진짜 잘한다). 다만 이 프로젝트를 이어가려면 꾸준히 자금이 필요하기에 기관의 예산 절약이 필수다. 물론 당신 아내의 의료기록은 극히 사적인 부분이라 그 정보를 다수의 사람들과 공유한다는 사실이 선뜻 내키지 않을 수도 있다. 환자의 기록이기 이전에 당신 '아내'의 기록이니 말이다.

만약 환자가 한 병원에서 모든 수술과 치료, 검사를 받게 된다면 관리 시스템은 상대적으로 수월해진다. 프랑스의 여러 지역에서 치료를 받은 환자라면 한곳으로 의료 기록을 수렴하기 어려운 것은 당연하다. 예를 들어 에비앙에서 수술을 받은 환자가 방사선 치료는 리용에서 받고 스위스의 로잔느의 레만 호수 주변 병원에서 방사선 치료를 받는다고 하면 그 의료기록을 어떻게 한곳에 모아 정리하겠는가.

그들도 다른 이들처럼

의사와 병원 의료진들도 다른 이들처럼 평범한 남자이고 여자다. 인체와 질병에 대한 지식과 앎을 전달하는 역할, 환자의 병을 치료하고 완치하도록 도움을 주는 의사는 일반 대중이 생각할 때 매우 고귀하고 존경받는 직업이 아닐 수 없다.

그러나 실제로 환자와 보호자가 의사에게 원하는 요구는 엄청나다. 게다가 의사는 환자를 상대하는 일만 하는 것도 아니다. 위아래 서열이 엄격한 병원에서 지켜야 할 규율과 알고 있어야 할 기준을 숙지하는 동시에 임상 시험에 참여해야 하는 환자의 수를 채우기 위해 의사들은 오늘도 고군분투한다.

그들은 환자를 진찰하고, 수술하고, 치료하기 위한 목적으로 설립한 병원이란 조직체에 의존해 사는 사람들이다. 그들이라고 해서 전지전능한 선택권을 부여받은 인물들이 아니다. 의사는 때론 병원에서 시킨 일을 억지로 해야 할 때도 있고, 변화를 추구하고 싶어도 자신들의 의견을 병원에서 수용하지 않는 경우도 허다하다. 행정적인 절차에 제약이 따르는, 정부가 법으로 정한 최대 추가 근로 시간을 초과하면서도 묵묵히 참고 근무해야 하는 노동자들인 것이다.

　당신의 눈에도 이따금 의사의 태도가 당신의 기대치를 만족시켜주지 못할 때가 있을 것이다. 환자의 상태가 위중한데도 의사가 당신을 배려해주지 않는 것 같은 인상을 지울 수 없을 때도 있다.

　최근 들어 일부 의사들이 직업적으로 겪는 고충을 털어놓기 시작했다. 의사들도 우리들과 마찬가지로 각자 두려움과 불안감, 걱정거리를 안고 사는 보통의 인간들이다. 물론 병원에서 일할 때는 개인사가 개입되어서는 안 되지만 그들이라고 해서 개인적인 문제들이 왜 없겠는가.

　환자 입장에서도 로봇보다는 인간적인 태도를 지닌 사람에게 치료받는 게 마음이 더 편하지 않을까? 의사들도 환자들이 병이 악화되면 걱정하고 안타까워할 수 있다. 치료 과정이 순조롭지 않은 데다 설상가상으로 예상했던 효과가 나타나지 않을 때, 환자의 병이 재발할 때 의사들도 고통을 느낀다.

　하지만 그들은 자신의 감정을 드러내지 않으며 치료 기간 내내 자제할 것이다. 말로는 전하지 못해도 무의식적으로 의사의 감정이 환자에게 전해지는 경우도 종종 있다. 일부 의사들이 환자 앞에서 공격적인 태도를 보인다면 자신의 감정을 제대로 제어하지 못한 결과라 할 수 있다. 그 어떤 이유로도 용서받을 수 없는 행동이다.

암 전문의 중에는 친밀한 관계를 유지한 환자의 상태가 악화되어 재발되자 '번아웃 증후군(일에 너무 몰두한 나머지 정신적, 신체적 피로감을 호소하며 무기력과 탈진이 일어나는 증상 —옮긴이)'에 걸린 사례도 드물지만 존재한다. 환자 때문만은 아니지만 병원 관계자, 동료 의료진들과의 관계에 문제가 생겨서 자신의 주변 상황을 감당하지 못해 결국 녹다운되고 마는 것이다.

결국 그런 상태가 지속되면 그는 젊은 의사들을 양성하는 교육자의 길로 진로를 변경할 가능성이 높다. 아직은 인공지능 컴퓨터가 의사의 일을 대체할 수는 없지만 미래에는 젊은이들이 연장자들을 보살펴야 하는 시대가 될 수도 있다.

의사가 되기 위한 교육 과정은 길고도 험난하다. 의학도들은 배워야 할 과목이 많고 어려운데 해를 거듭할수록 그 내용과 범위가 다양해진다. 의학 지식은 해마다 5퍼센트씩 구식으로 전락한다는 말이 들릴 정도로 이론은 계속해서 바뀌고 그만큼 알아야 할 부분도 늘어난다.

의학도를 가르치는 일도 쉬운 일은 아니다. 한편으로는 방대한 양을 정확하게 전달할 수 있는 좋은 스승이 필요하고, 다른 한편으로는 그런 내용을 제대로 배울 준비가 된 학생들을 유치해야 하기 때문이다. 인터넷에서 클릭 몇 번만으로 무수한 의학 지식이 쏟아지는 요즘, 과연 모든 인간에게 적용할 수 있는 무결점의 정보를 얻는 일이 가능한지 의문이 든다.

우리가 의사에게 원하는 1순위 자질은 아마도 실력이 아닐까 싶다. 비록 우리의 기대만큼 의사가 상냥하지 않아도 병만 잘 고쳐준다면야…….

22. 병원

프랑스의 의료 수준은 세계적으로 높은 편에 속해 전 세계적으로 부러움을 받았으나 이제 그 말도 옛말이 된 듯하다. 의료계의 사각지대가 점점 더 확장되는가 하면 미디어는 의료진들의 문제점을 끊임없이 지적한다. 응급실에서 일하는 의사들과 간호사들이 겪는 '번아웃 증후군'은 이제 일상이 된 지 오래다. 프랑스 의료보험은 만년 적자를 호소한다. 정치적으로 건강이 주요 쟁점에 올랐고 보건부장관은 개혁을 외쳤다. 하지만 그 외침도 지금은 시들해졌다. 아내 마르틴이 아프기 전인, 옛일이 되어버린 것이다.

이런 상황 속에서 우리가 바라는 것은 오직 하나, 내 아내가 제발 의학 발전의 수혜자가 되어주길 바랄 뿐이다. 새로운 의학 정보가 발표될 때마다 당신은 그 정보가 아내의 치료에 큰 도움이 되어준다면 더는 바랄 게 없다고 생각할 것이다.

기다림

기다림은 환자에게는 더더욱 힘든 일이다. 환자를 뜻하는 영어 단어 역시 '기다리는 자'와 동의어가 아니던가! 그래서인지 환자는 의료 기록을 담당하는 행정 직원을 만날 때조차도 대기해야 한다. 마르틴이 검사와 입원 예약자 목록에 올라가 있는지 확인하는 데만도 시간이 오래 걸리기 때문이다. 또 방사선실에 들어갈 때도 대기, 신체검사를 할 때도 대기, 수술실로 이동할 때도 대기, 병실로 돌아갈 때도 대기, 환자는 대기의 연속이다. 보호자인 당신 역시 이 기다림에 익숙해져야만 한다.

아내의 주치의를 만나는 첫 상담 때, 당신은 의사를 만나기 위해 대기실 안으로 들어갔다. 대기실에 있던 많은 환자가 당신을 걱정스러운 눈으로 쳐다보는 것을 의식하지 않을 수 없다. 저 사람들 모두가 내가 만날 그 의사를 보러 온 것일까? 환자가 저렇게나 많은데 당신은 과연 의사가 환자 한 사람 한 사람에게 신경을 쓸 수 있을지 의문이 들기 시작한다.

마르틴과 당신은 수많은 대기자와 함께 자신의 이름이 호명되기만을 초조하게, 때로는 참을성 있게 기다린다. 주변의 소음이 귀에 거슬려 귀마개를 쓰고 싶겠지만 그러다간 자칫 아내의 이름을 부르는 소리도 놓칠까 포기한다. 당신이 만약 읽을 책을 가져온다고 해도 과연 이런 상황에서 집중이 될지도 의문이다. 그리고 이런 곳에서 읽을 만한 책이란 과연 뭐겠는가? 인생에서 가장 중대한 문제를 앞두고 상담 전에 어떤 장르의 책을 맘 편하게 읽을 수 있을까.

드디어 아내의 차례가 되었건만 상담 시간은 냉랭한 분위기 속에서 빠르게 지나갔다. 의사는 줄곧 컴퓨터 화면을 쳐다보며 투덜거리듯 말한다.

"환자분의 병기와 관련해 다학제 협진 결과, 추가로 몇 가지 검사를 더 해야 확실한 치료법을 결정할 수 있다는 결론이 나왔습니다."

뭣이? 검사를 또 한다고?

물론 모든 의사가 이런 식으로 환자를 대하는 것은 아니다. 치료를 받다 보면 의사의 진정성을 느낄 수 있는 관계도 얼마든지 형성할 수 있다. 그런 인간적인 관계를 만들기 위해 많은 시간을 함께 보낼 필요도 없다. 의사 스스로 심사숙고하며 환자를 따뜻하게 대하려는 의지만 다진다면 충분히 가능하다.

병원 조직도

환자가 입원해 있는 병원의 간호사들이 초과근로 휴가로 단체로 쉬고 있고, 간병인은 개인사로 나오지 않을 때, 만약 그러한 상황의 병원에 아내가 입원해 있다면 당신은 어떤 마음일까? 암에 걸린, 그것도 매우 위중한 상태의 아내를 돌봐줄 인력이 부족하다면 아마 당신은 이렇게 소리치고 싶은 심정일 것이다.

"그건 당신들의 문제니 제발 우리 입장도 생각해주세요. 지금 제 아내의 상황도 좀 이해해주시라고요!"

식사 시간이 됐다. 아내는 입원 전에 자신이 선호하는 식사 종류를 미리 선택해두었다. 그런데 막상 눈 앞에 펼쳐진 병원 식사는 비주얼부터가 영 아니었다. 병원은 오래전부터 환자의 급식을 외주업

체에 맡겨 운영하고 있다. 병원 관리자들은 아마 한 번도 이 식단을 먹어본 적이 없는 게 확실하다. 그나마 당신의 아내가 식어 빠진 음식을 먹지 않은 것만 해도 다행이다.

통원 치료가 발달하게 된 이유도 아마 형편없는 병원 식사를 두고 불평하는 입원 환자들의 입을 막기 위한 조치는 아닐는지. 그나마 식사 때가 지나 입원했거나 갑자기 급하게 입원한 경우라면 음식이 남아있지 않을 수도 있다. 게다가 제시간에 나오지 않는다.

의사들의 회진 속도는 또 얼마나 빠른지, 종종 당신이 병실에 없을 때만 오는 것 같다. 궁금한 게 있어서 문의할 만한 사람을 찾아 이리저리 헤매고 다녀도 허탕을 치기 일쑤다. 어쩌다 만난다고 해도 그들이 간호 중이거나, 회의 중이거나, 인수인계 중이라면 방해할 수도 없는 노릇이니 다음을 기약하게 된다. 게다가 당신이 대답을 듣고 난 다음 또 찾아가 물으면 상대는 이렇게 대꾸할지도 모른다.

"선생님! 여기 환자가 아내분만 계시는 게 아니잖아요."

당신은 층마다 간호사 수가 부족한 것은 아닌가 생각할 것이다. 아내 마르틴이 아프기 전에는 병원의 인력 부족을 신경 쓰지 않았겠지만 이제는 당신이 직면해야 할 문제로 떠올랐다.

당신은 병원 업무를 분담해 조직화할 수 있도록 인력을 증원해주길 바랄 것이다. 직원 개개인의 자질을 평가하기 전에 각자 배정받은 환자들이 너무 많다 보니 직원조차 환자 개개인의 의료 기록을 숙지하지 못하고 있는 경우가 많고, 병원 시스템에 신경을 쓰지 못하는 경우도 많다. 게다가 당직 근무를 해야 하는 간호사들은 초과 업무까지 감당해야 하기 때문에 업무적으로 무척 힘든 상태다.

다행히도 모든 병원이 이런 문제점을 안고 있진 않다. 운 좋게도 당신 아내의 경우와 같이 간호사들의 보살핌을 잘 받으면서 치료도 제때 잘 받고 환자를 소홀히 대하지 않는 의료진을 만날 수도 있다. 항상 미소로 환자를 대하며 늘 한결같은 모습을 보이는 의료진이 많아진다면 병원도 언젠가는 바뀔 수 있다.

의료기관

사립병원을 선택할 것인가, 국립병원을 선택할 것인가, 개인 진료는 누구한테 받을 것인가? 이때 지켜야 할 사항은 무엇이며, 지체되는 일은 무엇인가? 의사마다 실력 차이는 어떻게 다르며 치료비는 총 얼마나 들까? 이런 여러 가지 질문들이 머릿속을 복잡하게 만들겠지만 가장 중요한, '어떻게 하면 당신의 아내가 건강해질까'만 생각하면 된다. 지금은 이것저것 재고 따지고 계산할 시간이 없다. 그런데 어딜 가든 아내는 제대로 치료를 잘 받을 수 있을까?

예산 부족 문제, 주당 35시간 근무, 초과근로 휴가, 월급 정산, 경영 관리, 특정 결과를 얻기 위한 과정 등 병원이 신경 써야 할 일은 한둘이 아니다. 대차대조표를 비교하며 병원의 수익을 따지는 것을 보면 결국 병원도 이윤 추구를 목적으로 하는 기업과 크게 다르지 않다는 것을 실감한다. 그러나 수익성을 따지는 일이 아픈 이들을 돌보는 도덕 정신과 결코 타협할 수 없다.

기업가 정신이 확고한 병원이라면 환자는 분명 고객이며, 의사는 '시장 점유율'을 결정하는 중요한 일꾼이다. 당신이 회사원이라면 일터에서 오래전부터 익히 보고 들은 것들이 아닌가. 다만 차이가 있다면 여기서 말하는 판매 대상이 아내의 건강이 된다는 점이다.

의사들도 이 점을 잘 알고 있다. 환자와 보호자를 만나는 일에 더 신경을 쓰면 좋겠지만 그들은 하루 중 많은 시간을 서류 작성과 회의로 할애하고 있다. 어떤 의사들은 그런 현실을 안타깝게 여기곤 하지만 그들이라고 무슨 수로 관례를 깨부수고 바꿀 수 있겠는가.

당신의 아내는 환자로서 입원이나 치료 후 만족도를 조사하는 '의사 서비스 평가' 목록을 작성해야 한다. 의사들도 자신이 담당한 환자로부터 당한 불미스러운 일을 토로할 기회가 있다. 쌍방의 평가 결과는 의료 서비스 만족도를 연구하는 부서로 보내진다. 분석 결과, 필요에 따라 일련의 문제를 해결할 수 있는 대책을 마련하는 병원도 있다.

또 병원은 주기적으로 병원 신뢰도를 평가하는 보건당국 관계자의 방문을 받는다. 만약 신뢰도 평가 점수가 권장 기준에 부합하지 못하면 해당 병원은 '수정 조치'를 권고받는다. 이따금 너무 낮은 점수를 받은 병원은 일부 의료 행위를 제한하는 당국의 제재를 받기도 한다. 이 절차는 매우 느리게 진행되며 4년에 한 번씩 갱신한다. 지속적인 관리야말로 병원의 서비스를 점진적으로 개선하는 데 이바지한다는 것은 연구로도 증명된 바 있다.

그렇다면 환자는 어떤 선택을 해야 할까? 미디어가 전하는 분류표대로, 인터넷 정보가 말하는 대로, 이미 비슷한 경험을 했던 친구들의 권고, 아니면 당신의 주치의나 아내의 산부인과 의사가 시키는 대로 할 것인가?

우리에게 주어진 선택의 폭은 매우 넓다. 당신이 살고 있는 지역 내에도 서로 경쟁이 심할 뿐, 어떤 지방은 치료 서비스 공급이 매우 제한되어 있는 데다 심지어 특정 병원이 독점적으로 의료 서비스를 담당하는 경우도 있다.

점점 시간은 자꾸만 당신을 재촉하는데 당신은 어려운 선택의 기로에 놓여있다.

6부

✛

치료를 마치면 보이는 것들

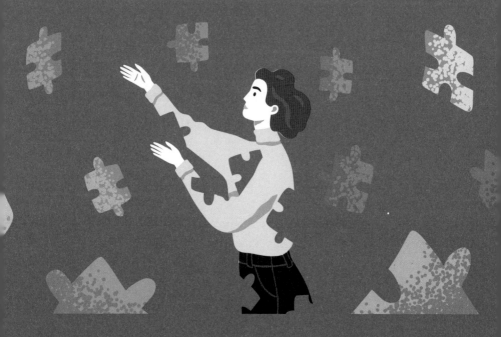

23. 치료 이후의 우울증

일반적으로 어려운 고비를 겪고 난 환자들에게 정신적으로 힘든 시기가 자주 찾아온다. 당신도 이런 부분을 미처 준비하지 못한 상태라면 당신도, 그리고 당신 아내도 치료 이후에 나타나는 정신적인 문제에 속수무책으로 당할 수밖에 없다. 환자마다 이 시기가 찾아오는 시점은 개인차가 있고, 증상도 사람마다 조금씩 다르다. 멀쩡하다가 어느 순간, 갑자기 심해지기보다는 시간 간격을 두고 서서히 진행되곤 한다.

우울증이 찾아오는 순간

치료를 받는 동안에는 당신도, 당신 아내도 치료에 너무 집중한 나머지 우울증을 느낄 겨를이 없다. 생활하며 느끼는 모든 불편한 일들을 극복할 수 있었던 이유는 어쩌면 치료 외에 다른 부차적인 문제들, 가령 치료 시간이 지연되는 일, 병원 가는 날 겪던 교통체증, 자동차 고장, 병원 외 다른 기관의 파업 등이 두 사람에게는 그다지 큰 문제가 아니었기 때문이다. 아내는 자신의 병을 이겨내기 위해 이 치료만이 살길이라고 생각해 오로지 치료에만 모든 에너지를 쏟아 부었다.

당신을 비롯해 자녀, 친척, 친정 등 아내의 주변 사람들은 그녀의 치료 기간에 부수적으로 일어나는 모든 크고 작은 문제들을 극복하고 해결할 수 있도록 발 벗고 나서서 도움을 준다.

어느덧 시간이 흘러 의사가 아내에게 이렇게 말한다.

"모든 치료가 끝났습니다. 이제는 3~4개월 뒤에 검사를 받으러 오시면 됩니다. 예약한 날짜에 오시면 클리닉 검사, 방사선, 생체 검사를 다시 받는 걸로 하죠. 안녕히 가세요."

그 말을 들은 아내는 치료가 끝났다는 만족감과 동시에 다시 혼자가 된다는 불안감을 느낀다. 다시 일상으로 돌아가 '정글의 세상'을 살아야 하기 때문이다.

치료 기간 내내 당신은 아내에게 온전히 집중하며 인생을 보낸다. 그러다 의사의 '끝'이라는 말과 함께 다시 일상으로 돌아오게 된다. 아내의 병은 치료되었고 당신의 가족은 이제야 안심하며 행복을 느낀다. 하지만 아내는 의사가 자신에게 더 이상 관심을 두지 않는다는 점, 자신의 건강을 아무도 신경 써주지 않는다는 사실에 묘한 기분을 느끼게 된다. 산모들이 출산 후에 '산후 우울증'을 경험하듯 암 치료 후 아내는 우울함을 느낀다.

아내는 자신이 완벽하게 치료되었다고 느끼지 않는다. 절제술 흉터, 방사선 치료를 받은 가슴 쪽 피부에 생긴 붉은 반점과 부종, 탈모 이후 머리카락이 다시 자라기까지의 시간, 체중 증가 등 치료 후 겪게 되는 여러 가지 부작용을 호소하기도 한다. 게다가 호르몬 수용체 양성 암인 경우에는 5년 동안 호르몬 치료제를 복용해야 할 수도 있다. 환자 입장에서는 이 항호르몬 치료제 역시 우려할 만한 부작용들을 의사가 솔직하게 모두 말해주지 않는 것만 같아 불안하기만 하다.

게다가 화학 치료를 받을 때 부착했던 도뇨관을 이제는 제거해버리고 싶어도 '최소 1년이 지나기 전까지는 빼지 말라'고 암 전문의가 누차 강조했기 때문에 엎친 데 덮친 격으로 답답하기만 하다. 암 절제술을 담당한 외과 의사는 도뇨관 제거에 찬성하는데도 도대체 왜, 무슨 의도로 빼지 말라는 것일까? 누구 말을 믿어야 하는 것일까?

마르틴은 그동안 자신이 겪은 일을 누구보다 잘 알고 있는 사람들과 지속해서 교류하며 이야기를 나누고 싶다. 자신을 돌봐준 의료진에게 계속 도움을 받고 싶은 마음도 솔직히 없다면 거짓말일지도 모른다. 암 투병 기간에도 삶은 계속되었지만 그 시기에 그녀가 소식을 자주 주고받은 주변 지인들의 수는 그리 많지 않다. 그녀와 오래 알고 지낸 친구들도 그녀가 겪은 이야기를 듣고 깊이 공감하기보다는 상투적인 대답이나 겉도는 이야기만 늘어놓을 뿐이다.

그녀가 암 투병 시기를 무사히 마친 것을 두고 굳이 허울 좋은 이름을 붙여 겉치레에 가까운 말들을 전할 필요는 없다. 물론 아내도 대기하고 있는 다른 암 환자들을 위해 자리를 비켜주어야 한다는 사실을 모르는 건 아니다. 처음 암 진단을 받은 환자들, 그리고 곧 항암 치료를 시작할 환자들이 뒤에서 줄 서서 애타게 자신의 순서를 기다리고 있을 것을 그녀도 알고 있을 테니 말이다.

암 치료 이후의 삶

의사들은 암 치료를 마친 환자에게 암 치료 이후의 환경에 대해서는 가급적 말을 아끼거나 아주 간단하게만 설명하고 마는데 왜 그런 것일까 의문이 든다. 암 치료를 끝낸 환자는 과연 예전의 삶으로 돌아갈 수 있을까? 그러기까지 얼마나 시간이 걸릴까?

암 투병 환우들이 정기적으로 모여 대화와 친목을 나누는 단체들이 있다. 하지만 그 단체의 접근성이 누구에게나 용이한 것은 아니다. 모임 시간, 거리, 혹은 그룹별로 이야기를 나눌 때 내향적이거나 천성적으로 소심한 사람들에게는 맞지 않는 대화 주제가 걸림돌이 될 수 있다.

암 치료 이후, 환자에게는 여러 가지 상황이 동시에 일어날 수도 있고 시차 간격을 두고 순차적으로 일어날 수도 있다. 과연 치료를 마친 암 환자들은 어떤 상황에 놓이게 될까?

- 병원 검사와 상담 예약일을 앞두고 특별히 하는 일 없이 걱정으로 시간을 보내는 상태
- 직장으로 지체 없이 복귀해 개인적인 인간관계와 맡은 업무에 지나칠 정도로 열심인 상태

- 갑자기 몸에 여러 증상이 나타나 고통을 느껴 신체 움직임이 제한된 상태
- 이전에 치료를 받았던 병명과 부작용으로는 볼 수 없는 새로운 문제들이 발생해 해당 분야 전문의를 찾아가 검사를 받아야 하는 상황. 암 치료가 끝났다는 말이 무색할 정도의 상태.

이 시기는 암 환자 이전의 삶, 과거에 자신이 겪었던 고난들 그리고 극복하기 위해 고생했던 인생의 굴곡들과 다시 마주해야 하는 시간이다. 이전과는 다른 삶을 살고 싶다는 동기가 생겨날 수도 있는 시기이기도 하다. 무슨 말을 하더라도 곁에서 잘 들어줄 사람을 찾으라는 이야기는 아니지만 당신의 아내는 이제 자신의 인생을 있는 그대로 이야기하며 암 이전과 이후의 삶을 편하게 이야기할 수 있어야 한다.

남편이나 의사와 이야기를 나눌 때, 아내의 이러한 자기 성찰적 태도는 '치료 후 우울증'의 초기 단계로 통과의례처럼 지나가는 절차이자 아내의 완전한 회복을 위해 불가피한 과정이라 할 수 있다.

이 시기에 환자가 호소하는 우울증은 어쩌면 지극히 당연한 감정이며 앞날을 위한 쓸모 있는 감정이라고 말하고 싶다. 그녀는 당신에게 반감을 느끼는 것도 아니고 누군가에게 책임의 화살을 돌리고 싶은 것도 아니다. 우울한 감정이란 멀쩡하게 있다가도 갑자기 솟구치는 감정이 아닌가.

이 시기 당신은 내심 속으로 이제 큰 고난은 다 지나갔구나 생각하겠지만 과거에 당신이 맡은 역할은 그래도 '쉬운' 단계에 속했다

는 걸 이제부터는 깨닫게 될 것이다. 지금까지는 아내 옆에서 챙겨주고, 스케줄을 관리하고, 운전을 하고, 아내의 빈자리를 채워주는 일을 해왔다면 이제는 좀 더 정적인 단계를 밟아야 할 때다. 이제는 부부가 자기성찰의 시간을 갖고, 아내의 상태가 재정비될 때까지 옆에서 조용히 기다려야 한다.

아내가 우울증을 느끼는 건 당신과 갈등이 생겨서가 아닌데도 남편은 그런 아내를 오해한다. 오히려 암 치료를 받을 때보다 이 시기의 아내를 돌보는 일을 더 힘들어하는 남편도 있다. 당신은 이 순간에 합리적인 판단을 내리거나 어떤 구체적인 행동을 취해 아내의 심리 상태를 바꿀 수 없다. 그저 아내가 재정비할 시간을 충분히 가질 수 있도록 인내심을 가지고 기다릴 수밖에 없다.

환자를 치료하는 과정은 해를 거듭할수록 점점 더 어려워진다. 치료 과정이 더 광범위하고 더 복잡해지고 있기 때문이다. 유방암은 환자이기 이전에 여성이라는 점을 여러모로 신경 써야 하기 때문에 우리가 제거해야 할 대상은 단순히 암세포에만 국한되지 않는다.

부부는 각자 살아온 개개인의 경험치가 다르고, 위기가 닥쳤을 때 극복하는 능력과 감수성 또한 다를 수밖에 없다. 따라서 위기를 극복하고 회복하기까지 각자만의 시간이 필요하다. 눈에 보이는 상처도 있지만 눈에 보이지 않는 마음의 상처도 환자에게는 고통일 수 있기 때문이다.

통계분석 결과를 보면 오늘날 인간의 평균 수명이 연장됨에 따라 암 환자의 생존 수명도 마찬가지로 늘어나고 있다는 사실을 확인할 수 있다. 한 사람의 생명을 살리는 일은 의사로서 당연한 도전 과제

일 것이다. 그 점은 당신도 익히 잘 알고 있으니 의사에게 신뢰가 갈 것이다. 하지만 이런 통계 결과와 개인의 사례가 늘 맞아떨어지는 게 아니어서 문제다. 예를 들어 당신 아내의 치료 결과가 항상 예상과 일치하지 않을 수도 있다. 검사 결과 그녀가 아쉽게도 예외 사례에 속할까 봐 당신은 끝까지 안심하지 못하는 것이다.

약 복용, 병원 진찰, 의료 검사가 반복될수록 걱정과 불안도 늘어난다. 나쁜 소식을 들을까 봐 겁이 나고 불안감은 사그라지지 않는다. 그 와중에 암 수술을 받은 지인이 다시 재발했다는 소식까지 듣는다면 어떤 심정이겠는가. 그래서 당신은 아내의 암 치료가 끝나고 몇 년이 지나고도 계속 걱정할 수밖에 없다.

포트형 카테터의 사례

'포트형 카테터Port-A-Cath', 약자로 PAC는 항암 치료를 위해 아내의 몸에 삽입한 카테터를 말한다. 정맥주사를 놓을 때 매번 바늘을 꽂는 것보다 편하다는 이점이 있다. 실제로 포트형 카테터를 사용한 환자는 중앙 카테터로 약물을 주입을 받을 때 그 차이점을 확실히 느낄 수 있다고 말한다.

하지만 세상에 쉬운 일이 어디 있으랴. 항암 치료 전에 이 포트형 카테터를 삽입하는 시술 과정이 간단하지는 않아 어떤 환자는 그 시절을 회상할 때마다 안 좋은 기억을 먼저 떠올릴 수도 있다. 게다가 완벽한 치료를 위해 제거 날짜가 딱 정해진 것도 아니기에 카테터를 제거하는 일정을 확실히 정하기 쉽지 않다.

보통은 마지막 항암 치료가 끝나고 퇴원하는 날 이 카테터를 제거하기도 하는데 '차후에 발생할' 문제에 대비해 카테터를 1~2년간 계속 차고 있는 환자들도 있다. 이런 경우에는 재발 우려가 큰 사례로, 환자의 컨디션이 좋지 않다면 보통 의사들이 그것을 유지하도록 권장한다. 만약 의사가 당신의 아내에게 포트형 카테터를 계속 달고 있으라고 조언했다면 그 말인즉슨 '암이 재발할 수 있으니 일단은 제거하지 말고 지니고 있으세요'라는 의미로 해석할 수도 있겠다. 호르몬 요법과 다른 추가적인 검사를 받는 동안 재발의 위험을 줄이려는 조치라고 생각하면 된다.

암 전문의가 환자의 카테터를 제거하려 하지 않는 이유가 재발 문제를 우려해서라는 걸 알게 된 이상, 환자가 과연 어떻게 정신적으로 편안한 상태를 유지할 수 있겠는가?

허셉틴® 주입 치료가 1년 동안 정맥 주입으로 이루어진다면 카테터 역시 그 기간 내내 빼지 말아야 한다. 하지만 허셉틴®을 피하주사로 투여해도 정맥주사와 비슷한 치료 효과를 보인다면 굳이 카테터를 제거하지 않을 이유는 없다. 그런데도 일부 환자들은 심리적으로 불안한 나머지 카테터 제거를 원하지 않는다고도 한다.

어떤 의사는 환자에게 포트형 카테터 대신 '말초삽입형중심정맥카테터Peripherally Inserted Central Catheter', 약자로 PICC를 제안한다. 환자의 팔 안쪽에 마취 없이 초음파를 활용해 삽입하게 되는데 이 유형의 카테터는 항암 치료가 끝나자마자 바로 제거한다.

환자에게 재정비는 새로운 삶을 재구축하는 과정으로 누구나 그 과정이 순탄한 것은 아니다. '다모클레스의 검(좋은 자리에 있어도 편하

다기보다는 언제든 위험이 닥칠 수 있어 불안한 상황을 빗댄 표현 ―옮긴이)'
처럼 부분적인 재정비만 가능할 수도 있다. 항암 치료 초기에 공유
와 소통이 원활했던 환자라면 그 과정 또한 좀 더 수월할 수는 있다.

우리는 이제 해야 할 표면적인 조치는 다 취했다. 이제 남은 것은
불분명한 치료, 겉으로 보이지 않는 치유를 해야 할 시기다. 통계학
적인 위험 요소를 기준으로 이 후자를 평가하기란 다소 애매한 부분
이 있다.

완치 또는 치유되는 중입니다

주기적으로 의사를 만나 진찰을 받고 상담을 받으면 환자의 마음이
다시금 안정을 찾게 된다. 특히 검사 결과에 특이 증상이나 문제가
없을 경우에는 더더욱 그렇다.

환자들은 검사를 앞두고 느끼는 불안감을 누구보다 공감하기 때
문에 동병상련이라고 서로의 경험을 나누길 좋아하고, 건강관리를
위해 무엇을 하는지 서로 터놓고 이야기하며 정보를 공유하는 것을
좋아한다.

병원을 자주 찾다 보면 암과 전혀 관련 없는 다른 질병을 우연히
발견하기도 한다. 암 치료 후, 환자는 또 다른 질병을 치료하기 위해
다시 병원을 찾아야 할 수도 있다. 암이 그 외의 다른 질병의 출현을
차단할 수는 없지 않은가. 암과 직접적인 관련이 없어도 이러한 질
병 출현을 조사하는 일은 '생존분석'에 큰 도움이 된다.

아내 마르틴을 치료한 의사마다 서로 다른 견해 차이를 보일 때

당신은 의료진들의 설명이 모순된다고 판단할 수 있다. 의사들은 검사 결과에 따라 객관성을 따지며 진단하고, 전문적인 의학협회 논문에 발표된 이론들을 신봉하며, 규모가 큰 학회에 소개된 연구 결과를 바탕으로 환자의 증상을 종합적으로 판단한다. 당신과 아내는 그런 의사들에게 이렇게 되묻고 싶을 것이다.

"박사님, 그래서 이 암이 완치된 겁니까? 아니면 여전히 치유되는 중인가요?"

그러나 의사는 당신에게 명쾌한 답을 하지 않을 것이다. 그래도 당신은 계속 추궁해 의사를 불편하게 만들지도 모른다. 치료가 끝났다고 해서 의사는 완치라는 표현을 쉽게 쓸 수 없다. 항호르몬 치료는 적어도 5년이 걸리는데 환자에게 치유되었다고 말하려면 그만큼, 더 많은 시간이 흘러야 가능하기 때문이다.

생존분석은 어떤 환자가 병에 걸리고 치유되기까지 걸리는 시간을 조사해 수치를 도출한 결과를 지칭한다. 인구 대비 연령층에 따라 평균 수명을 계산하기 위해 생존분석은 중요한 자료가 된다. 만약 당신이 아내의 생존분석 결과가 어떤지 의사에게 물어본다면 아마 그 질문에 대해서도 시원한 대답을 듣지 못할 것이다. 이러한 생존분석은 치료 후에 다시 재발하지 않고 평탄한 생활을 할 수 있는 생존연수를 의미하는데 괜히 입 밖에 내었다가 상대에게 오해를 주기 십상이기 때문이다.

비슷한 예로 환자에게 '5년 생존율'이란 말을 하면 '당신은 5년 뒤에 죽는다'라는 말로 잘못 이해하기 때문이다. '생존'이란 표현을 '완치나 치유'와는 맥락이 다르다고 느끼는 것도 오해의 소지를 부른다.

'암생존자연구회' 세미나가 프랑스 남부 도시, 아비뇽에서 주최된 적이 있다. 프랑스 전 지역에서 암 투병 후 완치에 성공한 '생존자'들의 모임이 결성되었는데 그날은 모임의 참여율이 굉장히 높았다.

'생존자'라는 단어는 주로 전쟁터에 나가서 죽지 않고 살아 돌아온 자를 부를 때 쓴다. 그래서 유방암 치료를 받은 환자에게 이 표현을 쓰는 것이 어딘가 석연치 않게 느껴질 것이다.

유방암 치료 후 생존율이 5년 또는 10년인 경우가 전체 유방암 환자의 90퍼센트를 차지한다. 유방암은 다른 암과 비교할 때 조기 발견이 쉽고 종양의 크기가 다른 부위보다 작은 편이며 치료의 접근성도 다른 부위보다 용이하다.

환자 입장에서도 '생존자'라는 표현이 듣기 거북할 수 있지만 의사로서도 자주 쓰고 싶지 않을 정도로 불편한 단어라는 것을 우리가 왜 모르겠는가!

이 표현에 이어 당신은 '치료반응'이란 말도 한 번쯤 들어봤을 것이다. '당신의 종양이 반응한다'는 말을 들은 아내는 '아, 내가 지금 치유되고 있구나'라고 비로소 느낀다. 사실 '치료반응'은 복잡한 의미를 내포한다. 물론 치료 이후에 반응이 전혀 일어나지 않으면 잘못된 진단이 확실하다.

비록 치료가 효과적으로 끝났다고 해도 그 과정 중에 독성으로 인해 환자의 몸에 내성이 생기거나 공격적인 종양 세포의 클론성 증식이 갑자기 활발하게 일어나 치료가 빛을 발휘하지 못하는 부정적인 '치료반응'도 존재한다.

그렇다면 '완치'라는 표현은 정확히 무엇을 의미할까? 그 질병에 대해 다시는 들을 일이 없는 상태에 진입하는 것, 다시 말해 영원한 삶을 보장받는 것을 말하는 것일까?

환자의 몸이 회복기에 들어가기까지 걸리는 시간만 중요한 게 아니다. 치료 후 바뀐 상황에 맞서 어떻게 삶의 질을 보장하는가도 관건이다. 아내는 물론, 당신이 이제부터 어떤 태도를 보이느냐가 회복 기간과 삶의 질 개선을 결정짓는 중요한 잣대가 되기 때문이다.

더 '잘' 사는 대신에 수명이 '더' 짧아진다면 과연 우리는 그런 상황을 어떻게 수용할 수 있을까? 마치 그리스 신화에 등장하는 '아킬레스건(자신이 가진 치명적인 약점을 이르는 말 ─옮긴이)'을 가질 것이냐 말 것이냐를 두고 선택해야 하는 것과 비슷한 딜레마를 느끼지 않을 수 없다.

예전의 삶으로 돌아가기

요즘은 '유전적Genetic'의 상대 개념인 '후성적Epigenetic'이란 개념이 유행하고 있는데 질병의 진행 과정을 환자 스스로 결정하고 변화시킬 수 있다는 의미를 내포한다. 암세포가 형성되어 발달하거나 퇴화하는 과정에서 주변 환경이 미치는 영향을 연구하면서 사용된 개념이다. '후성적'이란 개념은 오늘날 총체적인 의미로써 환경적 요소에 널리 두루두루 사용되고 있다. 그중에서 대표적인 예가 바로 환자의 '비만'이다.

과체중 암 환자들을 관찰한 결과 그들의 회복 가능성은 그렇지 않은 환자들보다 더 낮은 것으로 발표됐다. 규칙적인 신체 활동을 꾸준히 하는 환자는 치료 후에도 회복기가 더 단축됐다. 치료 후유증으로 수반되는 신체적 고통이나 만성피로로 인한 근육통이나 관절통도 운동을 하지 않는 과체중 환자보다는 확실히 덜 나타났다.

또 특정 음식을 끊거나 비타민이나 에센셜 오일을 선호하는 습관 등 다양한 방식의 식단 조절 역시 환자들에게 인기 있는 자기 관리법으로 화제를 모았다. 그러나 이러한 여러 관리법의 효과가 객관적으로 증명된 것은 아니니 주의가 필요하다.

이러한 방식은 아내가 다시 예전의 삶으로 돌아갈 수 있도록 자극하는 것은 물론 회복에 긍정적인 영향을 끼친다는 사실은 부인할 수 없다. 괜히 사이비 교주 같은 영적 지도자의 말에 솔깃해서 이상한 미신에 혹하지 않도록 경계해야 한다.

치료 후에는 아무도 대신해줄 수 없으니 환자 스스로 완치를 위해 개인적인 노력을 기울여야만 한다. 의사들을 대상으로 환자의 재활 운동과 관련해 실시한 설문 조사 결과에 따르면 여성 유방암 환자의 30퍼센트 미만이 치료 후에 체력 단련 운동을 한 것으로 나타났다.

환자들은 짬을 내서라도 운동할 시간을 꼭 가져야만 한다. 규칙적으로 헬스장을 찾아 운동하는 습관은 건강 회복을 위해 더할 나위 없이 좋은 일이다. 어떤 지역의 구청에서는 암 환자들을 위한 무료 운동 프로그램을 시행하기도 한다. 하지만 이런 센터가 있으면 뭐 하겠는가.

실제로 일터에서 멀다는 이유로, 혹은 자녀 양육을 핑계로 수강하지 않는 환자들이 부지기수다. 그래서 암 치료가 끝난 환자들의 운동 프로그램을 돕는 협회들이 하나둘 생겨나기 시작했다. 프랑스에서는 '카미스포츠앤캔서^{CAMI Sport & Cancer}'란 이름의 단체가 있는데 이곳에서 환자의 연령대와 수술 및 치료의 종류에 따라 맞춤식으로 운동 스케줄을 짜는 단계별 프로그램을 실시하고 있다. 환자의 배우자 역시 치료가 끝난 뒤에는 다시 예전의 생활로 돌아가기 위한 재정비 시간을 가져야 하지 않을까?

아내의 몸에는 여전히 위험 요소가 남아있지만 은밀하게 진행되기 때문에 겉으로는 사전에 간파하기 어렵다. 이 시기 당신은 예전보다 아내와 허심탄회하게 이야기를 나누는 일이 어렵다고 느낀다. 둘 사이에 어두운 그늘이 존재하지만 두 사람은 그것에 대해 언급하는 것조차 회피한다.

당신도 아내도 둘 사이의 간극을 느끼지만 서로 얼굴을 마주하며 허심탄회하게 대화하는 일은 불편하다. 둘은 그저 앞으로의 계획에 관해서만 이야기할 뿐 과거에 있었던 판도라의 상자는 좀처럼 열지 않는다. 아내가 치료를 받은 몇 달 동안 당신이 속으로 느낀 점을 토로하고도 싶지만 상황이 여의치가 않다.

병원에서는 환자에게만 관심을 쏟고 신경을 쓰지, 환자의 보호자에 대해서는 별로 관심을 두지 않는 게 사실이다. 그래서 요즘에는 보호자 관리에도 신경을 쓰자는 분위기가 확산하고 있다. 파리에서 근무하는 어떤 의료진들은 병원 내 소아과나 신경 종양학과에 보호자 관리를 전담하는 특별 관리팀을 따로 만들기 시작했다.

아내의 경우와 달리 남편은 심리 상담을 받는 일을 어색해한다. 남성들이 정신과 상담을 꺼리는 이유는 여러 가지인데 가령 남성성에 대한 위협, 자신의 치부를 드러내는 것 같은 부끄러움, 내성적인 성향 탓이 그 원인이 되어 불편해하는 것이다. 따라서 암 전문의조차도 유방암 환자의 보호자인 남편을 상대로 정신과 상담을 권하는 일이 쉽지만은 않다.

대체의학

치료 후 찾아오는 우울증 이야기로 다시 돌아가보자. 암 치료에 대한 일종의 반작용으로 생겨나는 이러한 우울증은 길면 18개월까지도 지속될 수 있다. 우울증의 정도는 환자마다 다르며 시간이 지날수록 증상이 더 악화하는 경우도 있다. 우울 증상은 환자의 과거 상태의 반동 같은 것이며 그동안 억눌러왔던 감정이 밖으로 표출되는 것일 뿐이다. 따라서 이 감정을 피하려고 애쓸 필요가 전혀 없다.

환자는 우울증을 예방하기 위해 노력하고 증상이 출현할 경우 그것을 극복하기 위해 치료를 받으면 된다. 환자의 우울 증상을 완화하는 정신 치료, 약물 복용, 개인의 자아 성찰 과정은 개별적으로 또는 그룹으로 이뤄진다. 본인은 물론 환자의 주변 가족과 친구들이 우울증에 걸렸다는 사실에 너무 고통스러워할 필요는 없다.

요즘에는 대체의학으로 우울증을 치료하려는 환자들이 늘고 있다. 일반 의학과 다른 방식으로 접근하는 대체의학을 객관적으로 평가하기란 어렵다. 암 전문의들도 환자의 질병을 치료하지만 그로 인해 부작용이 발생할 경우 책임이 있다는 사실을 잘 알고 있다. 그래서 보완적인 치료로써 부족한 부분을 보충해줄 수만 있다면 그나마 다행으로 여긴다. 물론 대체의학도 중요하지만 어디까지나 환자 개인의 선택이기 때문에 병원에서, 혹은 의사가 강요할 수는 없다.

금전적인 비용도 만만치 않다. 예를 들어 심리 상담을 받는 경우가 그러한데 비보험이거나 의료보험에서 환급되는 금액이 적어 암 환자에게 심리 상담을 꼭 받으라고 추천하기에 제약이 따를 수밖에 없다.

환자의 '웰빙'을 도모하기 위한 길은 '과학'보다는 '믿음'을 기초로 하는 일이다. 그래서 자칫 미신을 그럴싸하게 포장한 영적 지도자들에게 당신의 자유를 빼앗기는 것도 모자라 재산까지 잃지 않도록 조심해야 한다.

'치료 후유증'으로 불리는 우울증은 어쩌면 완치로 가는 길에 거쳐야만 하는 통과 절차인지도 모른다. 우울증은 결국 몸의 회복 속도가 빨라지자 정신적인 회복이 그 속도를 쫓아가지 못해 생기는 것이니 지금 당신의 아내는 그 과정을 겪는 중이라 힘들겠다고 생각하면 된다.

치료 후유증은 보통 만성피로, 수면 장애, 체중이 갑자기 증가하거나 감소, 수술한 팔 또는 다른 팔 쪽의 어깨 결림 등의 증상으로 나타난다. 의사는 환자의 후유증을 발견하고, 환자 스스로는 자신의 증상을 인정한다면 이제 해결 방안을 찾아 치료하면 된다.

심리 상담

정신적인 문제를 해결하는 일은 필수 중의 필수다. 그래서 모든 병동마다 정신과 또는 심리 상담소가 마련되어 있다. 물론 병원 환자

수에 비해 해당 의료진의 수가 넉넉한 것은 아니다.

정신과 진료나 심리 상담은 영상 촬영, 혈액 검사처럼 환자의 상태를 객관적으로 검증할 수 없다. 게다가 장기 치료가 필요한 환자는 내부에서는 감당하기 어려운 경우가 많아 외부 클리닉을 추천하거나 정신과 의사협회에서 도움을 받아 그 분야의 유명한 전문의를 환자에게 소개해주기도 한다.

솔직히 자기 발로 정신과를 찾아가는 사람들은 드물다. 우리가 받은 교육 환경이 그랬고, 그곳은 세상에 불만이 많은 낙오자들이 가는 곳처럼 잘못 인식되어 왔기 때문에 상담을 받고 싶어도 현실적인 벽이 너무 높다. 막상 상담을 받는 사람들조차 "박사님, 전 미친 게 아니에요!"라고 말하며 괜히 자기방어부터 시작하지 않는가.

마르틴은 자신이 겪은 일들, 자신이 느끼는 두려움과 환상에 대해 누군가에게 그저 속마음을 털어놓고 싶은 것뿐이다. 하지만 자신의 주치의에게는 암 전문의가 환자의 심리 상담까지 해줄 시간적 여유도 없을뿐더러 다른 분야라고 생각했기에 이런 이야기를 꺼내지 않았다.

아내는 남편에게도 이런 심정을 말하기 꺼리는데 어쩌면 당신을 보호하고 싶거나 괜히 당신까지 걱정하게 만들고 싶지 않기 때문일지도 모른다. 아내의 친구들 역시 '암'이란 단어만 들어도 벌벌 떨며 그녀에게 말도 안 되는 이야기를 한다. 자신을 '페스트 환자' 취급하는 지인에게 속내를 털어놓을 리 없다. 그렇다면 마지막 남은 사람은 바로 정신과 상담의다.

정신과 전문의도 사람의 마음을 치료하는, 명백히 의사다. 환자의 상태에 따라 약물 복용과 상담을 병행하며 환자의 정신적 고통을 치유할 수 있다.

남편의 입장에서 처음에는 아내가 정신과 상담을 받는 일을 주저할 수 있다. 하지만 정신과 상담의가 아내보다 암을 더 두려워하는 일만 없으면 된다고 생각하니 시간이 지날수록 아내의 심리 상담이 그렇게 싫지만은 않다. 게다가 프랑스에서는 단순 상담은 의료보험이 적용되어 국가가 전액 부담하니 비용 면에서도 접근성이 용이하다. 하지만 약물 처방이나 심리 상담사와의 상담이 비보험 처리될 경우, 환자 개인이 전액 부담해야 한다.

심리 상담 기간은 환자마다 치료 효과를 보는 소요 시간이 다르기 때문에 전적으로 환자 하기에 달려있다. 잘 알겠지만 환자 스스로 심리적으로 안정을 되찾을 때, 그때가 비로소 효과를 본 것이다. 그러나 배우자인 당신은 그 시점을 바로 알아채지 못할 수도 있다.

테러, 교통사고, 비행기 추락 사고 등 살면서 예기치 못한 사고를 당하게 되면 당사자가 속한 가족들은 정신적인 지지대가 필요해진다. 그렇다면 재난재해로 인한 환자들을 위급하게 치료할 상담사들은 어떤 이들인가? 가족 중에 누군가 바다나 산에서 조난을 당했다면 남은 가족의 정신적인 고통을 치유해줄 자는 누구인가?

이번에는 전쟁으로 상황을 바꿔서 생각해보자. 전쟁터에서 살아남은 생존자들은 집으로 돌아온 뒤에야 정신적인 치유를 시작할 여력이 생길 것이다. 일단 전쟁터에서는 목숨을 걸고 적과 싸워야 해서 정신적인 치료까지 생각할 겨를이 없다.

당신과 아내 역시 무엇이 가장 우선인지 잘 알고 있다. 치료 순서는 신체적 고통을 먼저 해결한 뒤 그다음에 정신적 고통을 다뤄야 한다는 것을 말이다. 다만 이 경우에는 적절한 때를 찾을 수 있어야 한다. 외과 수술이 인생 최대 위기에 대처하는 첫 번째 제스처라면 첫 번째 전투를 승리로 끝낸 뒤에는 상처를 붕대로 감는 단계가 필요하다. 치료의 속도와 시간의 완급 조절을 잘 마무리했다면 이제는 두려움과 긴장 상태에서 벗어나기 위한 대화가 필요한 때다.

앞에서도 이미 말했지만 심리 상담은 영상 촬영이나 혈액 검사로 환자의 상태를 진단할 수 있는 것과는 결이 다른 검사다. 의료진은 암 환자에게 정신적인 상담을 제안할 수는 있지만 최종 선택은 온전히 환자의 몫이다. 정신적인 치료가 필요한 타이밍에 어떤 방식으로 진행될지는 환자가 자율적으로 선택해야 한다.

예전, 그리고 지금

의료 분야는 시간이 지날수록 변화하고 있다. 당신의 지인 중 한 사람이 자신도 몇 년 전에 유방암 수술을 받았다고 고백한다. 그녀는 열흘간 입원했고 퇴원하는 날에는 배액관과 수술 실밥을 제거했다면서 간호사들이 하루에도 여러 번 병실로 찾아와 간병인처럼 자신을 간병했다고 했다. 의사들도 자주 회진을 돌며 환자의 상태를 지켜보곤 했다고 덧붙여 말했다. 아무래도 환자가 병원에 입원하게 되면 수술 후 신체적, 정신적으로 힘들 때마다 옆에서 누군가가 보살펴주게 된다.

그런데 요즘은 어떤가. 유방암 수술은 통원 치료가 가능해서 아침에 불안감으로 마음을 졸이며 병원을 찾은 환자는 당일 수술을 받고, 다시 환자가 아닌 일반인 모드로 집으로 귀가한다. 저녁에는 가족이 있는 집에서 잔뜩 쌓인 서류들을 읽고 작성하느라 분주하다. 그 서류에는 환자의 상태에 따라 필요하다면 정신과 상담을 동반할 수 있다는 내용이 적혀있다.

수술 후 다음 날, 환자의 상태를 확인하기 위해 병원에서 전화 한 통이 온다. 그리고 10일 뒤에 환자는 수술을 담당한 외과 의사를 만나기 위해 병원을 찾는다. 그때 의사는 환자의 수술 자국을 살피고, 환자는 검사 결과를 전해 들은 다음, 앞으로 어떤 치료를 이어갈 것인지 의사의 설명을 듣는다.

정신적인 치료를 위한 최상의 방법은 무엇이 있을까? 과거에는 수술을 받은 환자가 병원에 장기 입원을 했기 때문에 치료 이후에 의료진들의 보살핌을 어느 정도 받았었다. 그런데 지금은 다르다. 게다가 간호사와 심리 상담사라고 해서 모두 친절할 리 만무하다. 우리는 알지 않은가, 까칠한 간호사와 인상부터 뾰로통한 심리 상담사도 있다는 사실을.

당신의 아내는 수술을 앞두고 극도의 스트레스를 받았다. 드디어 수술을 마치고 회복실 침대로 돌아왔을 때는 종양이 제거되었다는 사실에 안도의 눈물을 흘렸다. 심리 상담은 바로 이 시기에 받으면 좋을까?

과도한 감정이 눈물과 함께 표출되었다고 해서 무조건 정신과 치료나 약물 복용이 필요한 때는 아니다. 물론 '위기 상태에 빠진' 일부 환자들은 정신적인 안정을 위해 빠른 응급조치가 필요하다. 상담보다는 진정제와 같은 약물 처방이 급하게 필요한 경우다. 이처럼 환자의 상태에 따라 정신적인 상담이 꼭 필요한 때가 있고 아닌 때가 있다.

종종 정신과 상담을 받은 암 환자들이 이런 고백을 하곤 한다.

"저는 항암 치료 동안 X 선생님에게 상담을 받았고, 또 Y 박사님을 찾아갔었는데요. 막상 가보니 딱히 무슨 말을 해야 할지 모르겠더라고요."

일상생활에서도 사람마다 각자의 속도가 있는 법이다. 도움과 지지가 의미를 가지는 순간에 치료를 받는 것이 환자에게 맞는 속도가 아닐까 싶다.

말을 한다는 것은 자기 안에 있는 무언가를 밖으로 내보내는 해방감을 경험하게 만든다. 정신적인 지원은 제삼자를 내면으로 들여보내는 행위인데 수술과 치료가 우선인 시점에서 오히려 정신 치료까지 동시에 한다는 것은 상황을 더 복잡하게 만들 수도 있다. 따라서 여기에서는 '암 수술과 치료 이후'를 시점으로 심리학적인 접근을 해보려 한다.

당신은 그러한 시점이 바로 아내의 치료가 모두 끝난 후, 그녀가 이제 일상의 삶으로 다시 돌아와 안도의 한숨을 내쉴 때쯤이라는 것을 피부로 느낄 수 있게 된다. 그때 아내는 자신이 그동안 속마음을 제대로 표출하지 못하고 지내왔다는 사실을 뒤늦게 깨닫는다. 지금까지는 자신의 질병, 증상, 치료 후 부작용에 대해서는 말해왔지만 정작 내면의 소리는 입 밖으로 모두 꺼내지 못했다.

이는 아내가 느끼는 두려움과 불안감, 환상에 대해 털어놓을 상대가 없었기 때문일 수도 있다. 그녀는 당신에게 걱정을 끼치고 싶지 않고, 친구 중에서도 자기 말을 제대로 이해해줄 만한 사람이 없었다. 그 친구들은 암이 전염병이 아닌데도 암 이야기만 나오면 벌벌 떨었다. 당신의 아내는 가족에게 걱정을 끼치고 싶지 않을 뿐이다. 그럴 때는 전문 심리 상담소를 찾아가면 된다.

마르틴은 자신과 같은 처지의 환자 중에서 정신과 치료를 이미 받았던 사람들에 대해 당신에게 이야기해준다. 그 사람들은 암이 발견되기 전에도 이미 수년간 상담 치료를 받았고 암 진단 이후 달라진 상황을 쉽게 수용하지 못해 계속 정신과를 찾았다고 했다. 또 어떤 여성 환자들은 본인보다 더 암을 두려워하는 상담사를 만났는데 상담 중 오히려 자신이 상담사를 격려해줄 정도로 주객이 전도된 상황을 경험했다고 말한다.

한 가지 분명한 것은 심리 상담을 받는 일은 개인적으로나 부부 관계에서도 무해하다는 사실이다. 상담을 받는다고 해서 아내가 위협을 받는 일은 절대 일어나지 않는다.

이외에도 어떤 환자들은 정신과 상담이 아닌 다른 탈출구를 찾기도 하는데 요가, 운동, 그림, 식단 등 심리적인 불안을 없애줄 대안들은 찾아보면 무궁무진하다. 또 서점의 의학 코너에는 암과 관련된 해결책을 제시한 책들이 얼마나 많은지 보게 되면 아마 깜짝 놀랄 것이다. 내용도 천차만별 가지각색이다.

그중 몇 권의 페이지를 넘겨보면서 당신이 명심해야 할 점이 있다. 그 책을 쓴 저자가 인류를 구원할 진리를 발견한 것처럼 자신의 방식을 신성시하지는 않는지, 비판적인 시각으로 꼼꼼히 따져보아야 한다.

　당신은 인생의 중요한 전환점을 맞이하는 시기에 많은 사람이 정답으로 인정한 공통 답안지를 확인하고 싶을 뿐이다. 그래서 안전하게 그 내용대로 실천하고 싶은 것이다.

24. 관리

모든 치료가 끝났다! 휴, 이제야 숨통이 트인다.

마르틴은 이제 한동안 '관리' 기간에 접어든다. 다소 모호한 표현이지만 '관리' 기간이란 앞으로 병이 재발할 수 있기 때문에 위험 요소를 점검하는 단계를 말한다. 그렇다면 대체 어떤 위험 요소를 말하는 것일까? 그리고 어떤 형태로, 언제 나타나는 것일까? 이 위험 요소를 피할 방법은 어떤 게 있을까?

당신은 지금껏 마땅히 해야 할 일들을 잘 해왔다. 아내를 지원해주고, 보호자로서 감당해야 할 일들을 잘 처리했다. 당신은 이제 모든 게 다 끝났다고 생각할 수도 있다.

그러나 당신의 아내는 몇 달 뒤 다시 병원을 방문해 또 건강검진과 방사선 검사, 혈액 검사를 받는다. 과거에 만났던 의사들을 다시 만나야 하는 그 과정에서 양가감정을 느끼게 될 것이다. 한편으로는 아내가 검사를 받고 결과를 기다리며 걱정했던 과거로 다시 돌아가는 기분마저 든다. 하지만 검사 결과에 아무 문제가 없으면 기뻐하며 그제야 마음을 놓는다.

종합 평가

처음 보는 낯선 의사들이 마르틴의 건강검진 종합 평가를 할 수도 있다. 아내가 과거에 어떻게, 누구에게 치료받았는지를 전혀 모르는 새로운 의사들이 검사를 할 경우, 제대로 정확하게 설명해주기보다는 "이 결과로는 재발 여부를 판단하기 어렵겠습니다." 또는 "의학적인 관점에서 해석해드리자면……."과 같이 이해하기 힘든 애매모호한 말로 종합 평가를 대신하기도 할 것이다.

생체 검사는 의사인 인간이 결과를 도출하는 것이 아니라 자동기계, 즉 '오토마타Automata'로 결과가 수치화된다. 이 수치는 플러스(+) 또는 마이너스(-)와 함께 굵은 글씨로 표시되지만 어떤 맥락인지 이해하지 못하면 의미를 전혀 알 수 없는 숫자에 불과하다. 그래서 당신은 건강검진 종합 평가표를 보아도 무슨 뜻인지 알 수가 없다. 그 의미를 해석해줄 암 전문의와 진찰 예약을 해야만 의사가 그 의미를 정확하게 전달해줄 것이다. 또한 마르틴의 진찰을 담당할 전문가가 누구냐에 따라 의미도 달라진다.

외과 의사는 생체 검사 결과를 무조건 신뢰하지는 않는다. 그래서 그들이 당신에게 혈액 수치의 갑작스러운 변화를 설명할 때면 환자와 보호자가 어리둥절해지기도 한다. 그는 단순히 수치보다는 어떤 방식으로 도출한 결과인지를 더 주의 깊게 살펴야 한다고 충고한다(검사 결과 밑에 작은 글씨로 깨알같이 적힌 문구에 그 힌트가 숨어있다). 그만큼 완전히 신뢰할 수 없기에 인체의 여러 수치를 측정하는 검사의 기술력은 나날이 발전하고 있다.

검사 결과 의사로부터 그런 말을 들었다고 해서 재발률이 전보다 더 높아졌다는 뜻으로 해석할 필요는 없다. 의사는 단지 환자들에게 100퍼센트 맹신하기 힘든 혈액 수치로만 환자의 상태를 판단하기보다는 조금이라도 석연치 않은 문제를 발견했을 때 바로 그 부분에 대해 환자들에게 있는 그대로 솔직하게 말하는 쪽을 더 선호하는 것일 뿐이다.

관리의 규칙

드디어 검사 결과를 모두 듣고 진찰도 끝났다. 임상진단학, 방사선학, 생물학 등 어느 관점에서 보아도 아내의 몸에서 비정상적인 증후가 전혀 발견되지 않을 때, 모든 결과가 긍정적일 때 당신과 아내는 비로소 안심한다. 재발의 기미가 보이지 않더라도 의사는 앞으로 어떻게 달라질지 모르니 나중에 추가 검사와 진료를 받는 게 좋다며 걱정 어린 멘트를 잊지 않는다.

아직 모든 '관리'가 다 끝난 게 아니다. 마르틴은 의사가 그녀에게 상태가 호전되고 있다면서 '나중에'라고 말하는 게 그렇게 듣기 싫지는 않았다. 그건 당신도, 당신의 자녀들도 마찬가지일 것이다.

관리 규칙이 제대로 정립되었다고 해서 우리가 그것을 잘 준수할 수 있다는 의미는 아니다. 어떤 의료진들은 '관리의 프로토콜'을 철저하게 준수하며 환자에게 건강검진, 영상 촬영, PET 촬영, 생체 검사를 더 자주 권장한다. 반면에 어떤 의료진들은 '고위험군' 환자들을 선별해서 재발 가능성을 조기에 발견해 너무 늦지 않게 치료하려고 애쓴다. 게다가 환자마다 접근방법이 다르다는 사실에 환자들은 좀처럼 마음이 놓이지 않는다.

결국 걱정스러운 마음에 환자가 직접 나서서 의사에게 더 많은 검사를 요구하는 경우까지 발생한다. 그러한 결정은 보호자인 가족을 안심시키는 동시에 환자 자신을 위한 것일지 모른다.

또한 도시에 거주하는 환자는 치료를 받은 병원에서 꼭 관리를 받지 않고 이동하기 편한 다른 의료기관으로 장소를 옮길 수도 있다. 검사와 대기실에서 기다리는 시간을 단축하고 새로운 질병에 걸릴 경우, 그와 관련된 다른 전문 병원을 찾아 치료를 받는 방식이 좋기 때문이다. 이런 경우 환자의 이전 치료 기록을 다른 일반의 또는 산부인과 전문의가 열람할 수 있는 절차가 마련되어 있어서 환자의 병원 변경이 까다로운 일은 아니다.

환자의 의료 기록을 의사들이 공유하는 것은 이론적으로는 매우 바람직해 보인다. 그러나 현실적으로 보면 병원마다 의료 기술 수준에 차이가 있어서 기술적인 난관에 봉착하거나 기록에 대한 비밀 유지와 같은 사생활 침해에 문제가 발생할 가능성도 배제할 수는 없다. 왜냐하면 의료기관마다 전문적인 검사 방식이나 절차가 조금씩 다르기 때문이다.

의사마다 환자를 대하는 태도도 천차만별이다. 어떤 의사는 인사도 하는 둥 마는 둥 대충 웅얼거리고 검사도 빨리 끝내고 영상 촬영도 서둘러 하고 진찰도 빨리 끝내는 식이다. 정반대의 의사는 어떤가? 일단 당신의 이름을 부르며 인사말을 건네고 자리에 편안하게 앉을 때까지 기다려줄 것이다. 그러고는 당신의 마지막 진료 차트에 적힌 내용을 요목조목 자세히 설명해줄 것이다. 당신은 아무개 환자 몇 번이 아니라 인격을 가진 개인으로 대우받는 느낌이 들 것이다. 의사의 말 한 마디가 환자에게는 엄청난 영향을 미치게 되니 말이다.

이따금 상담 진료를 각종 검사로 대체하는 병원도 있다. 혈액 검사 결과를 분석하고 영상 촬영하는 것이 대화를 나누는 것보다 더 빠르게 환자의 상태를 분석할 수 있기 때문이다.

미국, 캐나다, 호주처럼 땅덩어리가 큰 나라에서는 집에서 병원까지 너무 멀어 불편을 겪는 환자들이 있다. 그런 환자들은 특히 검사를 주기적으로 받는 일이 매우 중요하다. 의사와의 상담은 온라인으로도 충분히 가능하며, 설문조사에 응답하는 식으로 검사해도 충분하다.

특히 젊은 의사들은 환자와 의사의 미묘한 관계에 대해 아직 훈련이 안 되어 있거나 미숙한 면이 많다. 환자의 말에 귀 기울일 줄 아는 것도 하루아침에 되기보다는 시간이 걸리는 일이다. 그래서 요즘에는 환자의 마음을 읽고 상담해주는 인공지능 로봇이 개발 중이라고 한다. 몇 년 후에는 이 로봇이 모든 문제를 해결해주기를 바란다.

진료실에서 만난 어떤 의사는 의과대학 시절 모교의 나이 지긋한 교수가 해준 조언을 우리에게 들려준다. 그 교수는 환자와 보호자에게 진단과 치료에 관해 설명하고 그 설명을 의사에게 다시 들려달라고 한 뒤, 몇 분 동안 그들의 말에 귀를 기울여보라고 했다. 이 환자가 자신이 걸린 질병을 제대로 이해했는지 확인하기 위한 단계인 동시에 앞으로 반복될 진찰과 치료의 첫 단추를 잘 끼우기 위함이다. 이러한 대화법은 여러모로 둘 사이의 상호 작용에 걸리는 시간을 단축해준다.

캐나다의 어느 의사는 환자와의 진료 시간에 내용을 장황하고 길게 설명하기보다는 1분 안에 메시지를 전달하고 환자에게 되묻는 대화를 시도한다고 고백했다. 바로 이것이야말로 원활한 소통을 위한 전략이 아니고 무엇이겠는가.

진행 절차

의료협회가 추천하는 관리 방식은 다음 네 가지 사항을 준수한다.

- 검진이 시작될 때는 항상 "안녕하세요, O 부인. 요즘 어떻게 지내셨어요?"라고 먼저 묻는다. 그런 다음에 의학적인 검사를 차례대로 진행한다. 암 수술을 받은 가슴과 그렇지 않은 가슴을 손으로 번갈아 가며 만져보며 변화를 확인한다. 겨드랑이 밑 림프절에 이어 양쪽 쇄골과 수술 자국이 있는 흉터 상태를 확인한다. 이때 의사가 환자와 마주 보며 선 채로 검사를 하기도 하고, 진찰 침대에 눕게 해 검사를 하기도 한다. 의사 개인마다 선호하는 진찰 방식이 다를 수 있다.
- 주로 초음파 촬영으로 진행하는 유방 촬영은 중요한 2차 검사

다. 유방 조직이 치밀한 환자들은 특별히 MRI 검사를 받기도 한다. 이 검사는 관리 검사로 필수는 아니며 초음파처럼 암을 조기에 발견하는 데 유용하지는 않다. 게다가 미세석회침착을 확인할 수 없을 뿐만 아니라 폐소 공포증이 있는 환자는 이 검사를 꺼린다. 그리고 심장이 좋지 않아 '심박조율기'를 장착한 환자는 피해야 할 검사다.

- 당신의 아내에게 나타날 수 있는 '잠정적 증후'를 예상하고 의사는 그 증후에 따라 여러 가지 검사들을 진행한다.

- 아내가 특별히 어떤 검사를 요청할 수도 있는데 의사가 볼 때 이해할 수 있는 '합리적인' 검사라고 판단되면 예외적으로 받을 수 있다.

심리적 부담

의료진들은 '고위험' 환자에게는 관리를 더욱 '강도 높게' 진행할 것을 제안한다. 여기서 말하는 '고위험'이란 무엇일까? 국소적, 지엽적, 원거리의 위험 요소를 모두 포함하는 것일까? 이런 환자는 어떤 검사를 받아야 하며 어떤 주기와 속도를 유지해야 할까? 이러한 질문들에 대해서는 여러 학회에서 진지한 논의를 거듭해 해답을 모색하는 중이다.

앞서 언급한 검사들은 당신뿐만 아니라 아내의 정신 건강에 이중적인 역할을 한다. '검사를 많이 할수록 더 제대로 관리받고 있다'는 계산을 머릿속으로 하며 안심이 되기도 한다. 하지만 다른 한편으로는 검사를 새롭게 받을 때마다 결과가 안 좋으면 어쩌나 노심초사하고 불안할 수밖에 없다. 그러다가 시간이 꽤 흐르면 이제 검사가 귀찮아지는 단계에 이른다. 당신의 아내는 더 이상 검사를 받을 필요가 없다고 스스로 느끼기까지 한다. 그렇게 되면 검사를 받는 주기가 전보다 점점 길어지는 것은 당연지사다.

그러나 마지막까지 긴장의 끈을 놓으면 위기가 발생할 수 있다. 검사를 멈추면 아내는 병원의 간섭에서 완전히 손을 뗀다는 뜻으로 해석되며 그러는 사이에 갑자기 몸에 이상이 생기면서 암이 재발할 우려가 있기 때문이다.

관리의 어려움

혈액 검사야말로 환자의 몸 상태를 가장 정확하게 확인할 수 있는 훌륭한 검사다. 북미에서는 의사들이 혈액 검사를 적극적으로 권장하며 2년마다 국가적인 차원에서 모든 국민에게 혈액 검사를 받게 한다. 게다가 혈액 검사는 법적으로 효력을 가지는 확실한 검사라 할 수 있다.

의사들 가운에 '시에이^{CA} 15-3'의 양을 측정해서 환자의 상태를 확인하는 혈액 검사를 추천하지 않는 경우도 있는데 그 검사가 신뢰할 만한 정보를 제공하지 않는다고 판단했기 때문이다. 하지만 시간이 흘러 지금은 상황이 달라졌다. 암 치료가 잘되었고 재발의 위험이 없는지 혈액 중의 'CA 15-3'의 양을 측정하는 횟수가 기하급수적으로 증가하는 추세다.

당신이 아내의 검사 결과지를 본 적이 있다면 이 수치가 정상이라는 서면 확인증을 받게 될 것이다. 아내의 건강이 지금은 괜찮다는 것을 증명하는 일종의 보증서인 셈이다. 연륜 있는 의사가 마르틴도 익히 들어본 이 검사를 권할 경우 아내는 당연히 이를 믿고 받아들이게 된다. 그러나 단순히 인간적인 신뢰 때문에 아무 검사나 무조건 받을 수는 없다. 당신도, 아내도 인정할 수 있을 만한 객관적인 증거가 뒷받침되어야만 한다.

어느 병원에 가든지 모든 의사가 만장일치로 찬성하는 검사 주기(3개월, 6개월, 1년마다 등)나 검사 기간(정해진 제한 없음)이란 없다. 의료진은 환자의 과거 병력과 심각성, 다시 심해질 가능성, 치료 경력, 초기 치료부터 지금까지 걸린 시간 등 여러 가지 조건들을 고려해 환자의 검사 내역을 전략적으로 짠다. 이렇게 꾸준히 환자의 몸 상태를 확인하고 각종 검사를 한다고 해서 병의 출현이나 재발을 완전히 막을 수 있는 것은 아니다. 간격암이 검사 중간 쉬는 기간에 나타날 수 있기 때문이다.

환자가 검사를 주기적으로 받으며 몸에 일어난 변화 과정을 분석하는 일은 조기 진단을 가능케는 한다. 그리고 의사가 빨리 증상을 발견하기 때문에 차후 치료에서도 더 안정적이긴 하다. 환자가 받는 치료가 병을 낫게 하는 데 얼마나 효과적인지 평가하는 의사들에게는 이런 검진과 검사들이 유용한 것은 두말하면 잔소리일 것이다. 하지만 치료라고 해서 무조건 환자에게 다 맞는 것은 아니므로 부작용을 호소하거나 후유증이 치료 전과 후에 나타날 수도 있다는 걸 명심해야 한다.

암 치료 후 환자들은 몇 년 동안 경구 복용이 가능한 호르몬제를 처방받기 위해 병원을 찾는다. 모든 치료가 그렇듯이 호르몬 요법은 여러 가지 부작용이 생기는 치료법이다. 따라서 남편은 암 환자였던 아내의 말을 경청하며 내성이나 부작용으로 힘든 점은 없는지 아내 곁에서 주도면밀하게 관찰하며 평가해야 한다. 이 호르몬 요법은 환자의 내성 반응이 개선될 수 있도록 얼마든지 환자의 특이 사항에 맞추거나 다른 식으로 바뀔 수 있다.

당신의 아내가 받는 호르몬 요법은 적어도 5년 동안은 꾸준히 받아야 하는 치료다. 아내를 담당한 의사가 당신에게 향후 2년간 아내는 타목시펜을 처방받을 것이고 그다음에는 아로마타제 억제제로 바꿔서 3년간 처방받을 것이라고 알린다. 일단 5년간 치료를 받아야 하는 것은 확실하지만 그 후에 치료 기간이 연장될 수도 있다. 항호르몬제의 부작용으로 내성이 심할 때, 그에 대한 대체 효과를 노리려면 치료를 더 받아야 하기 때문이다.

하지만 당신은 미국에서는 호르몬 요법을 받는 전체 환자의 20~40퍼센트가 2~3년 후에 치료를 포기한다는 통계 결과를 듣게 될 수도 있다. 물론 환자마다 치료를 중단할 수밖에 없는 사연은 가지각색이다. 그런데도 최근 의학 논문에 따르면 일부 의료진들은 7년, 더 나아가 10년 동안 꾸준히 치료를 받아야 한다고 강조한다. 어째서 치료 기간이 그 정도로 연장되어야 하는 것일까?

치료의 연장은 일단 환자가 겪는 부작용과 내성을 고려해 결정하게 된다. 어떤 환자들에게는 치료가 일상생활에 지장(관절염, 골다공증, 질 건조 등)을 줄 수도 있다. 환자의 개별적 상황에 따라 치료제를 신중하게 선택해야 하는데 보호자인 당신은 아내가 큰 거부 반응이 없으면 치료를 연장해도 좋다고 생각할 것이다. 그러나 결정은 당신의 몫이 아니다. 만약 아내가 치료를 멈추고 몇 달 후에 암이 재발한다면 어떻겠는가.

치료를 이어가는 관리 기간은 한편으로는 아내를 보호하는 동시에 심리적 안정감을 준다. 또 다른 한편으로는 치료를 계속 받는다는 것은 아직도 아프다는 의미이므로 증상이 다시 악화할 가능성을 배제할 수만도 없다. 고혈압, 동맥 경화나 당뇨 질환자들은 죽을 때까지 '평생' 약을 달고 살아야 한다는 걸 잘 안다. 하지만 암 환자는 경우가 좀 다르다. 정신적인 중압감이 다른 질환자들과는 확연히 다르기 때문이다.

의사가 환자를 주기적으로 만나 진찰하고 검사하는 일은 의사 본인에게도 환자 관리 차원의 문제를 발생시킨다. 마르틴이란 환자를 처음부터 끝까지 잘 관리해야 하는데 현실적인 여건은 여의치가 않다. 환자가 의사에게 아무리 완벽한 관리를 요구해도 의사가 환자의 희망대로 다 맞춰줄 확률은 매우 낮기 때문이다. 지속적인 관리를 받아야 하는 환자 수는 계속해서 늘고 있는 가운데 그 속도를 맞출 의사 수는 줄고 있다. 그러다 보니 의사들의 행정적인 업무, 서류 관리의 부담이 전보다 더 막중해졌다.

결국 의료진들로 구성된 네트워크가 발전하게 되면서 종양학 전문의들은 환자의 전체 관리 또는 부분 관리를 '프로토콜'에 맞게 일반이나 전문의 동료들에게 위임하기도 한다. 관리를 담당하게 된 의료진들은 환자들이 과거에 암 전문의에게 받았던 검사와 진료를 대신 맡게 된 상황을 충분히 이해할 수 있도록 설명한다. 그러나 문제가 발생할 경우에는 언제든 암 전문의를 만날 수 있는 조항도 위임장에 명시되어 있다. 환자들은 결코 주치의에게 '방치된 것'이 아니라는 걸 명백하게 하기 위해서다.

암 재발 확률은 해가 갈수록 조금씩 낮아지는 추세다. 그렇다고 재발이 결코 없을 것이라고 장담할 수는 없다. 그래서 지속적인 관리의 주기 간격을 구체적으로 결정하기는 어렵다.

상대적으로 '연로한' 환자들은 관리를 받은 지 수년이 지나도 자신을 치료해준 '주치의'를 떠나지 못한다. 그러다 보니 종양학 전문의가 그들의 일반의 역할까지 도맡아 하며 둘 사이에 친분이 깊어지기도 한다. 암이라는 병에 맞서 함께 싸우면서 어려운 모험을 헤쳐나간 전우애랄까.

병원이 암 치료 전후를 아우르며 환자들의 상태를 지속해서 관리하는 일은 후에 언론에 대서특필할 만한 암 치료법을 발견하는 데 도움이 될 것이다. 대규모로 개최되는 세계적인 학회에서 발표된 이론들이 생중계로 전 세계에 전파되면서 시민들에게 큰 파장을 일으킬 뿐만 아니라 같은 분야에 종사하는 전 세계 의료진들에게 귀감이 될 만한 정보를 제공할 수 있기 때문이다. 언론사 중에는 국제 의학 잡지에 실릴 논문이 발표되기도 전에 미리 잡지의 예비 목차를 입수해 검토하는 곳도 있다고 한다.

이렇듯 당신을 비롯해 얼마나 많은 사람이 이 주제에 관심을 쏟는지 모른다. 그럴수록 역병처럼 떠도는 풍문에 현혹되는 일이 없도록 당신부터 먼저 조심하길 바란다.

25. 후유증

지속적인 검사와 관리를 받는데도 환자에게 좋지 못한 증후가 발견되기도 한다. 심하면 암이 재발하기도 한다.

외과 수술과 치료 후에 환자는 암에 걸리기 이전의 삶으로 돌아가길 간절히 원한다. 그러나 안타깝게도 확률상 완벽하게 예전처럼 살기는 힘들다. 암 환자는 치료가 끝난 후에도 계속 불안정에 맞서 싸워야 한다.

수술 흉터

외과 수술로 몸에 남은 흉터 자국은 몇 년이 지나면 눈에 잘 띄지 않을 정도로 희미해진다. 물론 가슴을 상당 부분 도려낸 절제술을 받으면 수술 자국이 겉으로 볼 때 티가 난다. 흉터 자국이 비교적 예쁘게 남는 예도 있는데, 환자가 유방 복원술을 하지 않은 이상 유방의 윤곽은 수술 후 사라진다.

하지만 환자에게 남은 '정신적 트라우마'가 꼭 수술 흉터 길이에 비례하는 것은 아니다. 어떤 환자는 가슴과 겨드랑이에 난 작은 흉터조차도 용납하지 않고 힘들어하는 반면, 어떤 환자는 가슴 전체를 절제하는 수술을 했어도 전자의 환자보다 트라우마가 덜하다.

수술 전 외과 의사는 수술 진행 과정을 가시적으로 설명하며 성형 수술도 같이 언급한다. 암 종양 제거와 동시에 성형을 하는 방식인데, 이 수술 방식은 해부학적으로나 미학적으로나 환자에게 일어날 손실을 최소화한다.

하지만 1차 수술인 종양 제거술을 앞두고 환자에게 갑자기 미학적인 측면을 강조하는 게 망설여질 수는 있다. 죽느냐 사느냐의 위기에 처한 사람에게 대수술과 함께 성형 수술까지 부추기는 것처럼 보일 수 있기 때문이다. 어쩌면 환자에게는 목숨이 걸린 제거술과 달리 성형 수술은 부차적이고 겉보기를 강조하는 허례허식처럼 느껴질 수도 있어 더욱 조심스럽다. 하지만 이런 이야기를 의사가 먼저 꺼내주어서 당신은 오히려 고마워할 수도 있다. 양쪽 가슴의 대칭과 균형을 생각한다면 성형 수술의 가치를 인정할 수밖에 없다.

환자 대기실에서 만난 한 유방암 환자가 아내 마르틴에게 유방 성형 수술에 대해 적극적으로 찬성하며 미리 하지 못한 게 아쉬운 듯 이런 말을 한다.

"내가 좀 더 일찍 알았더라면 의사 선생님에게 유방 축소술을 부탁했을 거예요."

그 여성은 가슴에 종양이 있다는 사실로도 이미 충분히 불안했을 텐데 절제술과 동시에 유방 축소술을 받고 싶었다고 말한다. 과연 그 말이 진심일까? 종양이 없는, 아프지도 않은 다른 쪽 가슴까지 같이 수술을 한다는 것은 환자로서 쉬운 결정은 아니다. 이 문제는 남편인 당신이 직접 결정할 일도 아니다.

　부부의 일상은 암 진단 전후로 크게 달라졌다. 아내의 가슴 모양도 전과 달라질 수밖에 없다. 유방 복원술이든 노화로 처진 가슴 모양을 잡아주는 성형 수술이든 어떤 시도든 부부의 삶에 다시 활기를 돋구어줄 가능성이 높다. 아내는 기꺼이 자기 가슴을 젊었던 시절로 되돌리고 싶을 것이다.

　외과 의사는 환자와 이 수술에 대해 진지한 대화를 가져야 한다. 이때 남편과 함께 상담을 받으러 오라고 제안하는 의사도 있다. 당사자인 환자와 달리 배우자인 남편은 유방 성형이란 말만 나와도 괜히 수줍어하며 말을 아낀다. 당신은 아내가 어떤 수술을 받을지 선택하는 동안 옆에서 조언을 줄 수 있다. 아내의 신체 변화를 있는 그대로 받아들이고, 이 수술이 결코 외모지상주의에서 비롯된 경박한 수술이 아니라는 것을 이해해주면 된다.

　성형 수술을 받게 되면 당신의 아내는 예전과 다른 가슴 형태를 갖게 될 것이다. 어쩌면 겉으로 보기에도 티가 확 날 수도 있다. 암 치료를 받는 동안 소홀했던 부부의 성관계에도 새로운 변화가 일어날지 당신의 아내는 내심 궁금할 것이다.

방사선 색소 침착

가시적인 후유증은 외과 수술로만 생기는 게 아니다. 방사선은 피부 조직에 변화를 일으키기 때문에 방사선 치료를 받는 동안 환자의 피부에 '색소 침착'이 생길 수 있다. 특히 치료 막바지에 이르렀을 때 가장 심하다.

이 색소 침착은 방사선이 피부에 노출되면서 생기는 당연한 반응인데 환자마다 정도의 차이가 있으며 흡연자들은 비흡연자들보다 이 후유증이 더 잘 나타난다. 그러나 이러한 피부 반응은 일시적이어서 국소 치료를 하거나 인내심을 가지고 기다리면 몇 주 또는 몇 달 후에는 점점 옅어지면서 정상으로 돌아간다.

외과 의사와 방사선과 전문의는 방사선 치료를 받은 부위는 절대 심하게 문지르거나 마사지를 하면 안 된다고 당부할 것이다. 치료를 받는 림프절에 자극을 가하면 아프기도 하거니와 빨갛게 부어오르면서 부종이 생길 수 있어서다.

유선 조직 주변이 붓게 되면 예전 상태로 회복하는 데 시간이 오래 걸린다. 부종을 단시간에 없애는 완벽한 방법은 아직 없다. 어쩔 수 없이 인내심을 가지고 기다릴 수밖에 없다. 어떤 의학 전문가는 림프관의 투과성을 조절하는 방식으로 해결책을 제시했지만 실제로 효과가 입증된 것은 아니다. 흡연하는 환자들을 대상으로 '병태 생리학Pathological Physiology(병의 현상을 생리학적으로 연구하는 학문 —옮긴이)'에 근거한 대안인데 실제로 학계에 발표된 지 몇 년이 지났지만 림프학 전문의들 사이에서 호응을 얻지 못하고 있다.

외과 수술이 환자의 신체를 변형시킨다면 방사선 치료는 외과 수술로 달라진 몸 상태를 더 안 좋게 만들 확률이 아주 높다. 이때 환자가 성형 수술을 받지 않으면 변형된 정도가 더 부각될 수밖에 없다. 가끔 방사선 치료를 받고 난 피부 조직에 뒤늦게 성형 수술을 시도하려고 하는 사례도 있는데 그럴 경우 수술 과정이 훨씬 까다롭고 이미 방사선에 노출된 피부가 후유증으로 훼손된 상태여서 추가적인 외과 수술이 흉터 자국을 더 깊게 만들 수도 있다.

방사선 요법으로 피부에 색소 침착이 생기면 치료 부위가 일광욕을 오래 한 것처럼 몇 달 동안 까무잡잡한 상태를 유지한다. 마치 몸에 '문신'을 한 것처럼 방사선에 노출된 신체 부위에 흔적이 남는다. 하지만 요즘에는 기술력이 좋아져 현대 의료 장비를 이용해 치료 부위에 영상 촬영을 병행하면서 이 흔적을 사라지게 만들 수 있다.

어떤 경우는 방사선 요법을 마치고 2~3년이 지나 뒤늦게 색소 침착 반응이 생기면서 피부 혈관이 늘어나기도 한다. 이와 같은 비정상적인 피부 반응은 전문 용어로 '모세혈관 확장증'이라고 부른다. 피부에 미세한 혈관들이 많이 보이면 외관상으로도 보기 안 좋다. 신체 어느 부위에 생기느냐에 따라 심각성의 정도가 달라지는데 보통 흉골 주변에 자주 생긴다. 이론적으로 레이저 시술로 모세혈관은 축소할 수 있다. 레이저 시술을 받으면 확실히 피부의 색소 침착도 옅어진다.

요즘에는 방사선 피폭량을 제한하고 노출 범위를 조절하면서 안전을 더 생각하기 때문에 예전보다 모세혈관 확장증의 빈도수가 많이 줄었다. 점점 더 정밀해진 피폭량 분석 기술 덕분에 환자들의 피부 색소 침착 반응이 전보다 줄었다. 실제로 방사선의 과도한 노출은 환자의 신체를 훼손할 뿐만 아니라 삶의 질을 떨어트린다. 설상 가상으로 환자가 그다음 단계에 받아야 하는 검사와 치료에도 차질을 빚을 수 있다.

　방사선 치료를 받을 때 유전적으로 더 '예민한 반응'을 보이는 환자 그룹도 있다. 이런 환자들은 방사선 치료 기간에 더 심각한 합병증을 호소한다. 가족 중에 이미 이와 유사한 후유증을 호소한 적이 있는지 세부 조사가 필요하다. 방사선 치료 후유증이 유전병처럼 대물림되는 일은 매우 희귀한 사례이긴 하지만 병리학적으로 연구해 볼 가치가 있다.

약물 치료 후유증

약물 복용에 따른 후유증을 호소하는 환자들도 있다. 항암 치료를 받는 동안 폐경기 전 여성에게는 무월경이 찾아온다. 폐경기는 50대에 찾아오는 것이 보통인데 여성이라면 누구나 언젠가는 자신이 생리를 하지 않을 날이 올 것이라는 사실을 잘 알고 기꺼이 변화를 받아들인다. 그러나 폐경 후 갱년기에 갑자기 얼굴이 화끈거리면서 열이 나는 증상은 힘들어한다.

　이 증상에는 뚜렷한 치료법도 없어서 갱년기 여성들은 인내심을 가지고 이 시기를 보내야 한다. 에스트로겐이 포함된 여성 호르몬제를 복용하면 증상을 완화하는 데 나름대로 효과가 있다고 들었다. 하지만 호르몬 수용체 양성 유방암 환자에게는 이 약물 복용도 권장사항은 아니다. 항우울제 성분을 소량 복용하면 이 갱년기 증상을 완화하는 데 도움이 된다고 한다. 하지만 많은 여성 환자는 우울증 치료제를 복용하길 망설이며 꺼린다.

이어서 약물 치료의 또 다른 후유증으로 체중 증가가 있다. 하지만 환자의 몸무게가 증가하는 이유에는 두 가지 서로 다른 원인이 존재한다. 첫 번째는 항암 치료제 성분과 코르티손(부신피질 호르몬제)이 간 기능을 저하해 살이 찌는 경우가 있다. 이런 경우는 치료를 중단하면 자연스럽게 몸무게가 그 전으로 돌아간다.

두 번째는 식습관의 변화로 인한 체중 증가다. 아무래도 항암 치료 기간에는 먹는 것에 제약이 많다 보니 치료가 끝나면 환자는 그동안 먹고 싶었던 군것질의 욕구를 떨쳐낼 수가 없다. 먹고 싶어도 못 먹고 참아왔던 음식들에 보상 심리가 작용하면서 폭식을 하는 경우가 잦다. 이럴 때는 환자가 독하게 맘먹고 식이요법으로 식단을 조절하면서 다이어트를 하면 체중 증가는 크게 문제 되지 않는다.

약물 치료의 또 다른 후유증으로 손가락과 손톱에 생기는 문제를 꼽을 수 있다. 직업적으로 손을 쓸 일이 빈번하거나 손 노출이 많은 일을 하는 환자에게는 여간 고민거리가 아닐 수 없다. 다시 정상적인 모습으로 돌아가기까지 시간도 오래 걸리고 일단 겉으로도 흉해 보여서 여러모로 일상생활에서 환자를 불편하게 만든다.

이외에도 예민해지거나 심신의 고통을 수반하는 후유증도 항암 치료의 불청객들이다. 주로 탁산Taxane이나 플라틴Platine, 아로마타제 억제제 복용이 이런 문제를 수반하는데 악력이 떨어져서 손에 든 물건을 자주 놓친다. 수작업이 필수인 직업군, 예를 들어 보석세공이나 치과업에 종사하는 환자에게는 이 후유증은 직업적으로 위기를 가져올 정도로 심각한 것이다. 반면에 희소식을 전한다면 항암 치료 기간 또는 그 이전에 규소 성분이 포함된 매니큐어를 바르면 약물 치료 과정에서 손톱이 까맣게 변하는 것을 막을 수 있다.

암 환자는 성관계에도 어려움을 느끼는데 그 이유는 다양하다. 일단 성욕(리비도)의 감퇴, 난소 기능 중지, 질 건조, 에스트로겐을 억제하는 호르몬 치료제 복용 등이 대표적이다. 질 좌약이 실제로도 이와 같은 문제점을 줄여주는 역할을 한다.

마르틴의 산부인과 전문의는 유방암 환자였던 당신의 아내에게 에스트로겐 성분을 처방하는 일을 망설인다. 게다가 질 좌약의 사용 설명서를 읽으면 '유방암 환자에게는 권장하지 않는다'는 문구가 크게 적혀있다. 과연 누가 이 말을 믿을까? 어쩌면 이 질 좌약이 유방암의 진행 상태를 더 악화시킬 가능성도 있다. 일부 산부인과 전문의는 레이저로 질 축소술을 하면 만족도가 괜찮다며 조언한다.

만약 어떤 부부에게 성관계에 문제가 있다면 암 진단 이전부터 이미 존재했었던 부부의 다른 갈등을 더 악화시킬 수 있다. 암 선고와 암 치료는 결국 사태를 더욱 악화시키는 결과를 초래한다.

부작용과 후유증의 차이

치료의 부작용과 후유증 사이에는 미묘한 차이가 있으며, 둘 다 시간이 해결해주는 것들이 대부분이다. 치료 기간에 빠졌던 머리카락은 시간이 지나면 다시 듬성듬성 자라기 시작한다. 항암제 중 시스플라틴Cisplatin 치료제는 환자의 손에 후유증을 남기는데 이것은 유방 절제술 후 팔이 붓는 부종과 비슷한 후유증을 동반한다.

게다가 '만성 피로'는 항암 치료 후에 빈번하게 찾아오는 고질적인 후유증이다. '단순 피로'와의 구분이 애매하기 때문에 환자의 장기에 문제가 생길 때 심리적인 건강 문제가 동시에 발생하면 상대적으로 이 후유증을 알아채기가 더 수월하다. 이처럼 '지지적 치료'는 모든 치료의 필수 코스로 볼 수 있다.

과거 종양학 연구가 시작되던 초창기 몇십 년 동안에는 종양을 제거하는 치료법이 연구의 중심이었다. 하지만 지금은 암 환자가 치료 후 10년 생존율이 90퍼센트를 넘는다. 이제는 환자들이 다시 '평범한' 일상으로 돌아가기 위한 재정비에 신경을 쓰는 새로운 관리법이 필요하다. 환자가 그동안 겪었던 트라우마를 잘 극복할 수 있는 방식으로 접근해야 한다.

영어의 '서바이벌'이란 단어는 인생을 살면서 절체절명의 위기를 맞이했으나 용케 잘 빠져나온 개인을 수식할 수 있다. 그런 의미에서 암에 맞서 싸운 환자들이야말로 서바이벌이란 표현이 잘 어울린다.

오늘날의 의학은 생명철학과도 맞닿아 있는 면이 있다. 의사는 환자 개인이 가지고 있는 내적 에너지를 밖으로 표출하도록 도와주는 역할을 한다. 반면에 주어진 운명에 체념하며 내적인 에너지를 저하해 소모하는 일은 경계해야 한다.

우리가 예상하고 기대한 의사의 모습과 실제 치료를 담당한 의사의 모습이 항상 일치하는 것은 아니다. 이제 의사들은 상대방의 기대치에 대해서도 고민하고 신경 써야 할 때다.

26. 재발

"이제는 환자가 내 직업이 된 것 같다.
나는 빨리 그 일에서 해고당하고 싶다."
— 뤼방 오지앙의 《나의 길고 아픈 밤》 중에서

당신은 이제 웬만한 검사와 진찰은 익숙해졌다. 그런 당신은 검사를 받으러 가는 날짜가 언제인지도 대략 감을 잡았다.

아내가 병원에 검사를 받으러 가는 날에는 당신도 덩달아 긴장된 시간을 보낸다. 검사 결과에 대해 아내는 "다 괜찮대"라고 말해주는 날이 아닌 날보다 더 많다.

하지만 그날은 아니었다. 글쎄 아내의 몸속에 암세포가 끈질기게 다시 찾아온 것이다!

이상 신호

마르틴은 최근 당신 없이 혼자 병원을 찾아 주치의를 만났다. 항암 치료가 끝나고 시간도 꽤 흐른 데다 이제는 아내가 병원에 갈 때마다 당신이 따라가지 않아도 된다고 생각했기 때문이다. 아내를 따라가 하루 반나절 동안 병원에서 기다리는 것도 쉬운 일은 아니다.

그러던 어느 날, 아내의 몸에 이상 신호가 발견됐다. 의사는 추가 검사를 권해 생체 조직 검사와 영상 촬영을 했다. 결과를 기다리는 내내 당신은 데자뷔를 느끼며 과거의 기억을 떠올렸다. 아내는 당신에게 검사 결과를 바로 알려줄 수도 있지만 기다렸다 나중에 1차 치료를 받을 때쯤 당신에게 재발 소식을 알릴 수도 있다. 그 이유는 당신을 보호하고 싶어서일까? 아니면 당신에게 결과를 알려주기 전에 본인 스스로 충분히 마음의 준비를 할 시간을 갖고 싶어서일까?

아내가 어떤 선택을 할지는 처음 암 선고를 받고 나서 두 번째 재발 소식을 듣기까지의 시간 동안 두 사람이 어떤 상황이었는지에 따라 달라질 것이다. 당신에 대한 신뢰를 잃어서 말을 하지 않는 게 아니라는 것은 알아두자. 어쨌든 아내의 몸에서 일어난 일은 본인의 일이며 당신에게까지 자신이 느끼는 불안함과 초조함을 전염시키고 싶지 않아서일 수도 있다.

아내의 행동에 평소와 다른 낌새가 보이면 아내의 주치의를 만나기보다는 아내에게 직접 물어보는 것이 낫다. 어차피 의사들은 아무 때나 쉽게 만날 수 있는 사람들도 아니고 전화상으로 물어봐도 당신에게 직업 윤리상 환자의 개인 정보에 대해 술술 다 이야기하지도 않을 것이다.

검사 결과, 재발이 확실하단다. 결국 마르틴에게 다시 대재앙이 찾아왔다. 당신도 덩달아 그녀와 함께 위기에 빠진다. 첫 항암 치료 후 재발하기까지 얼마가 걸렸든, 재발한 암의 상태와 심각성이 어떻든, 의사가 제안한 치료법이 얼마나 효과적이든 두 사람 귀에는 들리지 않는다. 아내의 세상과 당신의 세상이 지금 무너지고 있는데 무슨 이야기가 귀에 들어오겠는가. 아내가 오랫동안 우려했던 일이 정말로 일어난 것이다. 또 한바탕 전쟁을 치러야 한다. 당신도 최전방 전선까지 나설 채비를 해야 한다.

아내는 방사선 촬영을 하는 동안 주변 분위기가 싹 가라앉으며 긴장감이 느껴졌다고 말한다. 과거의 악몽이 다시 재현되는 기분이었다. 방사선과 전문의는 평소 같으면 양호한 검사 결과에 흡족해하며 밝은 표정을 지었는데 이번에는 아내의 시선을 애써 피하는 것 같았다.

마침내 그의 입에서 나온 말은 "검사 결과, 이상한 곳이 발견됩니다. 산부인과와 종양내과에 가서 진찰을 다시 받아보세요"였다. 아내는 다급한 마음에 질문을 쏟아낸다. "무엇이 보이는데요? 암이 같은 곳에 다시 재발한 건가요? 아니면 다른 곳으로 전이라도?"라고 물어도 그는 이렇게 대답한다.

"그건 지금으로서는 확실하게 말씀드리기 어렵습니다. 다른 검사들이 필요하니 조직 검사를 다시 받아보세요."

또 한 번 하늘이 무너지는 기분이 든다! 다시 처음으로 돌아가는 느낌. 언제? 어떻게? 재발암 치료는 그전보다 더 힘들고 더 위험할까? 설상가상으로 이런 상황에 아내를 돌봐줄 암 전문의가 학회 참석으로 자리를 비우고 있다면 더 막막할 것이다.

여기서 '재발'이란 정확히 무엇을 뜻할까? 과거에 보존적 치료를 받았던 위치에 똑같이 암세포가 생겼음을 말하는 것인가? 그렇지 않고 새롭게 종양 절제술이 가능한 암이 생겼을 때도 재발이라고 부를 수 있는 것인가? 즉, 암세포가 다른 신체 부위로 전이된 것이라면 지금이라도 발견해서 천만다행일까? 당신의 세상이 공든 탑 무너지듯 다시 흔들리고 있다.

지금까지 우리는 암 치료와 회복에 관해서 이야기했다. 수개월, 수년이 지나면서 우리의 마음속에는 완치의 희망이 샘솟는다. 심지어 당신은 아내가 과거에 아팠다는 것조차 망각할 정도로 일상에 익숙해진다. 그러나 재발 소식을 듣게 되는 순간 '이중 고통'을 느끼며 또 한 번 멘탈이 붕괴된다. 그동안 힘들게 극복했던 장애물들이 한동안 잊고 있었다가 다시 악몽처럼 기억 속에 되살아난다.

새로운 치료법은 예전과 비슷하게 진행될까? 암이 재발하면 그 상황은 전보다 더 심각할지 모른다는 우려의 목소리도 들린다. 그래서 이전 치료법보다 강도가 더 셀 수밖에 없다.

아내가 화학 치료를 절제술 전에 하지 않았다면 이번에는 무조건 화학 치료부터 들어갈 것인가? 아니면 아내가 화학 치료를 먼저 받은 경험이 있다면 그 전과 똑같은 녹색, 적색 입자의 항암 치료제를 쓸까? 머리카락은 또 빠질 테고 한참이 지나서야 솜털 나듯 서서히 자라나겠지? 이 고난의 시기를 또 겪어야 하는데 당신은 아내의 두 번째 암 투병을 용기 있게 곁에서 지켜줄 수 있을 것인가?

일단 진정부터 하자. 1차 대전에서 승리하고 평화로운 시기를 보냈던 당신은 가만히 있다가 뒤통수를 후려 맞은 기분이 든다. 그러면서 속으로 되뇐다. 적이 다시 나타날 수 있게 혹시 빌미를 제공한 것은 아닐까? 적의 역공격을 깜박 잊고 있었던 것은 아닐까? 국소적 치료가 불충분했던 걸까? 가슴에 있던 암세포가 제거되었다고 생각했는데 알고 보니 다 제거된 게 아닌 것일까? 아니면 적군이 새로 강력한 군대를 만들어 더욱 강도 높은 훈련을 시키고 치료에 저항할 힘을 기른 다음에 새로운 곳을 정복하려는 속셈인가?

국소적 재발

국소적 재발은 초기 치료 과정에서 가슴 전체를 제거하는 수술을 하지 않았을 때 주로 발생한다. 그래서 환자가 주기적으로 건강검진을 받을 때 발견되곤 한다. 보통은 유방 촬영이나 초음파 촬영 때 이상 증후가 검사자의 눈에 띄고 이상 신호가 발견되면 조직 검사를 통해 암 재발 여부를 확정한다.

처음 암 검사 때와 생체 검사는 종양 여부를 확정 짓는 중요한 단서를 제공한다. 이 검사를 통해 적군이 전과 동일한 성격인지 아니면 새로운 대상인지를 가려낸다. 돌연변이 세포가 출현할 수 있기 때문이다. 그렇게 되면 새로운 적군에 맞설 새로운 전략이 필요하다.

첫 번째 암 치료가 끝난 시점을 기준으로 언제 다시 발견되었는지에 따라 재발암의 유형이 달라진다. 일반적으로 '조기 재발'은 첫 암 치료가 끝나고 4~5년 안에 생기는 경우를 말한다. 그보다 더 나중에 재발하는 암보다 국소적 암세포가 훨씬 더 공격성을 띠는 것으로 악명이 높다. 그보다 시간이 더 흘러 생기는 암은 속칭 '두 번째 새로운 암Second New Cancer'이라고 부른다.

만약 아내가 과거에 암 치료를 할 때 방사선 치료를 받았다면 이번에 또 받지는 않을 것이다. 피부 조직에 방사선 흔적이 남아있고, 특수한 사례가 아니라면 굳이 의사가 심각한 국소적 합병증을 동반하는 방사선 치료를 환자에게 또 권하지는 않을 것이다.

몇몇 예외적인 사례를 보면 재발암이 발견되었을 때 보존적 치료만 할 경우도 있는데 이는 새롭게 암이 전이될 위험성이 높다는 단점이 있다. 게다가 과거에 방사선 치료를 받았던 환자라면 그 흔적을 간직한 채 종양 제거술 이후 성형 수술을 시도할 경우, 그 결과가 만족스럽지 않을 가능성이 크다.

어떤 치료를 받을지 선택할 때도 새롭게 아내의 몸속에 쳐들어온 적군의 특성을 잘 파악하고 택해야 한다. 외과 수술과 약물 치료만 가능할 수도 있기 때문이다.

보존적 치료 이후에 생긴 재발암일 경우, 외과 수술의 대부분을 차지하는 것이 바로 전체 유방 절제술이다. 많은 여성이 무서워하는 절제술이겠지만 유방암이 계속 재발하는 것을 방지하려면 어쩔 수 없는 선택이다. 이때 외과 의사가 방사선 치료 경험이 있는 아내에게 유방 절제술 후 복원술을 제안할 수도 있다. 당신의 아내 마르틴처럼 말이다. 아내의 가슴 형태에 최적화된 의술을 선택하는 것이 관건이며 유방 절제술로 사라진 가슴 형태를 다행히도 복원술로 보완하는 것이다.

통계에 따르면 프랑스 유방암 환자의 70퍼센트가 절제술 후에 복원술을 선택하지 않는다. 그 이유는 다양한데 수술 시간이 길고 회복하는 동안 고통스러운 성형 수술에 대한 두려움, 반복되는 수술 횟수에 대한 거부감, 환자의 연령대나 다른 질병들, 경제적 이유 등이 있다. 1970년대부터 사용한 인공 보형물의 부작용 문제, '자가면역질환'의 발생, 'PIP 보형물' 스캔들, 텍스처 타입의 보형물 삽입 후 발생한 대세포 림프종 등 여러 가지 이유로 프랑스에서는 보형물 삽입술에 대한 인식이 매우 부정적이다.

성형 담당 의사는 양쪽 가슴이 완벽하게 대칭을 이루며 만족스러운 결과를 얻기 위해 1차 수술 후 추가로 2차, 3차 수술을 할 수도 있다고 덧붙여 설명한다. 전신 마취 후 진행되는 성형 수술은 몇 달의 간격을 두고 이루어진다. 첫 번째 수술은 수술 부위인 가슴 밑바탕을 굴곡 없이 평평하게 정리하고 볼륨을 넣는 작업이 주를 이룬다.

그런 다음 2차 수술 때는 수술하지 않은 반대쪽 가슴과의 대칭을 맞추기 위해 1차 수술에서 채운 볼륨을 줄이는 작업을 한다. 마지막 3차 수술은 일종의 '리터칭' 작업으로 수술한 부위의 봉합을 마무리하고 겉으로 보았을 때 미학적으로 아름다운 형태가 되도록 전체 윤곽을 다듬으며 유두 형태를 복원하는 수술이 이루어진다.

아내의 피부 상태를 점검한 담당 의사는 보형물로만 복원술을 할 경우, 피부 표면의 결과가 썩 만족스럽지 않을 수 있다고 말하며 신체 부위 중 등이나 배의 피하지방 조직의 일부를 제거해 이식하는 것이 어떤지 제안한다. 그렇게 되면 아내는 가슴의 흉터 이외에 추가로 생긴 흉터를 가지고 평생을 살아야만 한다.

암 재발 소식을 들은 지 얼마 되지 않아 아내는 성형 수술이 2~3회 더 필요하다는 이야기를 듣게 됐다. 그렇다고 그 후에 아름다운 가슴을 가질 것이라는 보장도 없고 고통과 흉터만 더 늘어날 뿐이다. 당신은 복원술을 망설이는 아내의 심정을 충분히 이해할 수 있다.

물론 유방 복원술은 종양을 절제한 뒤 몇 개월 뒤에 추가로 받는 수술이다. 약물 치료를 병행해야 할 일이 생기면 복원술 날짜는 더 나중으로 미뤄진다. 그동안 아내는 유방암 환자를 위한 전용 속옷을 착용하면 된다. 피부 위에 인공 보형물을 붙인 채로 생활할 수도 있는데 일상생활을 하는 데는 지장이 없다. 외관상 두 가슴의 비대칭이 겉으로 전혀 티가 나지 않기 때문이다.

유방 복원술은 절제술로 인한 정신적인 트라우마를 지우지는 못한다. 그 수술이 재발암인 경우에는 더욱 그러하며 다만 가슴의 비대칭을 바로잡게 되는 것뿐이다.

약물 치료

과거에 받았던 항암 치료처럼 재발암의 약물 치료는 종양 세포를 분석한 결과에 따라 결정된다. 재발암이라고 무조건 항암 치료를 받는 것은 아니다. 분석 결과에 따라 약물 치료를 받는 환자도 있고 호르몬 요법을 받는 것이 더 효과적인 경우도 있다.

호르몬 요법은 과거에 유사한 치료를 받은 경험이 있는 환자에게도 해당하지만 처음 치료를 받는 환자에게도 해당한다. 이와 관련해서는 병원에 있는 종양학 관련 전문의와 심도 있는 상담을 통해 약물 치료의 장단점에 대해 허심탄회하게 들을 수 있다.

화학 요법 기간은 이미 앞에서 자세히 설명한 바 있으며 호르몬 요법은 평균적으로 최소 2년은 걸린다.

전이

암세포가 이전과 다른 신체 부위로 전이되는 상황은 재발암과는 성격이 달라서 재발암보다 더 힘든 싸움이 될 것이다. 1차 대전이 일어났던 전선에서는 승리했지만 다른 곳에서 또 다른 적군이 등장했기 때문이다. 이 녀석들은 새로운 땅에 터를 잡고 모험을 시도했다. 지금까지 조기 검사로 철저하게 관리를 했지만 복병이 매복하고 있었다. 종양 세포는 원거리 이동을 시도했고 그렇게 암이 다른 신체 부위로 전이됐다.

재발암과 마찬가지로 암이 전이된 경우에도 화학 요법은 의무가 아니다. 만약 암세포가 뼈에 전이된 경우라면 호르몬 요법으로 치료를 진행할 수 있다. 과거에 이미 받았던 호르몬 요법과 같은 절차로 진행될 수도 있고 2차 대전에 맞서 색다른 종류의 치료법을 선택할 수도 있다. 이때 호르몬 요법은 골다공증 치료제(뼈의 칼슘 축적을 강화하는 제품)와 병행하는데 경구 복용 치료제, 아니면 매달 정맥 주사를 맞을 수도 있다.

새로운 분자의 조합으로 탄생한 약제로 전이성 유방암을 위한 내분비 기반 요법인 '사이클린 의존성 인산화효소CDK(Cyclin Dependent Kinases) 4/6 억제제'가 있다. 이 억제제는 호르몬 요법과 병행할 수 있는데 이미 공식적으로 효과가 증명된 바 있으며 내성 반응과 관련해서도 만족도가 높은 치료제에 속한다. 여기에 방사선 치료는 뼈암(골육종) 전이에 대하여 국소적 방사선 치료가 적합하다고 판단되는 경우에 이루어진다.

분명히 암으로 의심이 될 만한 무언가가 발견되었다면 아내는 약물 치료 전에 일단 그 의심스러운 요소부터 제거하기 위한 긴급 수술을 받을 것이다. 폐와 간 등의 다른 국소 부위에 잠재적으로 의심이 든다면 항암 치료 초기 단계에 함께 치료를 받는 것이 원칙이다.

당신은 의사로부터 '프로토콜'에 따라 '분리 치료' 또는 '결합 치료'를 선택할 것이란 말도 들을 것이다. 이 치료가 어떻게 '반응'하느냐에 따라 계속 쭉 유지할 수도 있고 다른 방식으로 변경될 수도 있다. 호르몬 수용체 양성 암이라면 화학 요법 이후에 호르몬 요법을 이어서 진행할 수도 있다. 초기 종양 치료 과정에서 이 호르몬 치료법을 이미 받은 적이 있다면 HER2 양성 반응에 대항하는 치료법을 또 제안받을 것이다.

요컨대 과거에 받았던 치료법과 약물이 환자에게 성공적이었다면 재발암일 때도 역시나 동일한 치료 방식을 선택할 수 있다. 최근 의학계에서도 이러한 방식이 재발암 효과에 긍정적이라는 보고서가 발표된 적이 있다. 물론 여기에는 첫 번째 암의 생체 검사 결과와 두 번째 암의 생체 검사 결과가 서로 양립해야 한다는 전제조건이 붙는다.

아내의 담당 의사들도 가능하면 전이암의 생체 조직 검사를 받아서 첫 번째 암 검사 결과와 비교해보는 것이 안전하다고 말한다. 암의 성격이 시간이 지나면서 달라졌을 수도 있기 때문이다. 또 의료진들은 그녀에게 '뉴 제너레이션 시퀀싱NGS'의 실험 연구 대상에 합류할 생각이 있는지도 묻는다. 환자의 암 생체지표에 따라 새롭게 개발한 약제가 어떤 식으로 효과가 있는지 테스트하는 연구에 동참하는 것이다.

그렇게 되면 아내는 자신의 생체지표가 '혈액순환 종양 세포

Circulating Tumor Cells'이거나 '혈액순환 종양Circulating Tumor' DNA인지를 파악할 수 있어서 그에 맞는 치료법을 제안받을 수 있다. 신약의 효력을 평가하는 데 유용한 데이터를 제공할 수 있지만 만약에 그 약제가 아내에게 전혀 효과가 없다면 나중에 약제를 다른 것으로 대체할 수도 있다.

생체 조직 검사 결과 우려했던 이상 증후가 알고 보니 암이 아닌 사례도 있다. 참 다행스러운 일이다. 생체 조직 검사의 필요성이 바로 여기서 강조되는 것이다. 문제의 세포가 종양이라는 사실을 확실하게 증명하지 않고 무턱대고 항암 치료부터 시작하는 것은 얼마나 성급한 일인지 이제 알겠는가.

전에 걸렸던 유방암과 별개로 전혀 예상치 못한 다른 질병이 생기기도 한다. 흡연자들이 조심해야 하는 폐암이 있고, 혈액학적 간수치 이상 증상이 있다. 당신의 아내에게 적합하지 않은 치료법이 결정되는 안타까운 일이 일어나지 않도록 치료 전에 꼼꼼하게 검사를 해야 한다.

암 환자의 약물 치료가 효과적일 때는 종양 세포의 크기가 줄어드는 '반응'을 기대할 수 있다. 암이 다른 곳으로 전이된 경우라면 외과수술, 방사선 요법, '한랭 요법Cryotherapy (영어로 '크라이오테라피'라고도 하는 냉각 사우나 요법. 차가운 물질로 신체 일부를 자극해 치료하는 방식 ─옮긴이)', 방사선 요법 등 여러 가지 치료법을 동시에 진행하거나 차례대로 진행하면서 폐, 뼈, 간, 뇌 등 다른 신체 부위의 국소적 치료도 가능하다.

새로운 질문들

다양한 치료 전략들은 다학제 협진을 통해 새롭게 결정된다. 아내가 요즘의 가장 혁신적인 치료를 받을 수 있도록 '과학이 획득한 데이터에 상응하는' 최상의 치료법에 주목해볼 필요가 있다.

의사들은 아내의 병기가 진행될수록 걱정을 하게 되는데 가끔은 그런 심리가 관계의 질을 떨어트리기도 한다. 그래서 환자와 의사의 관계가 시간이 지날수록 점점 더 멀어지고, 의사가 환자를 사무적으로 딱딱하게 대하고 인간미가 안 느껴지면 당신은 더더욱 불안해질 수밖에 없다.

병이 점점 진행될수록 전쟁은 점점 더 환자에게 불리한 방향으로 흐른다. 여기서 새로운 질문들이 떠오를 것이다. 새로운 치료로 바꿔야 하나? 아내가 또 고통 속에서 삶의 제약을 받는데도 이를 가만히 두고만 볼 것인가? 새로 시작된 이 전쟁을 어떻게 하면 끝낼 수 있을까? 당신은 어쩌면 마음속으로 새로운 치료법이 더 효과적이고 그래서 아내의 병이 치료되고 이번 전쟁도 승전할 수 있으리라는 희망을 품고 있을 것이다.

그런데 막상 아무런 행동도 옮기지 못하는 자기 자신이 무능력하게 느껴질 수도 있다. 아내의 병이 걷잡을 수 없이 번지는 것을 보면서 심리적인 압박감은 얼마나 크겠는가. 하지만 당신은 예전에 입던 군복을 다시 꺼내 입고 비축해둔 탄약을 꺼내 전쟁터로 되돌아갈 채비를 갖춰야 할 때다.

앞으로 당신이 보여줄 태도는 아내의 태도만큼이나 이번 전쟁을 잘 견딜 수 있을지를 결정할 기준이 될 것이다. 억지로 참지 말고 눈물도 흘려보고 솔직한 감정을 표출해보자. 당신의 아내는 과거에 이미 감정의 소용돌이를 한바탕 겪어보았기에 두 번째 암에 대해서는 좀 더 현실적으로 접근하며 효율성을 추구했다. 이제는 당신도 연민을 기대하기보다는 의사에게 효과적인 해결책을 더 바랄 것이다.

지금까지 겪어본 일이니 당신도 잘 알 것이다. 상황이 심각해질수록 아내가 묻는 질문의 수가 급격히 줄어든다는 것을 말이다. 그녀는 본인 스스로 몸 상태가 나빠지고 있다는 것을 느끼고 있고 괜히 쓸데없는 일에 힘을 빼고 싶지가 않다. 그래서 이런저런 잡다한 질문을 하고 싶지가 않은 것이다. 돌아오는 대답은 오히려 그녀를 더 고통스럽게 만들 뿐이며 가족이나 의사에게 거짓말로 둘러대는 일도 이제는 하고 싶지 않은 것이다.

당신도 그 옆에서 힘든 시기를 보냈다. 마치 심각하지 않은 것처럼 연기하는가 하면 모두가 알고 있는데도 아무 일도 아닌 척 입을 다문 적도 있다. 의료진들 역시 대놓고 말을 하진 않아도 몸짓이나 시선, 회피로 무언의 메시지를 보내곤 했다.

이따금 대체의학에 손을 뻗어볼까 유혹이 들 때도 있을 것이다. 이것저것 다 해봐도 결과가 신통치 않으면 지푸라기라도 잡는 심정으로 어딘든 기대고 싶은 게 인지상정이니까. 차선책이 꼭 효과가 없으리라는 보장도 없으므로 그런 쪽에 마음이 자꾸 솔깃할 것이다.

그녀도 당신도 최선을 다했다는 사실에는 의심의 여지가 없다. 또 지금까지 당신이 곁에서 물심양면 도와준 사실을 아내가 모르는 것도 아니다. 그녀가 이제는 지쳐서 모든 것을 다 놓아버리고 싶은 기분이 아니라면 말이다.

싸워보지도 않고 패배를 인정해서는 안 된다. 삶에 대한 희망의 끈을 놓지 않고 뭐라도 하고 싶은 충동이 생기는 당신, 당신은 이제 아내만 생각해야 한다. 아내가 하는 말에 귀를 기울여야 한다. 당신이 뭔가를 하면 할수록 아내가 되레 짜증을 낼 수도 있지만 그렇다고 포기하면 안 된다.

아내의 첫 번째 암 치료가 제대로 된 게 맞나? 이런 생각이 들 때, 여기서 당신이 추가로 알아야 할 것은 이런 상황에서는 그녀를 담당했던 의사들도 마음이 편치만은 않다는 사실이다. 의사들의 태도에서 당신도 이미 그런 기류를 충분히 느꼈을 것이다. 가끔 당신은 의사들이 아내를 제대로 보살피지 않은 것은 아닌지, 재발을 대비하지 않고 아내를 내버려 둔 것은 아닌지 의심이 들 수도 있다.

어떤 보호자는 환자의 연령대나 병의 심각성은 고려하지 않은 채 가족이 고통스럽다는 이유로 의사에게 불가능한 일을 요구하며 억지를 부리기도 한다. 가족들 모두가 늘 평탄한 길만 걸을 수는 없지 않은가. 가족 중에 누가 갑자기 아플 수도 있고, 회복 후에도 다시 병이 재발하는 상황은 인생 전반을 통틀어 얼마든지 일어나는 일이다. 그럴 때 주어진 상황이 불쾌하다는 이유로 상식적이지 않은 태도를 보이는 사람들이 종종 있다.

통증
종양학과에서 '통증 치료학'은 매우 중요한 전문 과정이다. 주로 마취과 전문의들이 환자의 증상을 살핀 다음, 수술 중 또는 수술 후에 찾아오는 통증을 해소하는 방법을 찾는다. '류마티스학'과 같은 내과의 하위 분야 전공자도 환자의 통증을 치료하는 전문가에게 도움의 손길을 뻗는다.

종양내과 의사는 자신이 담당하고 있는 암 환자가 호소하는 여러 가지 통증들을 완화하는 치료법을 제안한다. 암이 유발하는 통증을 다스린다는 의미에서 '통증 치료학'은 종양학의 발전에도 기여한다. 그리고 이 학문은 환자가 마땅히 받을 자격이 있는 '지지적 치료'에도 명분을 실어준다.

환자가 느끼는 고통의 근본적인 원인이 오로지 신체적인 요건에서만 기인하는 것은 아니라는 사실을 염두에 두어야 한다. 예를 들어 화학 요법의 효과를 통증이 감소하는 정도로 판단하던 시대는 이제 지났다. 종양이 원인이 되어 생기는 일련의 구속감은 환자에게 신체적인 고통이라기보다는 그 속박의 굴레에서 벗어나면 해결되는 정신적인 고통이라 할 수 있다.

고통에도 여러 종류가 있다. 신체적 장기, 뉴론 신경계의 고통도 있지만 좀 더 포괄적인 의미에서 심리적인 고통도 포함된다. 통증 치료학 전문가들은 환자의 고통 유형을 분석한 다음, 그에 적합한 약제를 처방한다. 가장 많이 쓰는 방법이 바로 '칵테일 요법'이다. 일종의 혼합 주사를 놓는 것인데 환자의 상태에 맞게 약물 구성을 달리할 수 있다. 양과 농도를 조절해 최상의 효능을 노리는 동시에 부작용을 최소화하는 암 맞춤 치료법이다.

진통제 중 가장 효과가 좋은 성분은 바로 모르핀이다. 경구 복용도 가능하며 피하지방 투여나 정맥 주사로도 투여할 수 있다. 게다가 가격 면에서도 부담이 적은 진통제로 알려졌다. 그러나 모든 환자가 진통제로 모르핀을 투여받는 것은 아니다. 환자의 심리 상태에 따라 내성이 생길 수도 있고 소화불량과 같이 부작용을 호소하는 사례도 있다.

통상적으로 암 환자의 고통을 진정시키는 효과가 가장 탁월한 진통제들은 모르핀을 개량한 파생 약물들이 대부분이다. 이 약물들은 마약 성분으로 중독성이 강해 의사의 처방전 없이는 판매 및 구매가 엄격히 금지되어 있다. 일부 환자들은 이 마약 성분 때문에 밤에 악몽을 꾸기도 한다. 또 심하면 발작 증상이 일어나는 것처럼 몸이 흔들려서 암 치료에 지장을 준 사례도 있다. 최근 미국의 어느 병원에서 모르핀을 개량한 약물 때문에 문제가 발생한 의료 사건을 당신도 뉴스에서 보았을 것이다.

신경계에 영향을 많이 끼치는 약물들은 주로 치료 과정에서 정신적인 후유증을 입은 환자들의 치료제로 쓰인다. 전통적인 기존의 진통제와 결합해 사용되는 약들이 많으며, 사용할 때 좀 더 주의를 기울여야 한다. 예를 들면 아큐판®Acupan, 뉴론틴®Neurontin, 리보트릴®Rivotril, 베르사티스®Versatis, 큐텐자®Qutenza가 있다.

이 약품들은 여러 차례 진찰과 검사를 거쳐야 처방받을 수 있는 제한이 많은 약품으로 여러 가지 화학 분자들 사이에 적절한 배합이 중요하다. 그래서 이따금 환자가 병원에 잠깐 입원을 해서라도 자신에게 맞는 약제 성분의 비율을 맞추는 사례도 있다.

결론적으로 말해서 환자에게 진통제가 무조건 구세주는 아니라는 것이다. 어떤 환자들은 진통제 사용을 좀 줄여달라고 호소할 정도다. 계속 잠이 쏟아지는 것도 싫고 이성적으로 명료한 사고를 방해받는 기분이 들어서 꺼린다. 오히려 이런 환자에게는 고통을 잊기 위해 약에 의존하기보다는 가족, 지인과 자주 대화를 나누고 소통하는 일이 더 필요할 수도 있다.

27. 연구

당신은 의학 연구가 나날이 발전하고 있다는 소식을 귀가 따가울 정도로 들을 것이다. 하나의 단적인 예를 들면 성인 환자를 대상으로 한 종양학 연구와 관련해 시카고에서 열리는 대규모 국제 학술대회에서 발표한 연구 자료의 개수만 봐도 실감이 간다.

누가 임상 시험을 원할까

200명 이상의 표본 집단을 대상으로 2010년부터 2017년까지 임상 시험이 총 1,786건이 이루어졌으며 테스트에 참여한 성인의 숫자는 자그마치 5만 7,559명이나 됐다. 그 결과 50여 가지의 새로운 치료법(66.7퍼센트는 표적 치료제, 17.6퍼센트는 면역 치료제, 9.8퍼센트는 항체약물 접합체 Antibody Drug Conjugates, 2퍼센트는 화학 치료제, 나머지 3.9퍼센트는 기타 치료제)이 단일치료제[14]또는 복합치료제의 형태로 개발됐다. 이 중 32건은 대형 발행 부수를 자랑하는 신문사와 의학 잡지《란셋The Lancet》,《뉴 잉글랜드 저널 오브 메디신New England Journal of Medicine》에 직접 실리기도 했다.

물론 일반인들이 이와 관련된 내용을 정확하게 이해하는 데는 어려움이 있는 게 사실이다. 그렇지만 의사들이 그곳에서 수시로 접한 정보를 바탕으로 당신의 아내에게 가장 적합한 치료를 제안해주니 이 얼마나 다행인가.

주로 유방암을 주제로 한 논문을 발표하는 국제적인 학회로는 미국암연구학회AACR(American Association for Cancer Research), 유럽종양학회 ESMO(European Society for Medical Oncology), 샌안토니오 유방암 심포지엄 SABCS(San Antonio Breast Cancer Symposium)이 있다. 약제를 통한 종양학 연구, 외과 수술, 방사선 요법, 지지적 치료 등 연구의 접근 방식은 학회마다 조금씩 다르다. 하지만 이 모든 치료법을 한꺼번에 다루는 학술대회도 종종 열린다.

하지만 연구 결과의 객관성을 평가하는 과정이 너무 성급하게 진행되는 게 문제다. 평균적으로 신약이 개발된 후 대중적으로 사용되기까지 최대 5년밖에 걸리지 않는다. 10여 년 전까지만 해도 임상 시험 발표 후 신약으로 사용하기까지 최소 9~10년은 걸렸던 것과 비교하면 확실히 지금은 신약 출시 기간이 앞당겨진 것이 사실이다. 이처럼 빠르게 출시될 경우 신약의 장기적인 반응을 제대로 평가할 수 없다는 게 문제다.

매일같이 쏟아져 나오는 정보의 홍수 속에서 우리는 허우적대고 있다. 그런 와중에 당신은 아내의 주치의가 최신 정보를 발 빠르게 입수해 가장 유행하는 치료제를 제안해주길 기대할지 모른다. 하지만 의료계에 종사하는 모든 의사가 학술대회에 참가할 시간적 여유가 있는 것은 아니다. '키 오피니언 리더KOL(Key Opinion Leader)'라고 해서 영향력 있는 의사들이 지역 모임에서 언급한 내용이나, 디지털 언론이나 의학 신문에 올린 글을 참고할 수는 있다.

당신도 들어본 적 있겠지만 프랑스 의사들은 전 세계적으로 실력을 인정받은 훌륭한 의료진들이다. 보건부에서 발표하는 공익 캠페인을 살펴보면 프랑스는 세계적으로 의료 기술이 뛰어난 편에 속하며 국가 지원이 잘 되어 있어 저렴한 치료비를 내고 양질의 의료 서비스를 받을 수 있는 나라로 잘 알려져 있다. 게다가 기금 모금 캠페인도 활발한 편인데 특히 크리스마스 시즌 직전에 여러 재단과 단체들[15]이 의료기관에 후원금을 보내주는 행사를 자주 열곤 한다.

또 다른 한편으로는 당신도 곧 알게 될 사실이지만 항암 치료제의 가격이 점점 더 비싸지고 있다. 최근 일간지에서 프랑스의 저명한 종양내과 의사들이 탄원서를 발표한 기사를 읽은 적이 있다면 무슨 이야기인지 알 것이다. 약값은 점점 오르고 있는데 의사들이 환자에게 비용 부담이 큰 신약을 억지로 제안하는 사태가 벌어질까 우려하는 내용의 기사였다.

신약은 혁신적인 신규 기술로 인해 당연히 비쌀 수밖에 없다. 그렇다면 어떻게 약제를 선택해야 할까? 앞으로 당신의 아내를 치료하기 위해 더 많은 돈이 든다면 어떻게 하겠는가? 남편이라면 아내의 치료를 위해 쓰는 돈에 인색하게 굴고 싶지 않을 것이다.

제네릭 의약품

제네릭 의약품이 바이오 신약만큼 효과를 발휘하지 못할까 우려하는 사람들이 많다. 여기서 말하는 바이오 신약이란 '바이오시밀러 Biosimilar(살아있는 생물의 세포를 복제해서 만든 바이오 의약품 ―옮긴이)'를 말하는 것으로, 이 두 의약품은 정확히 어떻게 다른 것일까? 그리고 둘 다 비등하게 효과가 있는 걸까?

당신은 의사가 '비열등성Non-Inferiority 연구(시험약의 유효성과 안전성이 대조약보다 열등하지 않다는 것을 입증하는 시험 ―옮긴이)'에 대해 말하면서 아내에게 해당 시험약을 제안하는 상황을 직접 목격할 수 있다. 하지만 어느 누가 자신의 아내에게 '비열등한' 약을 처방해준다는데 좋아하겠는가.

의사들이 마르틴에게 제안하는 '프로토콜' 목록 안에는 탁소티어®라는 항암 치료제가 포함되어 있다. 하지만 언론에서 발표한 내용에 따르면 제네릭 의약품으로 사용한 이 치료제의 부작용으로 목숨을 잃은 환자가 10여 명에 이른다. 그런데도 담당 의료기관은 그 책임을 환자의 부주의로 돌리고 있다. 뉴스에서 이런 기사를 접하게 되면 당신은 이렇게 외치며 분노할 것이다.

"의료기관이 비용 절감을 위해 선택한 치료제라는 것쯤은 나도 알아. 하지만 내 아내가 희생양이 되는 꼴은 도저히 못 보지! 우리 부부는 둘 다 예전부터 국가에 내는 의료보험뿐만 아니라 사보험인 '뮈티엘Mutuelle'에 가입해 보험비를 꾸준히 내고 있어. 그런데도 돈을 아끼려고 상대적으로 저렴한 약을 선택하다니, 그건 말도 안 되지."

'바이오시밀러'는 '비열등성' 연구를 통해 유효성을 인증받은 일종의 '복제약'이라는 것을 이제 알겠는가. 병원에서 만난 의사를 붙잡고 이게 어떻게 된 일인지 정확하게 설명해달라고 부탁해보라. 그러면 당신은 의사가 횡설수설하면서 겨우겨우 대답하는 모습을 볼 수 있다. 마치 콩트의 한 장면을 보는 것 같으리라.

치료 임상 시험

당신은 무작위 추첨으로 치료 방법을 선택하는 임상 시험에 대해 들어본 적이 있을 것이다. 만약 아내 마르틴이 이런 제안을 받았다면 어떻게 하겠는가? 아내가 실험용 쥐처럼 임상 시험의 대상이 된 상황을 받아들일 준비가 됐는가?

일단 의료진은 환자에게 참여 여부를 묻고 시험 방식을 꼼꼼하게 설명해준다. 마지막으로 참여자가 시험동의 계약서에 서명하면 된다. 보험 계약서나 부동산 계약서를 써봐서 알겠지만 이 동의 계약서는 여러 페이지에 걸쳐 깨알 같은 글씨로 빽빽하게 채워져 있는데 솔직히 내용을 읽어봐도 무슨 소린지 잘 모르는 경우가 많다.

만약 의사들이 환자의 입장이 된다면 자신의 운명을 무작위 추첨에 맡길 수 있을까? 의사의 가족 중에 치료 임상 시험에 참여한 사람이 있을까? 환자와 가족이 느끼는 불안감에 의료진은 얼마나 공감하고 있을까?

상상만 해도 끔찍하다. 진정한 치료란 과연 무엇일까? 대체 누구에게 가서 참된 조언을 구할 수 있을까? 당신이 아내를 구원할 수는 없다. 만약 그녀가 안 좋은 추첨 번호를 뽑기라도 하면 어쩌나. 당신은 개인 주치의를 찾아가 이렇게 물어보고 싶을 것이다.

"상황이 이런데 의사 선생님은 어떻게 생각하십니까? 만약 제 입장이라면 어떻게 하시겠어요? 아니면 아내 입장이라면 어떤 결정을 내리실 겁니까?"

임상 시험의 과학적인 중립성을 지키기 위해 의사는 시원하게 어떤 대답도 해주지 못할 것이다. 또 당신은 마르틴의 주치의와 산부인과 의사도 찾아가 자문을 구할 것이다. 전문가인 그들조차도 아내를 위한 최상의 치료법이 무어라고 딱 잘라 말할 수 없을 것이다. 게다가 그들이 하는 말은 그야말로 조언일 뿐이다. 그렇다고 임상 시험 치료에 무작정 희망을 걸 수도 없지 않은가?

의사가 당신의 아내에게 임상 시험을 권할 때는 그 치료 방식이 아내에게 도움이 될 수 있고 위험 요소가 낮다고 판단했기 때문이다. 나중에 확인해보면 알겠지만 이런 종료의 치료 임상 시험은 합법적인 범주를 절대 벗어나지 않으며 윤리적으로 이해가 되는 선에서 의학적으로 접근하는 것을 원칙으로 한다. 환자의 상태를 악화시키려는 의도는 전혀 없다. 게다가 기존의 유명 치료법보다 열등하다고 볼 수도 없다. 신약 발전과 보급을 활성화하기 위해 의대 소속 연구소나 제약회사 산하의 연구소에서 연구 목적으로 추진하는 것이다.

의사 결정

친구들과 허심탄회하게 수다 떨며 의사 결정을 할 때와는 전적으로 다르다. 당신은 아내와 관련된 인생 최대의 중대한 문제를 결정해야 할 귀로에 놓였다. 기존 약품으로 아내의 치료에 큰 효과를 더는 보지 못했거나 다른 수단을 다 동원해보았지만 개선되지 않을 때 마지막 지푸라기라도 잡는 심정으로 신약을 테스트해 보는 것도 하나의 대안이 될 수 있다.

사실 미국에서는 TV에서 신약 효능을 알아보기 위한 임상 시험을 광고하는가 하면 사람들에게 주목받는 특별한 시험에 적합한 후보자를 찾기 위해 학회가 개최되는 도시의 공항 복도에 모집 공고 포스터를 당당하게 걸어놓기도 한다. 치료용 임상 시험에 자발적으로 참여하는 환자들에게는 무상으로 약품이 제공되는데 약값이 비싸기로 소문난 미국에서는 환자들에게 매우 '유혹적인' 선택이 아닐 수 없다. 하지만 프랑스에서는 공식적인 장소에서 치료 임상 시험의 대상자를 찾는 광고는 법으로 금지되어 있다.

만약 당신이 치료 임상 시험에 끝끝내 서명하지 않는다면 그 후에는 어떤 일이 벌어질까? 의료진은 아내에게 효과도 없는 치료제를 제안하고 제대로 신경도 써주지 않는 것은 아닐까? 프로토콜 X를 수용하지 않은 환자로 치부하면서 말이다. 호기심이 발동한 당신은 인터넷에서 정보를 찾기 시작한다. 만약 아내가 임상 시험을 거부한 대가로 불이익을 당한다면 어떻게 맞서야 할지 궁금했기 때문이다.

아내가 다니는 병원 의료진은 유방암 분야에서 인정받은 유능한 전문가들이다. 병원 신용도도 인정을 받은 우수 병원으로 주간지에서 해마다 뽑는 '올해의 병원'에도 선정된 실력 있는 병원이다. 인터넷 검색 결과 당신은 이런 우수한 병원들의 이력에서 한 가지 놀라운 사실을 발견한다. 병원 환자의 10퍼센트 이상이 해당 병원에서 제안하는 치료 임상 시험에 참여하고 있다는 점이다.

당신이 만났던 의사들, 마르틴에게 시험을 권유했던 의사들은 병원의 대외적인 평가 점수를 올리기 위해 아내를 시험 대상으로 삼은 것일까? 아내의 병을 낫게 하려는 목적보다 그게 더 우선이었던 것일까? 신약 개발에 참여하는 환자 수가 많으면 많을수록 그 병원은 우수한 병원으로 인정받으니까?

당신의 아내가 치료 임상 시험 동의서에 서명하기로 마음먹었다면 이제부터 그 일은 매우 중요한 사항이 되었다는 것을 의미한다. 이 동의서는 의료법에 따라 법적 효력을 가지고 있는데 만약 나중에 문제가 생길 때 담당 변호사는 환자가 시험과 관련해 정보를 제대로 알고 있지 않아 생긴 문제라고 변호해줄 것이다. 또 의료 사고가 발생할 때 의료기관과 담당 의사, 신약을 제조한 연구소가 모두 책임 부담을 하게 될 것이다.

시험약으로 인해 나중에 발생하게 될 모든 부작용을 환자는 당연히 알고 있어야 한다. 그것은 의료법에도 명시되어 있는 규정이다. 물론 신약의 부작용 예들이 너무 많아서 다 듣고 나면 기운이 빠지고 불안해질 수는 있다. 당신이 바라는 것은 아내의 병이 낫는 일이다. 그거 하나만 바라고 여기까지 오지 않았나.

음과 양

환자는 크게 두 부류가 있다. 첫 번째는 의사에게 치료 과정에 대해 이것저것 자세히 물어보다가도 부작용 이야기를 들으면 으레 겁을 먹고 불안해하는 환자다. 두 번째는 의사를 전적으로 믿는 경우로 부작용보다는 초기에 일어나는 긍정적인 반응을 중요하게 생각한다. 치료 임상 시험이 선호하는 대상도 후자에 해당하는 환자들이다.

이 실험은 쉽게 말해서 '플라시보(의사가 효과를 증명할 수 없는 가짜약을 환자에게 제안하고, 환자는 나을 수 있다는 믿음으로 병세가 호전되는 현상 —옮긴이)'를 이용한 치료와 비교할 수 있다. 당신은 아내의 담당 의사들이 신약의 효과를 확신하고 있지 않다는 사실을 이해해야 한다. 그런데 그게 말처럼 가능할까?

당신은 이 시험에 참여해서 얻을 수 있는 이득이 무엇인지 자꾸만 밝히고 싶은 충동을 느낄 것이다. 그리고 무작위 추첨으로 약을 선택하는 방법을 어떻게든 피하고 싶은 생각도 머릿속에서 떠나질 않고 있다. 임의로 순서를 정하는 '랜덤 추첨'은 정말 과학적인 방식일까? 몸소 체험해 무언가를 얻는 삶을 가리키는 '찐인생^{Real Life}'이란 표현이 요즘 신조어처럼 퍼지고 있다. 즉, 이 표현을 여기에 그대로 적용하면 치료 방식도 직접 경험해봐야 결과를 알 수 있다.

'대증요법(환자의 질병을 치료할 때 원인을 제거하기 위한 직접적 치료법이 아닌 증상을 완화하기 위해 실시하는 치료법 —옮긴이)'이라고 공식적으로 불리는 치료법이 있다. 이 치료법은 수년째 보고된 시험 결과와 실제 환자의 사례를 바탕으로 만들어진다. 앵글로색슨 문화권의 국가에서는 이런 의학을 '근거 중심 의학'의 한 갈래로 보고 있다. 하지만 암 전문의 중에는 그 점에 의혹을 제기하는 부류도 있다.

공격성이 전혀 보이지 않던 미세한 크기의 종양이 어느 날 갑자기 예상을 빗나가 하루아침에 환자의 몸속에서 급속도로 퍼지는 일이 생긴다면? 아니면 어느 젊은 여성이 임신 기간에 암에 걸렸다가 치료 후 몇 년이 지나 한결 가벼운 마음으로 다시 병원을 찾는다면 어떨까?

정통 의학을 비난하며 '대체의학'을 신봉하는 사람들은 자신의 신념 속에서 안정감을 느낀다. 당신이 알아야 할 사실은 여러 가지 치료법의 절차와 효능 검증은 결코 엄격한 잣대로 평가되는 것이 아니라는 점이다. 우발적으로 발생하는 사건 사고들은 대개 예기치 못한 순간에 갑작스럽게 찾아온다. 만약 환자가 여러 치료법 가운데 '대체의학'의 도움을 받기로 했으나 결과가 예상했던 것보다 좋지 않을 때, 비로소 그 환자는 자신의 선택이 잘못되었다고 깨닫게 될 것이다.

중국 여행 중이던 당신의 주치의가 광저우에 있는 '전통의학'을 표방하는 한방병원을 방문했다고 해보자. 그는 그곳에 있는 약국에 들어가서 약사가 환자에게 깔때기 모양으로 접은 종이에 말린 풀을 담아주는 것을 목격한다. 이때 약사는 한 손에 작은 저울을 들고 풀의 양을 무게로 측정하면서 치료제의 분량을 결정하고 있다. 그는 동료 중국인 의사에게 이렇게 묻는다.

"이곳에서는 환자에게 처방하는 약의 '유효성분'의 비율을 어떻게 결정하나요?"

그러자 동료 의사가 그에게 대꾸한다.

"뭐라고요, 박사님? 잘 모르시나 본데 이건 철저히 음양의 조화로 결정되는 것이랍니다."

그들의 대화는 더 이어지지 못하고 거기서 끝난다.

임상 시험은 세밀하고 정확한 잣대로 이뤄져야 하는데 음양의 조화는 서양의 현대 종양학에는 들어설 자리가 없다. 동양 의학인 침술은 무작위 추첨에 의한 임상 시험 결과로만 볼 때는 객관적인 효능을 인정받지 못했다. 하지만 환자들의 개별 사례를 분석하면 반박의 여지가 없을 정도로 환자의 병이 낫는 경우를 자주 보게 된다.

면역 요법과 후성적 특징

면역제를 이용한 치료법은 유방암의 치료 무기로는 아직 걸음마 단계다. 면역 요법이 다른 치료법보다 더 효과적이라고 말하기에는 증명할 만한 연구 결과가 여전히 부족하기 때문이다. 환자의 개별 사례로 판단할 경우 몇몇 환자들에게는 다른 치료법보다 더 효과가 있었던 적은 있다. 특히 폐암과 흑색종 환자들에게는 이 면역 요법이 탁월한 효과를 발휘하는 것으로 유명하다. 하지만 아직 유방암 치료와 관련해서는 '가능성'이 열려있기만 한 상태다.

몇 년 전부터 '후성적' 특징에 대한 개념이 사람들 사이에 인기를 끌면서 유행처럼 번지기 시작했다. 어떤 개념인지 이해하려면 당신이 고등학교 생물 시간에 배운 내용을 기억하면 도움이 될 것이다 (앞으로 내 동료 연구가들이 당신에게 '후성유전학'의 미래에 대해 열변을 토하며 가르치려 들지 않기를 바랄 뿐이다). 후성유전학의 기원은 바로 '유전자형 Genotype'이다. 우리가 부모님으로부터 DNA, 염색체와 함께 물려받는 유전적인 모든 재산을 가리키는 말이다. 우리는 이 '유전자형'을 가지고 '표현형 Phenotype'을 갖게 된다. 우리가 삶을 유지하기 위해 이 유전적인 재산을 어떻게 이용하느냐에 따라 '표현형'이 결정되는 셈이다.

후성유전학은 유전학의 한 갈래로 최근에 질병의 진화와 함께 치료 목적으로 활발히 연구되고 있다. 예전에는 현미경으로 겨우 보이는 세포 환경 연구에 국한되었다면 지금은 주변 환경이 우리의 삶을 어떻게 바꿀 수 있는지, 또 발생 가능한 질병의 진행 단계, 치료의 내성 반응을 연구하는 등 범위가 광범위해졌다. 식습관, 환경오염, 스트레스, 체력 단련, 다양한 식이요법 등 후성유전학에 영향을 미치는 변수들은 다양하다.

그 결과 암의 병기도 이러한 변수들에 영향을 받는다는 사실을 후천적으로 증명할 수 있을지 사람들의 관심이 주목된다. 기존에 볼 수 없었던 새로운 연구들은 이른바 '찐인생'을 알아내기 위한 새로운 길을 우리에게 제시한다.

여기 두 가지 문이 활짝 열려있다. 첫 번째 문은 우리의 환경을 통제하고 삶에 능동적으로 반응하면서 느끼는 감정을 향해 열린 것이고, 두 번째 문은 미지의 영역으로 향하는 무한대의 세상, 그래서 살짝 현기증이 나는 세상을 향해 열려있다. 첫 번째 문에서는 우리가 삶을 조절할 수 있다는 희망 아래 여러 가지 매개변수들을 연구하면 되겠지만 두 번째 문에서는 우리를 둘러싼 무한한 에너지 속에서 결정적인 매개변수들을 파악하기조차 어렵게 느껴진다. 그렇다면 앞으로 인공지능이 우리에게 두 번째 문을 지나갈 수 있는 길을 열어줄까?

우리는 '정통 의학'의 모든 장르를 시도해보면서도 영적 지도자들의 말에 혹한 적도 있었다. 대체의학이나 민간요법이라도 좋으니 전쟁터로 보낼 새로운 군마가 되어준다면 마다하지 않는 것이다. 심지어 최근에는 새로운 의학인 '양자의학Quantum Medicine'이 탄생할 정도로 의학계는 변화무쌍한 얼굴을 우리에게 보여주고 있잖은가.

당신이 후성유전학에 관심이 있다면 그쪽으로 방향을 돌리기 전에 먼저 상황을 과장하지 않는 법부터 배워야 한다. 의학에서 준수해야 할 제1의 기준은 바로 '상식'이다. 정량화 단위로 측정할 수 없고, 무작위 추출로 분석해야 하더라도 변치 않아야 할 지식으로 남아야 할 테니까 말이다.

로봇과 인간의 결합

제2세대 의학이 출현할 때쯤이었을 것이다. 성능 좋은 컴퓨터가 환자를 진료하고 치료하는 기술력이 의사의 자리를 탐낼 만큼 발전에 발전을 거듭하던 시절이 있었다. 뉴욕에 있는 환자를 로봇손이 대신 수술했는데 정작 그 수술을 집도한 의사는 같은 시간 프랑스의 스트라스부르Strasbourg에 있었다. 참고로 그가 맡은 수술은 담낭 제거술이었다.

아마 모든 외과 의사들은 알고 있는 사실이겠지만 똑같은 수술을 두 번 연속으로 하게 되면 그 동작을 입력한 컴퓨터가 사람 손과 똑같은 수술을 할 수 있는 세상이 되었다. 하지만 당신은 의사와 간호사의 섬세한 손길을 어떻게 기계가 대신할 수 있냐며 그 말에 동의하지 않을 수도 있다. 컴퓨터가 아닌 인간에게 직접 상담을 받고 의학 정보를 들어야 환자의 관점에서 치료에 대해 제대로 이해할 수 있다고 믿기 때문이다. 그뿐만 아니라 환자가 선택한 치료법이 어떤 전략으로 병을 낫게 하는지에 대한 추가적인 설명도 더 들어야 하지 않겠는가?

마르틴이 검진을 받을 때 주기적으로 의료 서비스 만족도 설문조사를 했는데 환자들에게 의료진과의 일대일 면담 효과에 관해 묻는 항목이 있었다. 결과는 거의 만장일치로 대부분 환자가 그러한 만남을 중요하게 여긴다고 말했다. 하지만 그러기 위해서는 그만큼 시간이 소요되고 더 많은 의료진이 필요하다. 하지만 병원을 운영해야 하는 이사회 입장에서도 할 말은 있다. 그렇게 되면 추가적으로 일하는 의료진들에게 월급을 더 많이 줘야 한다. 그렇지 않으면 일하는 의사도 힘들고, 원활한 소통이 힘들게 되면 환자는 물론 환자의 보호자 가족들도 힘들어진다.

이대로 가다가는 언젠가 병원이 기계들이 가득한 공장으로 전락하는 것은 아닐까 궁금하기도 하다. 기계들만 가동되는 그곳에서는 인간은 개를 돌보고, 개는 기계 앞을 감시하기 위해 사람 한 명과 개 한 마리만 있을 것이다.

인공지능으로 말할 것 같으면 미래의 4차 산업혁명 시대를 이끌어갈 핵심기술이 아닌가. 지금도 영상 촬영실이나 임상병리실에 도입되어 환자의 신체 상태를 자동으로 촬영하고 분석해준다. 미국이나 호주처럼 땅이 넓어서 어쩔 수 없이 온라인으로 심리 상담과 건강검진을 해야 하는 나라에서는 인공지능 로봇이야말로 반가운 동료가 아닐까? 어쩌면 인간이 아닌 로봇이 의료 상담을 해준다면 환자가 들어야 할 말만 사족 없이 깔끔하게 전해줄 것이다. 그러기 위해서는 기계를 사용하기 이전에 인간은 질문을 제대로 말하는 법부터 배워야 한다. 훌륭한 질문에 비로소 훌륭한 대답이 나올 수 있으니 말이다.

7부

+

집으로, 그리고 다시 사회로

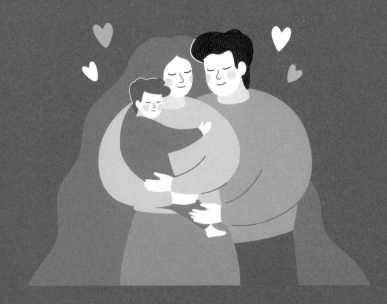

28. 자녀와 가정

이번 장에서는 전쟁 이야기가 아닌 당신이 가장 애지중지하는 사람인 바로 당신의 자녀들을 보호하는 이야기를 해보겠다. 당신은 아내 병시중을 들고 아내의 미래를 걱정하느라 요즘 바쁜 하루를 보낸다. 하지만 당신 주변의 다른 가족에 대해서도 신경을 써야 한다는 사실을 명심하자. 그들이 누구냐 하면 바로 자녀들이다.

아이들은 알고 있다

먼저 자녀들도 요즘 집에서 무슨 일이 일어났는지 기본적으로 알고는 있어야 한다. 당신의 입에서 나오는 단어와 어조 외에도 당신이 어떻게 생활하는지를 관찰하며 아이들은 눈치챌 수 있다. 당신의 몸

짓, 말하고 걷는 방식을 통해서 아이들은 어머니에게 심각한 문제가 생겼다는 것을 직감한다. 그래서 당신이 아이들에게 되도록 빨리 상황을 설명해줄수록 아이들의 걱정을 덜 수 있다. 만약 당신이 아이들에게 엄마의 상황을 말하지 않고 숨긴다면 오히려 아이들은 상황을 훨씬 더 심각하게 받아들일 우려가 있다.

당신이 커피를 마시는 자투리 시간, 아니면 화장실에서 양치질하는 동안에는 자녀들에게 엄마의 암에 관해 이야기하지 않는 것이 좋다. 자녀가 나이 어린 막내라면 그 아이는 대뜸 이렇게 천진난만한 얼굴로 되물을 수 있기 때문이다.

"아빠, 그래서 엄마가 곧 죽는 거예요?"

그렇다고 모든 가족을 한자리에 모아 놓고 엄숙한 분위기에서 발표하라는 소리가 아니다. 어린 자녀가 있다면 단순하게 "엄마가 지금 아프시단다"라고 핵심만 짧게 설명하고 대화를 자세하고 길게 할 필요는 없다. 어린 자녀들에게는 병에 대한 자세한 설명보다는 지금 엄마가 치료를 받아야 해서 집에 있는 아이들에게 신경을 전처럼 못 써줄 것이란 사실을 강조하는 게 낫다.

자녀가 고등학생 이상의 나이라면 엄마의 병에 대해 자세히 알려준 다음, 집안일에 도움을 요청해보자. 자녀들도 자기들끼리 대화를 나누고 만나는 지인들에게 궁금한 점들을 물어보곤 할 것이다. 이때 아빠인 당신에게 직접 상황을 듣는 것이 훨씬 안전하다. 괜히 가족이 아닌 다른 사람들에게 잘못된 정보를 듣고 나면 쓸데없는 걱정만 늘 수 있기 때문이다. 또 엄마의 경우가 아닌 다른 심각한 사례를 듣고 나서 괜히 상황을 더 나쁜 쪽으로 오해할 수도 있다.

게다가 예민한 성격의 자녀라면 악몽을 꾸거나 학교나 학원에 무단결석할 가능성도 배제할 수는 없다. 엄마가 어린 자녀들, 특히 딸들과 욕실에서 친밀한 대화를 나누던 시간이 암 투병 치료로 인해 사라지면 자녀들이 느끼는 공허함도 일상생활 곳곳에서 고스란히 드러나기 때문이다.

하루는 마르틴이 병원 대기실에서 만난 암 환자가 아직 자녀에게 자신이 암에 걸렸다고 이야기하지 않았다는 말을 들었다. 이를 알고 있는 의사도 그 환자를 만날 때마다 "이제는 딸들에게 말씀하셨죠?"라고 자꾸 채근하며 물었다. 그 환자는 계속하지 못했다는 대답만 반복하더니 결국 그녀의 거짓말은 10년이나 이어졌다. 그러던 어느 날, 그녀는 편안한 표정을 지으며 진료실에 들어오더니 의사에게 대뜸 이렇게 말했다.

"이제 됐어요. 지난 일요일에 아이들에게 드디어 말했어요. 선생님, 그런데 제 딸들이 이렇게 대답하더라고요. 엄마가 오늘 말 안 했으면 자기들이 대신 물어보려던 참이었다고요. 글쎄, 얘네들이 10년 전부터 제 병에 대해 알고 있었다네요."

당신이 자녀들에게 엄마가 암에 걸렸다는 사실을 이야기할 때 대화를 너무 길게 끌지 않도록 유의하는 게 좋다. 일단 어린 자녀일수록 집중하는 시간이 짧은 데다가 말이 길어지면 듣는 사람은 심리적으로 더 부담감을 느낄 수밖에 없다. 그리고 복잡한 의학 이야기로 주제의 본질을 흐려서도 안 된다. 당신은 엄마가 곧 수술을 받을 예정이며, 피곤해 보일 수 있고, 치료 기간에는 예전처럼 너희들을 돌볼 수 없다는 사실을 중점적으로 강조하면 된다.

아내는 병마와 싸우기 위해 에너지를 비축해야 한다. 따라서 자녀들이 집안일을 도와 분담하며 방 정리를 스스로 하도록 습관화시켜야 한다. 침대도 혼자 정리하고 설거지, 빨래와 같은 사소한 집안일을 자녀들이 대신 할 수 있게끔 당신이 옆에서 알려주어야 한다.

이때 자녀들이 평소와 다름없이 말하고 행동하는 것도 중요하다. 소란스럽고 말 많던 아이들이 갑자기 조용해지면서 귓속말을 한다거나 집 안이 떠나갈 듯 뛰어다니던 모습은 사라지고 까치걸음으로 조용히 걷는 모습이 보인다면 아이들의 이런 돌변한 모습이 오히려 아내의 마음을 편하게 만들어주는 게 아니라 정반대로 걱정하게 만들 수도 있다.

자녀의 행동이 갑자기 바뀌게 되면 환자인 엄마는 괜히 자녀에게 고백했나 후회할 수 있다. 그리고 자녀들이 어쩌면 지레짐작으로 상황을 잘못 알고 있는 것은 아닌지 신경이 쓰일 수가 있다. 그러니 최대한 아무 일 없다는 듯, 가족들 모두가 자연스러운 일상을 보내는 것이 아내를 도와주는 일이다. 어쩌면 인생에서 가장 힘든 시기를 보내는 동안 집만큼은 평화로운 둥지이길 바랄 것이다.

더 나아가 친척들과의 관계, 친정과 시댁에도 어떻게 이 상황을 알릴 것인지도 관건이다. 물론 장모님, 그리고 당신의 어머니와 여자 형제들, 그러니까 아내의 시어머니와 시누이들도 이 소식을 듣자마자 도움의 손길을 건네고 싶어 할 것이다. 아내가 병원에서 치료를 받는 동안, 또 당신이 검사를 받아야 하는 아내와 병원에 있는 동안 자신들이 대신 자녀들을 돌봐주겠다고 먼저 제안할 수도 있다. 굳이 사양할 필요 없는 좋은 제안 아닌가.

선의의 다른 말

아무리 좋은 의도가 담긴 말과 행동일지라도 상대에 따라 받아들이기 버거울 수 있다. 지역적 색깔도 무시 못 한다. 지중해 분위기의 가족이라면 흥분하며 안절부절못하는 모습을 보일 것이고, 북유럽 분위기의 가족이라면 차분하게 말을 아끼는 태도를 보일 것이다.

가족 분위기에 따라 반응은 제각각 다르다. 당신이 처가와 좋은 관계를 맺고 있다면 이 시기가 훨씬 더 원만하게 지나가리라. 하지만 정반대라면 당신은 아내와 모종의 타협과 합의점을 찾아야 한다.

이 시기에는 각자 본연의 태도를 유지할 수 있도록 갈등 관계의 처가와 당신 사이에 안전하게 휴전기를 갖는 것이 필요하다. 어떤 친척 어른은 아내의 몸 상태를 정확히 알지도 못하면서 괜히 달갑지 않은 조언을 늘어놓으며 당신을 귀찮게 할 테니 말이다. 한 사람이 자꾸만 나서서 아는 척을 할라치면 듣는 사람은 소극적으로 방어하든, 두려움이 엄습해서든 그와 더 이상 대화를 이어가기 싫지 않을까?

만약 아내의 병이 가족력에 기인한 것인지 의심이 들어도 일단은 그러한 생각이 친척들 사이에 불안감을 조장하지 않도록 조심하는 게 좋다. 친척들에게는 가족력 검사를 차후에 할 예정이며 결과가 나오면 알려드리겠다고 정중히 말하면 된다. 일에도 다 순서가 있는 법이다. 지금 가장 중요한 것은 아내 마르틴의 치료이다.

당신은 아내의 치료를 담당하는 의사들에게 유전적인 요인을 확인하는 검사를 받고 싶다고 이야기할 수도 있다. 그 결과가 나오면 친척들에게 정확한 사실을 있는 그대로 알려주는 일이 불분명한 가

설을 피할 수 있는 지름길이다.

마르틴과 당신은 결혼해서 세 자녀를 둔 부부다. 오늘날 가족이라는 울타리는 예전보다 점점 더 축소되고 있으며 심지어 도시권에서 생활하는 부부의 약 50퍼센트가 이혼을 할 정도로 이혼율이 높으며 그 후에 재혼을 통해 새 가정을 이루기도 한다.

자녀를 훈육하며 키우는 일도 어렵지만 한 집안의 아버지로서 가정을 책임지고 돌보는 일은 쉬운 것은 아니다. 여기에 당신이 어색해하고 어려워하는 장인장모님이 갑자기 당신의 집안 사정에 관여하려고 할 때, 개개인의 성격 차이로 인해 발생하는 갈등도 무시할 수는 없다. 며칠 동안 당신은 이런 생각까지 한다. 암 치료가 가족을 돌보는 일보다 더 쉬울 수도 있겠다고 말이다.

엄마가 아픈 이 시기에 아이들은 신기하게도 서로 도우며 자기 자신을 보호하는 방법을 터득해 나간다. 그리고 여러 단계의 치료를 받는 동안 아이들도 그에 발맞추어 성장하며 일종의 생존법을 터득하게 되는 것이다.

이때 당신도 당신만의 스트레스 해소법을 한두 가지 이상은 찾기를 바란다. 온전히 당신 자신을 위한 활동, 아무도 당신에게 아내 이야기, 암과 처가 이야기를 하지 않는 그런 환경에서 시간을 보내야 한다. 이에 걸맞은 이상적인 장소를 말하자면 바로 수영장이 그곳이다. 당신은 혼자서 수영을 하며 다른 잡생각 없이 오로지 수영에만 정신을 집중한다. 물속에 머리를 담근 채 타인의 목소리가 들리지 않는 그곳, 아무도 말을 걸지 않는 그곳에서 조용히 자기만의 시간을 보내는 것이다.

사람은 누구나 각자의 문제를 스스로 해결법을 찾아야 한다. 일을 하는 시간과 아내의 병간호를 하는 사이, 처가댁의 잔소리가 들리지 않는 곳에서 당신만의 개인적인 시간을 꼭 갖기를 추천하고 싶다.

29. 부부 관계와 성기능

'전투적인' 수술을 마친 아내의 몸은 다른 사람을 성적으로 받아들일 준비가 아직 되어 있지 않다. 먼저 의학적 치료가 모두 끝난 다음에는 '다시 함께 사는 법'부터 익혀야 한다. 즉, 그전까지는 전투에 나가 승리하는 일이 우선순위였다면 이제는 싸움이 끝난 뒤 평화로운 시간을 보낼 차례다. '전사들의 휴식 시간'이 시작된 것이다.

전투 뒤의 달콤함

부부는 법적으로 영원불변의 고정된 실체가 아니다. 살아있는 세포처럼 세월이 흐르면서 진화하고 상황이 바뀌면 달라질 수 있는 유동적인 집단이다. 미래에 대한 계획, 행복했던 추억, 자녀들, 암 진단

전에 부부가 함께 헤쳐 나간 위기들, 셀 수 없이 많은 일이 둘의 관계를 끈끈하게 이어준다. 때로는 과거에 일어난 갈등으로 부부 관계가 끊어지고 해체되기도 한다. 그리고 당신은 아내를 사랑하고 있다. 아내를 처음 만난 이후로 두 사람이 함께 걸어온 인생의 길을 지금도 여전히 아끼고 사랑한다.

최초의 인류가 걸어온 부부 관계의 기본 정설은 21세기 초중반부터는 통하질 않는다. 옛날에는 '지배적 수컷' 성향을 지닌 남편이 집에 식량을 가져오기 위해 밖에 나가 사냥을 한다. 남편은 아내와 자녀를 보호할 책임을 부여받은 존재다. 그런 남편의 보호 아래 아내는 임신과 출산을 도맡아 하며 자녀를 돌본다. 그렇게 아내는 자녀가 독립할 수 있는 성인이 되어 자기 자신을 부양할 능력을 갖출 때까지 키운다.

이런 소리를 들은 당신은 흥분해서 이렇게 소리칠지도 모른다.

"이제, 그런 소리는 제발 집어치워요! 그런 성차별적인 생각은 대체 어디에서 나온 겁니까? 그런 생각이 부부 관계를 망가뜨리고 있다는 거 모르시겠어요? 말도 안 되는 소리라고요!"

당신의 아내가 아프지 않았을 때, 당신은 집안일을 아내와 공동 분담하지 않았을 수도 있다. 하지만 이제는 상황이 달라졌기에 당신은 대부분의 집안일을 할 수 있어야 한다.

아내가 아프고 나자 남성으로서의 성기능에도 변화가 찾아온다. 아내의 암 치료가 진행될수록 당신은 철저히 간병인으로서 아내 곁을 지키게 된다. 당신의 나이, 아내가 받는 치료의 종류, 암 선고 이전의 부부 관계 정도에 따라 두 사람의 성생활이 예전과 사뭇 달라진다.

　그런 상황에서 당신은 자기 자신을 과거처럼 '힘'이 센 남성성을 상징하는 '수컷'의 모습으로 인식하지 않는다. 정력과 성취감의 상징이었던 옛 모습이 서서히 사라질 때쯤 당신도, 아내도 그런 변화를 느끼기 시작한다.

　당신의 인생에 큰 변화가 찾아온 셈이다. 당신의 아내 역시 남편이 현재 성적으로 혼란스러운 격변기를 겪고 있다는 사실을 눈치 채고 있다.

과거의 성생활

성생활은 부부의 삶에 한 부분을 차지한다. 부부는 관계를 맺으면서도 그것에 대해 구체적으로 대화를 나누거나 하지는 않는다. 둘만의 익숙한 습관으로 자리 잡으면서 욕망과 친밀감을 만끽하는 그 시간을 인정하고 바라는 것으로 만족한다. 어떤 경우에는 갈등을 겪고 싸우고 난 이후에 화해의 방식으로 성관계를 맺는 커플도 있다. 성생활은 두 사람이 함께 느끼는 기쁨이자 놀이이자, 충동을 채워주는 행위로서 작용한다.

　그러나 아내의 암 투병이 시작되면서부터는 그 부부가 첫 자녀를 낳고 싶어 하는 젊은 커플이냐, 아니면 결혼한 지 40년이 넘은 중년 부부이냐에 따라 성생활도 달라진다. 보통 신혼 초기에는 격정적인 성생활을 하다가도 시간이 지나면서 잠자리 횟수가 서서히 줄어든다. 그 빈자리를 두 사람의 끈끈한 교감과 깊은 관계가 대신한다. 하지만 아무리 그렇다고 해도 둘이 함께 느끼는 쾌감은 부부 관계에서 매우 중요한 역할을 한다는 것을 부인할 수 없다.

만약 당신이 아내와 육체적인 관계를 자주, 강도 높게 나누길 좋아했다면 아내가 아프고 난 후에 관계의 끈이 느슨해지지 않을까 걱정이 될 것이다. 그러나 부부가 맺은 관계는 제삼자인 의사가 이렇다 저렇다 조언을 줄 수 없을 정도로 수많은 변수가 작용하는 관계인 것만은 확실하다. 따라서 아내의 병기와 치료 소요 시간에 따라 부부의 친밀한 관계는 변화무쌍한 경험을 하게 될 것이다.

일반적으로 남편들은 질병 부위가 은밀한 신체일수록 아내를 담당하는 의사의 성별이 남성인 것을 썩 탐탁해하지 않는다. 그래서 진료 상담을 받을 때 남편이 아내와 함께 의사를 만나는 일을 꺼리는 것은 아닐까? 어찌 되었든 암 환자인 아내는 의사의 개입 없이는 병을 치료할 수 없으므로 두 사람의 인생에 의사가 불쑥 끼어든 것 같아도 어쩔 수 없이 받아들일 수밖에 없다.

세상에 간단한 일이 어디 있던가. 암 환자 완치율의 객관적인 수치를 접한 당신은 걱정이 앞서면서도 끓어오르는 본인의 욕망 때문에 양면적인 복잡한 감정을 느낄 것이다. 그렇다면 '암 그 이후에' 둘의 관계는 어떻게 될까?

연속되는 치료와 진료, 반복되는 검사 예약이 지금 머릿속을 가득 채운 우선순위다. 잠자리는 2위로 밀려난 지 오래. 당신은 지금 어디론가 '여행을 떠나는' 사람처럼 방황하고 있다. 그러나 시간이 지나면 아내가 치료를 받는 동안 당신의 성적 욕망에도 변화의 바람이 불 것이다. 아내의 리비도가 암 투병 동안 달라지듯이 그녀를 향한 당신의 성적 욕망도 차츰 바뀌게 된다.

　문학 작품 중 유방암에 걸린 여성과의 성생활을 다룬 이야기를 읽어본 적은 거의 없을 것이다. 당신이 평소에 정신분석학 작품을 즐겨 읽는 것도 아니라면 당신이 처한 상황을 다룬 소설을 찾기가 하늘의 별 따기처럼 어렵다. 하지만 반갑게도 한 권을 어렵게 찾을 수 있었는데 바로 프랑스 작가 데이비드 로지David Lodge의 소설 《테라피 Thérapie》다.

　남자 주인공이 어린 시절 첫사랑이었던 여자를 우연히 순례자의 길인 '성 자크 드 콩포스텔Saint-Jacques-de-Compostelle'에서 다시 만나게 된다. 작가는 남자가 마침내 그 여자의 가슴을 보게 되는 순간을 세밀하게 묘사한다. 독자는 그 순간 여주인공이 유방 절제술로 가슴 한쪽이 없다는 사실을 글의 묘사를 통해 알게 된다.

신체적 후유증

은밀한 상처에 대한 보존적 치료는 유방 절제술보다 리비도에 끼치는 영향력이 상대적으로 낮다. 그렇긴 하지만 정신적인 타격을 상처의 크기만으로는 가늠할 수 없는 문제여서 환자에게 깊은 트라우마를 남기게 된다. 가슴은 아이에게 젖을 주는 모성을 상징하는 신체 기관이다. 그와 동시에 남녀가 성관계를 할 때나 사회의 문화적 코드 속에서 다양한 역할을 하는 부위이기도 하다.

　방사선 치료에 이어 유방암 외과 수술을 받게 되면 아내의 가슴은 몇 달 동안 당신에게는 결코 닿을 수 없는 일종의 '금지 구역'이 되어버린다. 두 사람의 은밀한 관계에 지장이 안 갈 수가 없는 일이다.

또 의학적 치료 역시 부부 관계에 변화를 가져온다. 화학 치료를 받은 아내 마르틴에게 나타나는 신체적인 변화는 머리카락이 빠지며, 생리가 멈추고, 체중이 늘어난다. 그래서 당신은 예전과는 사뭇 달라진 아내의 모습을 만나게 된다. 폐경기 전의 환자라면 대부분 의학적 치료를 받는 동안 특정 호르몬 분비가 끊기면서 생리가 중단된다.

이 시기에 아내의 리비도는 0에 가까울 정도로 떨어진다. 반면 폐경기 이후에 유방암에 걸린 환자의 경우에는 아로마타제 억제제로 인해 질 건조 증상이 후유증으로 남는다. 그래서 성관계를 하게 되면 고통을 느낄 수밖에 없다. 이와 같은 후유증을 남기는 의학적 치료는 최소 5년은 걸리는 장기 치료에 속한다.

사실 의사들이 직접 나서서 부부의 성관계 문제를 해결해줄 수는 없다. 지금 중요한 건 암 치료이지 성관계가 아니라고 답하는 의사를 만날 수도 있다. 그런 대답을 들으면 부부는 허탈감을 느낄 수도 있을 것이다. 실제로도 종양학자들은 부부의 성기능에 대해 개입하여 언급하는 것을 좋아하지 않는다.

당신은 성관계가 사랑을 표현하는 하나의 행위라고 생각할 것이다. 그래서 리비도와 쾌락의 부재가 당신의 삶을 불만족스럽게 만들거나 힘들게 할 수도 있다. 그러나 연령대가 높은 부부의 경우에는 그전부터 수년 동안 섹스리스 부부로 살아왔을 수도 있어 성관계의 부재가 부부 생활에 큰 장애가 되지 않기도 한다. 따라서 젊은 커플일수록 이러한 문제가 더 심각하게 다가온다.

당신의 아내는 남편의 욕망을 채워주지 못해 미안해할 수도 있다. 어찌할 수 없는 상황에 망연자실한 아내는 당신에게 속 시원히 말하지도 못하고 혼자 끙끙 앓을 수도 있다. 치료 기간이 길어질수록 상황은 더욱 장기전으로 이어지지만 완벽한 해결책은 보이지 않아 막막하다. 두 사람이 아무리 많은 대화를 나눈다고 해도 때가 되면 끓어오르는 남편의 성욕을 풀어주기 어렵다.

경력과 자존심

아내의 암 투병 기간이 길어지는 동안 당신은 직업적으로 중요한 순간을 맞이할 수 있다. 만약 당신이 회사를 운영하는 기업인이라면 일에 많은 에너지를 쏟았을 것이다. 일반 직장인이라면 승진을 위해 열심히 근무했고 주어진 과제를 달성하기 위해 고군분투했을 것이다.

그런데 갑작스러운 아내의 암 선고가 당신의 경력을 무너트린다면? 혹은 당신의 인생을 180도 바꿔버린다면? 지금 내 말이 노골적이라고 느낄 수도 있겠지만 그게 진실이다. 아내가 암 환자인 남편 중에 솔직히 이런 걱정 안 해본 사람이 어디 있는가.

질병은 당사자인 환자의 경력에도 지장을 준다. 아내라고 자신의 직업에 대해 걱정하지 않을 리 없다. 그러나 걱정이 된다고 치료 기간을 줄일 수는 없는 노릇 아닌가. 암 투병과 아내의 경력에 관련해서는 다른 장에서 더 자세히 살펴보기로 하자.

아내도 당신이 경력 단절 문제를 고민하고 있다는 사실을 누구보다 잘 안다. 그리고 당신이 아내의 간호로 바쁜 와중에도 자기 관리를 위해 운동을 하고 헬스장에 다니는 모습을 흡족하게 바라볼 것이다. 그렇다고 하더라도 당신을 위해 신경을 쓰는 일이 예전 같을 수는 없다. 당신의 아내는 자기 자신에게 집중할 수밖에 없으며 지금은 치료가 무엇보다도 1순위인 상황이니 말이다. 치료의 성공을 위해 모든 에너지를 소비하다 보니 때로는 피곤해 보이고 예전처럼 당신을 살갑게 대하지 않을 수도 있다.

이런 상황은 균형 있는 부부 생활을 잘 유지했던 커플에게는 별 위기 없이 잘 지나간다. 하지만 전혀 그렇지 못한 부부도 있다. 그동안 부부가 쌓아온 갈등의 골이 이번 암 투병을 계기로 더 깊어지는 상황도 있기 때문이다.

지금 이 시기에 당신이 과거에 있었던 사건을 다시 꺼내는 행동은 암 환자에게 전혀 도움이 되지 않는다며 자책할 수도 있다. 그러나 가슴속에 깊게 새겨진 상처는 시간이 지나도 지워지질 않는다. 아내가 남편의 자존심에 스크래치를 냈다면 그 마음의 상처는 쉽사리 아물기 어려운 법이니 말이다.

또 다른 사례도 있다. 그동안 남편이 속을 무던히도 썩였던 부부의 경우에는 이번 암 선고를 계기로 아내는 '이득'을 보려 할 수도 있다. 아내는 그동안 쌓아놓기만 했던 화를 이번 기회에 제대로 분풀이하듯 표출한다. 마치 남편에게 제대로 복수할 기회를 얻은 것처럼 이 치료 기간을 제대로 '이용'할 수도 있다.

아내가 아프기 전에도 당신은 부부 문제에 대해 아무에게도 말한 적이 거의 없는데 이런 집안 사정을 당신은 누구에게 털어놓을 것인가? 누가 당신의 이야기를 들어줄까? 당신의 아내는 산부인과 의사부터 가까운 친구들, 암 투병 중인 동병상련의 다른 환우 등 대화 상대자가 많다. 그러나 당신은 아내가 다니는 산부인과를 찾아가 의사에게 부부간의 성 문제를 상담할 수는 없을 것이다. 게다가 당신은 그 의사를 잘 알지도 못한다.

당신이 그나마 자주 보는 사람은 헬스장 남자 탈의실이나 샤워실에서 마주치는 사람들인데 그들에게 내 아내가 유방암에 걸렸고, 우리는 성관계에 문제가 있다고 고백할 수는 없지 않겠는가. 그렇다고 성의학자를 찾아갈 생각을 하겠는가. 그들을 찾아가면 안 된다는 법도 없지만 당신은 아직 거기까지는 생각조차 안 할 것이다.

가장 이상적인 방법은 아내와 속 시원하게 대화를 나누는 일이겠지만 당신은 속으로 아픈 아내에게 할 이야기가 아니라고 생각할 것이다. 게다가 이런 은밀한 내용의 대화 자체를 지금껏 아내와 나눈 적이 없어서 점점 더 이런 종류의 대화는 부자연스럽게 느껴진다. 당신은 과거에 있었던 문제들을 다시 꺼내고 싶지도 않다. 아마 아내도 당신과 같은 생각을 하고 있을 수도 있다.

이따금 긴장을 완화하기 위해 조용히 침묵을 유지하는 일이 최상일 때도 있다. 하지만 그녀가 심적으로 힘들어 정신과를 찾는 행동을 부정적인 시선으로 바라보아서는 안 된다. 제삼자에게 도움을 요청하는 일은 둘만의 문제를 더 잘 해결할 수 있는 대안이 되기도 한다. 무엇보다 주기적으로 정신과 상담을 받는 일은 환자의 심리 안정에 큰 도움을 줄 수 있다.

위기에 빠진 부부

아내가 암에 걸리기 이전부터 이미 금이 간 부부 관계는 암 진단 이후에 그 상황이 더 심각해질 수 있다. 그동안 간신히 유지했던 부부 관계를 완전히 갈라놓을 수 있을 정도로 그 여파가 크기 때문이다. 이런 경우에는 아무도 손을 쓸 수가 없다. 서로 사이가 좋은데 헤어지는 부부는 없는 것처럼 말이다.

만약 당신이 부부 생활을 유지하는 게 힘들어서 극단적인 결정까지 염두에 두고 있다면 다음 몇 가지 사항을 함께 고민해야 한다.

첫 번째: 부부 관계가 아내의 암으로 인해 끝이 난다고 생각할 경우, 당신은 죄책감에 사로잡힐 수 있다는 점.

두 번째: 아내가 암 투병 중인데 남편이 이혼 결정을 내릴 경우, 당신은 '타인'의 시선으로부터 자유로울 수 없다는 점. 이때 다른 사람들은 속사정을 알지 못해도 일단 무조건 당신을 비난하며 부정적으로 판단할 가능성이 매우 높다.

세 번째: 자녀들이 부모의 이혼을 어떻게 생각할지, 그리고 당신을 어떤 눈으로 바라볼지도 관건이 될 것이다.

여기에 덧붙여 당신의 아내가 어떤 결정을 내릴지도 중요한 문제가 된다. 오히려 아내는 남편과 달리 이혼을 원하지 않을 수도 있다.

하지만 남의 집 사정을 우리가 어떻게 속속들이 알 수 있겠는가. 그러니 남의 가정사를 듣고 섣부른 판단을 하지 않는 게 좋다.

30. 일

다시 한번 암 치료를 전시 상황에 빗대어 이야기해보
겠다. 소위 말하는 훌륭한 군인은 어느 한 군대에 소속되어 자신에
게 할당된 업무를 확실하게 처리하는 사람이라 할 수 있다. 그러다
가 전쟁터에서 다치게 되면 그는 치료를 받기 위해 잠시 후퇴한다.
그리고 치료가 끝나면 원상복귀한다.

만약 부상의 정도가 꽤 심할 경우에는 후방으로 이송되고 나중에
다른 새로운 자리로 복귀할 수도 있다. 그것이 바로 군대의 암묵적
룰이다. 최상의 컨디션을 발휘할 수 없는데 예전 자리로 복귀했다가
는 해당 부대를 위험에 노출할 우려가 있어서다. 차라리 그 빈자리
를 다른 인원으로 대체하는 것이 전체를 위한 길이라고 여기기 때문
이다.

일상생활도 이와 별반 다르지 않다. 아내에게 병이 생기면서 사회

속에서 그녀의 자리에도 변화가 일어났다. 예전에는 직장생활을 우선시했다면 요즘 직장인들은 일을 삶의 전부로 여기지 않는다. 이처럼 개인 생활을 우선시하는 문화가 사회 전반에 자리 잡게 되면서 개인적인 삶과 일의 균형을 유지하는 워라벨WLB(Work and Life Balance)이 중요해졌다.

회사 동료들

아내가 전업주부라면 암 진단이 일상에 영향을 미칠 일은 없다고 말하는 남편들이 있는데 그런 생각은 옳지 않다. 아내가 그동안 집에서 살림을 하고, 자녀들을 돌보고, 친척들과 원만한 관계를 유지하는 등 내조를 해왔는데 갑자기 암 선고를 받게 되면 큰일이 아닐 수 없다. 물리적으로나, 금전적으로나, 거리상으로나 주변 친척의 도움을 받기도 여의치가 않다.

아내의 부재를 채우기 위해 외부의 도움을 받는다 해도 세상에 공짜가 어디 있는가, 당연히 비용이 들 수밖에 없다. 친척들에게 계속 손을 내밀며 장기간 도움을 받는 것도 한계가 있다. 하지만 아내가 병원에 입원하는 동안만이라도 자녀들을 돌봐달라는 한시적인 도움 요청은 괜찮다. 외할머니나 친할머니라면 그 기간에만 손자들을 돌보는 일은 기꺼이 승낙할 테니까.

만약 아내가 워킹맘이라면 일터에서 불편한 상황을 맞닥뜨릴 수밖에 없다. 회사 동료들에게 자신의 병을 끝까지 숨기기란 불가능하다. 특히 평소 가까이 지낸 친구 같은 동료에게는 몰래 암 소식을 전하며 비밀을 공유한다. 그렇게 둘 사이가 더욱 끈끈해지는 것도 잠시, 시간이 지나면 언제 그랬냐는 듯이 비밀은 더 이상 둘만의 것이 아니게 된다. 회사 전체에 소문이 쫙 퍼지면서 '어느 부서의 ○○○ 씨가 암에 걸렸다는 소식'을 모르는 사람이 없을 정도가 된다.

타인의 시선은 감당하기 힘든 법이다. 치료가 끝나면 회사 동료들은 그녀의 건강 상태에 대해 미주알고주알 떠들어댄다. 면전에서 대놓고는 말하지 않아도 자기들끼리 뒤에서 수군거린다. 처음에는 신경이 많이 쓰이지만 시간이 지나면 아내도 무뎌져서 그러거나 말거나 개의치 않는다.

혹시나 그녀가 유행성 독감이라도 걸려서 몸이 안 좋으면 다들 동정 어린 시선을 보내며 병이 재발한 것은 아닌지 궁금해한다. 개중에는 아예 대놓고 아내에게 암의 재발 여부를 묻는 몰지각한 인사도 있다.

차별

어쨌든 병의 유무는 회사 승진에 보이지 않는 장벽이 되고 있다. 이러한 차별에 맞서 싸우기도 쉽지만은 않다. 예정되었던 책임자 자리가 갑자기 아무런 이유 없이 다른 사람에게 위임될 수도 있다. 또 채용 면접 후 합격이 거의 확실했던 회사조차도 지원자의 암 진단 소식을 듣자마자 갑자기 말을 바꾸며 퇴짜를 놓는다. 아내의 경력이면 충분히 들어갈 수 있는 자리인데도 말이다.

직장생활을 하던 중 암 진단을 받은 경우라면 대체 직원을 새로

뽑을 수밖에 없다. 그러다 치료가 끝나고 직장에 복귀하려 해도 자신의 자리가 없을 수 있다. 불만을 호소하고 따져도 인사부나 고위 책임자는 객관적으로 이해할 만한 설명을 해주지 못해 난처해할 뿐이다.

'암 연구' 프로젝트에서도 일터에서 벌어지는 암 환자를 대상으로 한 비상식적인 차별 행위를 지적하는 글이 자주 언급된다. 불공평할 뿐만 아니라 명백히 위법 행위라는 점을 명심해야 하는데도 현실은 여전히 차별이 존재한다.

아내는 어쩔 수 없이 퇴사하고 다른 직장을 찾기로 결심한다. 그러나 새 직장을 구하는 일 역시 쉽지 않은 게 현실이다. 아내의 암 병력을 회사 측에서 알게 되면 채용을 망설일 수밖에 없다. 게다가 마르틴은 앞에서 이미 말한 대로 '장기 질환 30가지'에 분류된 질병에 걸린 사람이다. 본인 부담금을 내지 않아도 되는 질환에 걸린 것인데 의료보험 카드 사용 내역에 기재돼 있어서 매의 눈으로 채용 지원자를 점검하는 인사부 담당자가 그 부분을 놓칠 리가 없다.

일부 고용자들은 채용 지원자가 지금 현재 암 환자든, 과거에 암 환자였든, 혹은 병력이 있는지, 어떤 피부색을 가졌는지, 고향이 어디인지 등 시시콜콜 따지는 경우도 있다. 이러한 차별 행위는 물리적으로는 드러내지 않기 때문에 심리적 증거는 있지만 막상 명백한 차별이라고 이야기하기도 애매하다.

실례를 하나 들자면 한 여성이 화려한 경력을 자랑하며 승승장구하던 중에 청천벽력 같은 암 선고를 받았다. 그녀는 평생 경력을 쌓는 데 자신의 인생을 '희생'했지만 돌아오는 것은 외면과 차별이었다. 벼랑 끝에 몰려 자신이 회사에서 잊히고 있다는 사실을 알게 되자 이 여성은 진짜 현실에 눈을 뜬다.

경력 쌓기와 욕망이 더 이상 의미가 없다는 현실을 깨달았던 것이다. 당연히 승진의 기회는 다시 오지 않았고 그녀는 차라리 다행이라고 생각했다. 암 치료를 받으면서 세상 이치에 새롭게 눈을 뜬 것인데 과거에 목숨처럼 소중하게 여겼던 성공의 기준들이 무가치하다는 사실을 깨달았다. 그녀는 비로소 삶의 진정한 가치를 찾게 된 것이다.

새로운 우선순위

암 선고가 가져온 좋은 점을 굳이 꼽으라면 있긴 하다. 당신이 아내와 함께하는 것이 인생에서 그 무엇보다 중요하다는 사실을 깨달았다는 점이다.

치료가 끝나면 많은 환자가 지친 몸을 이끌고 예전처럼 직장생활을 다시 이어간다. 물론 정규직이 아닌 파트타임인 경우가 많기는 하지만 말이다. 마르틴은 자신이 아직 능력이 있다는 사실을 증명하고 싶어 한다. 또 암으로 인해 자신의 투지가 꺾이지 않았다는 것을 본인 스스로 확인하고 싶은 마음도 크다. 하지만 그 사실을 남편에게 당당하게 보여주고 싶어 하는 마음도 있다.

어쨌든 아내가 큰 병에 걸렸고 긴 시간 고된 치료를 받아오면서 그동안 그녀가 고수했던 직업관이나 인생관에 큰 변화가 생기는 것은 지극히 당연한 현상이다. 이러한 변화는 누구에게나 서서히 찾아오며 아내가 인생에서 중요하게 생각하는 우선순위들이 차츰 달라지는 것을 당신도 피부로 느끼는 날이 오게 된다.

아내가 혼자 인생 고민을 하는 동안 당신은 옆에서 참견하지 말고 조용히 기다려주는 것이 좋다. 아내가 현재 느끼는 심경을 잘 표현하고, 상황 파악을 잘하고, 새롭게 바뀐 생활 방식에 적응할 수 있도록 당신의 자리가 큰 역할을 할 것이다. 그래야 아내 자신에게도, 또 남편인 당신에게도, 더 나아가 가족 모두에게도 만족스러운 삶이 되지 않겠는가!

31. 타인과의 관계

"어딘가를 방문하는 일은 늘 새롭고 들뜨게 만든다.
다만 출발할 때만 그럴 뿐, 도착해서는 마음이 바뀌기 마련이다."
— 베아트릭스 벡Béatrix Beck, 《더 멀리, 그런데 어디로?Plus Loin Mais Où》

수영장 탈의실에서 우연히 만난 친구가 당신에게 다짜고짜 이렇게 묻는다.

"요즘 아내 상태는 어때, 괜찮아?"

어떻게 대답하면 좋을까? 상냥하게 아내의 안부를 묻지만 나쁜 소식은 구태여 듣고 싶지 않을 수도 있는 이 친구에게 어떻게 대답해야 현명한 것일까? 몇 달 동안 당신에게 일어난 일들을 어떻게 몇 문장으로 요약할 수 있을까? 말을 한들 그 친구는 당신의 이야기를 제대로 이해할 수나 있을까?

만약 당신이 화제를 바꾸며 딴소리를 한다면 친구가 속으로 섭섭해할 수도 있고 지인들에게 다른 말을 전할 수도 있다. 친구는 아내의 건강에 정말 관심이 있을 수도 있고 아니면 자세히 설명해줘도 귀담아듣지 않고 흘려보낼 수도 있다. 그 누가 알겠는가?

자기 방어

암은 만성질환이 될 가능성도 있고 여러 번 재발할 수도 있는 질병이다. 또한 사람마다 아내의 병에 대한 견해 차이가 생길 수도 있다. 그런 이유들로 인해 당신이 아내의 병에 대해 말을 아낄수록 이상한 소문은 덜 퍼질 것이다.

이제는 가족이나 친척 중 암 환자가 없는 집이 거의 없을 정도로 일반화됐다. TV 방송에서 전문 의료진이 학회에서 발표한 논문 내용을 인용하는가 하면 일간지나 과학 잡지, 심지어 가십 기사들을 모은 《피플》 같은 연예 잡지에서조차 암은 빠지질 않는 단골 소재가 됐다. 인터넷은 또 어떤가.

두말할 필요 없이 이제 암은 여기저기에서 흔한 주제가 됐다. 어느 매체든 암이란 주제는 빠지질 않는다. 암을 자신 있게 비켜나갈 수 있는 인간이 이 세상 어디 있겠는가. 이 병에 걸리면 모든 사람이 예외 없이 낫기 위해 투병을 시작한다.

당신 주변의 지인, 친구, 회사 동료는 당신이 겪고 있는 일에 저마다 의견이 다르다. 대부분은 당신에게 도움을 주고 싶어 하고 조언을 건네고 싶어 할 것이다. 하지만 그중에는 암에 대해 잘 알지도 못하면서 섣불리 아는 척을 하면서 참견하는 부류도 있을 것이다. 그들은 아내의 특수한 상황을 고려하지 않고 필터링 없이 말을 막 던질 수도 있으니 조심하라.

배우자의 암 진단은 당신에게도 정신적으로 큰 타격을 주었을 것이다. 그래서 당신은 혼자 끙끙 앓기보다는 누군가에게 속마음을 터놓고 싶고 의견을 구하고 싶고, 도움을 받고 싶을 것이다. 당신과 아내는 둘 다 심신이 약해진 상태지만 두 사람이 적군에 맞서 싸우는 저항력은 서로 다를 것이다. 아내를 잘 모르는 사람일수록 환자의 병을 정확하게 판단하지 못할 가능성도 크다. 그런 사람들이 내놓는 의견은 그만큼 설득력이 떨어질 수밖에 없다.

앞으로는 인간관계에서도 어느 정도 거리를 두는 법을 배워야 한다. 정확히 알지 못하면서 쓸데없이 참견하는 사람 때문에 힘을 빼는 일이 없도록 당신은 자기방어를 할 필요가 있다. '가라지와 좋은 씨앗을 구별하듯', 또는 '굵은 씨앗과 얇은 씨앗을 가려내듯' 인간관계도 내 편과 그렇지 않은 편을 구분하는 것이 위기에 빠진 가족을 지키는 지름길이다.

또 한 가지 더 알아야 할 사실이 있는데 시간이 지날수록 당신과 아내에게 쏠렸던 관심과 친절함은 점점 더 줄어든다는 사실이다. 어떤 사람들은 시간이 흐를수록 당신에게 무슨 말을 해야 할지 몰라 난처해한다. 당신은 그저 미소를 지으며 '모든 것이 순조롭게 진행되고 있다'라고 표면적인 인사치레만 건네면 된다. 그리고 상대가 당신을 '신경 쓰지 않고 내버려 둘 때까지' 똑같은 말을 앵무새처럼 반복할 수도 있다.

반면 당신이 신뢰하는 진정한 친구들과는 관계가 전보다 더 돈독해진다. 보통 당신과 비슷한 경험을 했던 사람들이 많아 공감도 잘 해줄 것이다. 누구보다 상황 파악이 빨라서 해도 되는 언행이 있고 삼가야 할 언행이 있다는 것을 잘 구별할 줄 아는 사람들이 진정한 친구들이라 할 수 있다.

이런 친구들은 조용히 당신이 하는 말에 귀 기울인다. 상대가 자기를 어떻게 판단할지, 색안경을 끼고 보는 것은 아닌지 걱정할 필요 없다. 속마음을 터놓고 싶을 때 언제든지 만나 대화를 나눌 수 있는 진짜 친구들이 옆에 있는 것만으로도 위안이 된다.

동정심

당신은 이번 기회에 인간의 동정심이 물질적이고 가시적인 속성을 가졌다는 사실을 새삼 깨닫게 될 것이다. 당신이 아내의 암 소식을 주변 지인들에게 전할 때 그들이 느끼는 동정심과 관심의 정도는 저마다 다르다. 그 무게감은 시간, 에너지, 말의 양으로 측정된다.

당신이 걱정에 빠질 때면 마치 교통사고 현장에 서 있는 것 같은 기분이 들 것이다. 사고 현장 주변에 있던 자동차들이 급정거를 하며 속도를 줄이고 현장을 바라보며 탄성을 지른다. 이따금 현장에 목격자가 없다는 사실을 안타까워하기도 한다. 그러면서 사고 현장은 순식간에 교통체증 구간으로 전락한다.

시간이 흘러 사람들이 하나둘 자리를 뜨고 사고는 그들의 머릿속에서 점차 잊히게 된다. 길가에는 당신과 사고당한 부상자만 덩그러니 남아 있다. 다친 사람을 보고 있자니 당신도 덩달아 같이 아픈 느낌이다. 당신은 도를 넘은 타인의 지나친 관심과 호기심이 불쾌하게 느껴질 정도로 예민해진다.

당신은 이런 낯선 환경에 대처하는 법을 터득해야 한다. 안 그래도 힘든데 거기에 인간관계로 인한 고충까지 끌어안게 된다면 당신만 손해다. 암 진단 초기에나 사람들의 적극적인 관심과 따뜻한 애정이 기분 좋지, 시간이 지날수록 골칫거리만 될 뿐이다. 게다가 상대방도 처음 환자와 환자 가족에게 보였던 관심을 한결같이 유지하는 일이 불편할 수도 있다.

물론 이런 조언이 너무 회의적이지 않냐고 반문할 수도 있다. 지금까지 살면서 직접 보고 배운 생활 속의 지혜라고나 할까. 그래서 당신도 그 사실을 알았으면 좋겠다. 인간관계 문제로 고통 받지 않도록 자기 자신을 보호하길 바란다.

✣

8부

새로운 일상을 위한 준비

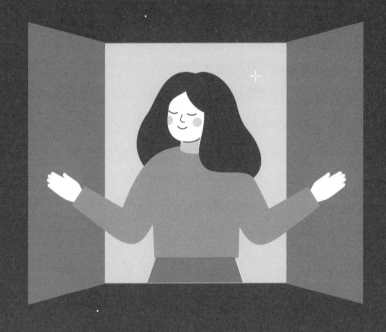

32. 식습관

영광스럽게도 이 책의 서문을 쓴 카야트 교수는 환자의 식습관에 대해 우리보다 잘 알고 있는 베테랑 전문가다. 그는 균형잡힌 식단과 그 식단이 주변 환경에 미치는 직접적인 영향력을 누구보다 확신하고 있는 분이다.

요즘에 신문 기사마다 빠지지 않고 등장하는 주제가 최신 유행하는 다이어트 요법이다. 설탕, 글루텐, 고기, 술, 탄산수, 포도주, 탄 음식, 안 익힌 음식, 농약 친 채소 안 먹기 등등 방법도 가지각색이다. 유기농 건강 기능 식품은 열량이 낮고 비타민이 풍부한 식재료로 채워져있다. 몇몇 실험실에서 테스트를 통과한 재료들을 배합해 만든 건강식품들은 정식 의약품이 아니므로 보험 환급은 꿈도 못 꾼다.

대기실에서 당신은 마르틴이 검사를 마칠 때까지 기다린다. 그러다 암 치료를 마친 아리따운 여성을 우연히 보게 된다. 신기하게도 그녀는 머리카락도 가발이 아니었고 여러 치료를 받았음에도 부작용 하나 없는 모습이다. 그녀는 가혹한 식단 조절 덕분에 기적 같은 일이 생겼다며 흥분을 감추지 못했다. 우선 이 이야기는 어디까지나 그녀의 경험이고 일반화시킬 수 없는, 한 개인의 사례라는 사실을 짚고 넘어가자.

그녀는 어떻게 그렇게 독하게 식단 조절을 할 수 있었을까? 치료 기간 동안 그 식단을 그대로 유지하는 것도 대단한 일이다. 그녀처럼 식단을 조절하지 못하고 실패한 사람들은 자책감을 느낄 정도다.

쾌락의 중요성

당신은 분명 자신이 어쩌다 병에 걸린 것인지 그 이유가 너무 궁금할 것이다. 여기서 소개할 식단이야말로 환자들이 가장 죄책감을 느끼는 첫 번째 이유가 아닐 수 없다. 하지만 암 치료 자체만으로도 너무나 곤욕스러운데 세상의 모든 즐거운 요소들을 자제한다면 더 고통스럽지 않을까? 악몽 같은 순간을 잊으려면 당신에게 쾌락을 줄 수 있는 시간은 남겨둬야 하지 않을까?

여기서 알아두어야 할 점이 있다. 실제로 의사들은 환자들에게 삶의 즐거움, 쾌락에 관해서는 되도록 언급을 피한다. 인간은 쾌락을 느끼는 순간 몸에서 엔도르핀이라고 하는 호르몬이 나온다. 그런데 그 호르몬이 회복의 가능성을 높이는 데 도움이 된다는 사실을 알고 있는가. 그래서 쾌락을 자주 느끼며 사는 인간은 비록 오래 살지는 않더라도 쾌락을 잘 느끼지 않는 인간보다 더 '잘' 산다고 말할 수 있을지도 모른다.

글루텐프리 식단 조절을 예로 들어보겠다. 글루텐 알레르기는 희소병에 가까우며 유년기에 그 증상이 나타난다. 엄격하게 글루텐프리 식단을 유지해야만 치료할 수 있다. 그러나 50세의 살짝 과체중인 당신의 아내가 어느 날 아침, 갑자기 식단 조절을 한다면 무슨 일이 벌어질까? 끼니마다 먹던 빵을 끊고 술은 입에도 대지 않으며 토마토소스를 곁들인 파스타도 먹는 시늉만 한다면? 저녁에 외출도 하지 않고 술도 안 마시고 단맛과 짠맛이 나는 과자도 안 먹는다면?

아마도 아내의 건강은 더 호전될 것이 틀림없다. 차라리 아내에게 글루텐 알레르기 반응이 미미하게나마 있다면 일상에서 밀가루를 끊는 일이 좀 더 수월하리라.

당신은 그녀에게 점심을 포만감을 느낄 정도로 충분히 먹으라고 조언한다. 컴퓨터 앞에서 식사하던 습관은 이제 금지되며 저녁에는 마트가 아닌 시장에서 구입한 유기농 제철 식재료로 요리해서 먹길 당부한다. 예전 같으면 슈퍼마켓에서 그날 급하게 산 반조리식품을 전자레인지에 데워서 바로 먹었다면 이제는 그런 식습관에 작별을 고할 시간이다. 영양학적으로 볼 때 앞으로 그녀의 건강은 달라진 식단 덕분에 확실히 나아질 것이다.

암과 과체중

한 영양학 교수의 말에 따르면 '당신이 좋아하는 것은 당신에게 유익하다'라고 한다. 물론 중용을 지키는 선에서 적용되는 말이긴 하다. 어쩌면 암 종양학자가 당신에게 이 말을 인용할 수도 있다. 그는 음식물을 잘 씹으려면 치아가 건강해야 한다고 강조했다. 그러면서 이렇게 말한다.

"달거나 짠 음식을 좋아한다면 식사 전에 제과점이나 정육점 앞을 지나가라. 당신의 뇌가 곧 식사를 하리라 인식하면서 침이 저절로 고일 것이다. 당신이 축구선수라면 이 실험에서 제외 대상이다. 당신은 그 침을 꿀꺽 삼킨다. 위에서는 곧 좋은 것들이 도착하리란 신호를 인식한다. 그래서 위산이 분비되고 췌장과 담즙에서도 음식물을 맞이할 채비를 한다. 이제 당신은 진짜 식사를 시작한다. 몸의 내장 기관이 흡수와 소화 준비를 마친 상태에서 말이다. 그러면 우연의 일치인지 신기하게 장 활동도 활발하게 이루어진다."

안타깝게도 우리는 TV 방송에서는 이런 조언을 만나기 힘들다. 요즘에는 즉석 음식이 발달해서 저렴한 가격에 손쉽게 먹을 수 있는 세상이다(가격이 정말 싼 것인지는 논쟁의 여지가 있지만). 아니면 음식의 양을 줄이기 위해 위장을 묶어 살을 빼는 조절형 위밴드를 삽입하는 수술도 있다.

일반적으로 과체중은 모든 면에서 건강을 해치는 주요 원인이다. 특히 암 발생률에서는 비만 여부가 큰 영향을 끼친다. 또 장수의 방해 요인인 흡연과 동급으로 생각하는 사람들도 있다. 그래서 비만한 사람에게 거침없이 비하하는 발언을 하는 사람들도 있다. 과체중인 사람들이 눈과 귀를 막아야 할 정도로 사회는 뚱보들에게 가혹하다.

당신이 과체중 상태에서 암에 걸렸다고 가정해보자. 만약 당신이 과체중이 아니라면 암 발병률이 상대적으로 더 낮았을지도 모른다.

하지만 이러한 추측은 어디까지나 가정일 뿐 사실에 근거한 것은 아니다. 게다가 정말 그런지 확인할 만한 객관적인 방법도 아직 나오지 않았다. 암에 걸린 이상 일단은 치료가 우선이다. 체중 관리는 치료가 끝난 후로 연기해도 늦지 않다.

마르틴의 경우에는 항암 치료를 받으면서 생리가 멈췄다. 그리고 그 전에 없던 지방간 수치가 올라갔다. 화학 요법을 받으면 몸무게가 늘어나는 것도 어쩔 수 없다. 그녀는 치료가 진행될수록 점점 더 지치고 피로감을 느낀다. 그런 상황에서 무리한 다이어트는 할 수가 없다. 치료 기간에는 치료 그 자체만으로도 버거우니 다른 추가적인 제약을 아내에게 강요하지 않는 것이 좋다. 그녀에게 바로 당장 꼭 필요한 것이 아니라면 더더욱 치료 후로 미루자.

극단적인 방법 피하기

항암 치료는 정상적인 식사조차 힘들게 만들 정도로 치료제 성분이 미각과 후각을 파괴한다. 흔히 요리사들은 좋은 음식이란 식재료의 질이 첫째라고 입을 모아 말한다. 이때 음식에 빠질 수 없는 쾌락이 바로 시각, 후각이 가미되어 미각을 만족시켜주는 것이라고 그들은 강조한다.

우리는 암 치료가 영양학적으로 얼마나 부정적인 영향을 환자에게 끼치는지 이해해야 한다. 다이어트를 원한다면 식품 보조제로 식욕을 감퇴시키는 것도 하나의 방법이 될 수 있다. 딸기가 들어간 초콜릿 향이나 그 밖의 다른 향을 가미해서 먹기에 불편하지 않게 만들었다지만 이 보조제 역시 열량이 없는 것이 아니라는 게 함정이다.

앞에서 재차 말했지만 프랑스 병원에서 나오는 환자용 식사는 정말 맛이 없기로 유명하다. 입원 기간이 길어질수록 환자에게는 이 음식 문제가 큰 스트레스로 다가온다. 그렇다고 매번 외부에서 따뜻하게 음식을 조달하는 데도 한계가 있다.

요리 실력이 뛰어난 어느 호흡기내과 전문 교수는 병원에 입원한 아내를 위해 저녁마다 정성껏 요리를 만들어 가져다주었다. 그러면 아내는 다음 날 침대 옆 테이블에 있는 전기 포트를 이용해 음식을 데워 먹었다고 한다. 하지만 모든 남편이 그 교수처럼 할 수 있는 것도 아니다.

또 나라마다 음식 문화가 다르기도 하다. 프랑스에서는 즉석조리식품을 사는 부류와 음식을 직접 요리해서 먹는 부류로 나뉜다. 식재료의 선택, 준비 시간도 각각 다르다. 사람들이 식탁에 둘러앉아 함께 정찬을 즐기는 일은 교류와 소통의 순간을 함께하는 행위이다. 그런데 미국인들을 보면 확실히 프랑스인들과 음식 문화가 다른 것 같다.

그들은 마트에서 한꺼번에 일주일 치 장을 본 다음, 냉장고를 즉석조리식품으로 가득 채운다. 그리고 식사 시간마다 꺼내서 전자레인지에 데워 먹곤 한다. 심지어 일터에서나 '오픈 스페이스'에서 샌드위치를 배급하는 시스템도 우리가 미국에서 도입한 방식 중 하나다(그런데 샌드위치도 식사로 치는 것일까?). 사람들은 직장 밖으로 나가지 않아도 음식을 먹을 수 있으며 컴퓨터 앞에서 점심을 때우는 일도 자연스러워졌다.

부부가 극단적으로 살을 빼기 위해 식탁 위에 작은 저울을 올려놓고 먹는 음식마다 무게를 재가며 먹을 필요는 없다. 요즘에는 스마트폰 앱이 발달해서 당신이 먹은 음식들이 어떤 영양소로 채워져 있고 몇 칼로리의 열량을 소비하는지 친절하게 알려준다.

미디어 언론은 수시로 농약 친 식재료들의 위험성을 경고하고 음식물 포장에 낭비되는 플라스틱의 실태를 폭로한다. 우리가 먹는 음식을 둘러싼 각종 위험 요소와 환경오염에 대해 자주 접하다 보면 과연 어떤 음식을 선택해야 하는 것이 옳은지 머릿속이 복잡해진다.

어떤 환자들은 슈거프리 식사를 하겠다며 거의 단식 투쟁과도 같은 엄격한 식단 방식을 선언하기도 한다. 우리 몸의 '나쁜 세포'들에게 결코 영양분을 제공할 수는 없다는 발상에서 착안한 극단적인 선택이다. PET 촬영을 통해 종양 세포들이 글루코스(포도당)의 파생 성분에 고착되어 번식하는 것을 확인했다면 환자는 슈거프리 식단이 꼭 필요하다고 여길 것이다.

그러나 클로드 베르나르Claude Bernard 박사가 간에서 당 성분을 형성하는 기능을 새롭게 발견하면서 상황은 다시 역전됐다. 우리 인간의 몸은 필요한 것을 스스로 만들어내는 능력을 갖추고 있다. 프럭토스(과당)만 빼고 말이다.

그러니 당신이 원하는 방식대로 자유롭게 식사하라! 단 프럭토스를 얻기 위해 꿀은 꼭 섭취할 것!

33. 대체의학의 병행 치료

*"세상은 악한 짓을 하는 자들만이 아니라
그 행위를 묵인하고 지켜보는 방관자들 때문에 위험하다."*
— 알베르트 아인슈타인

*"한편으로는 이 세계의 (상대적인) 조화로움이 우리를 초월하고 감싸는
어떤 힘에 이끌리는 것 같다.
이 힘과 에너지와 균형을 이룬다면, 조화로움은 우리 내면에 형성될 것이고
곧 모든 질병은 호전되거나 사라질 것이다.
또 다른 한편으로 약한 자들의 의식을 지배하는 세 가지 힘이 이 세상에 존재한다.
바로 기적, 신비, 권위이다."*
— 도스토예프스키 《카라마조프 가의 형제들》

러시아 작가 도스토예프스키의 작품 속에 내가 하고 싶은 말이 고스란히 담겨있다. 지금 당신과 당신의 아내는 세 가지 힘에 종속될 수밖에 없게 만드는 질병으로 인하여 약한 자가 됐다. 다만 여기서 말하는 '세계의 에너지'가 정확히 어떤 개념인지 파악하기가 쉽지 않을 뿐이다.

널리 알려진 방식

대체의학 전문가들이 쓴 보고서에 따르면 전체 환자들 중 50퍼센트 이상이 살면서 한 번 이상은 대체의학 시술을 받았다고 한다. 물론 이 수치는 실제로 더 높을 가능성도 배제할 수 없다. 만약 당신의 아내가 대체의학 시술을 받기로 했다면 구체적으로 어떤 치료를, 어떤 순간에, 얼마나 받아야 하는지를 꼼꼼하게 알아봐야 한다. '기적의 연구'를 내세우는 사이비 의학과 대체의학은 엄격히 구별해야 한다. 또 기존 정통 의학의 '보조 치료'로 가볍게 여겨도 안 된다.

게다가 마르틴은 대체의학 시술을 받고 싶어도 당신에게 말도 못하고 숨길 수도 있다. 인터넷 사이트에 올라온 기적의 치료법 광고를 보면 심각했던 건강 상태가 대체의학 덕분에 갑자기 '회복'되는 가 하면 '재발' 없이 완쾌되었다고 소리치는 환자들의 증언들이 우리를 혹하게 만든다. 인간은 마지막 지푸라기라도 잡는 심정으로 기적을 바라고 또 원한다.

마르틴은 '약물 복용'이 싫다고 평소에 자주 자신의 의견을 드러냈다. 그녀는 동종요법(인체에 질병 증상과 비슷한 증상을 유발해 치료하는 방법 —옮긴이)과 천연 오일을 이용한 아로마테라피를 더 선호했다. 그래서 집 욕실 진열장에는 형형색색의 오일 병들이 가득 차 있고 이국적인 이름이 적힌 파란 병에는 환약처럼 작고 동글한 흰색 알갱이들이 들어있다.

수술 전후로 아르니카 연질캡슐을 복용하고 머나먼 나라인 인도와 브라질까지 가서 기적을 이루는 현지 민간 의사를 만나 치료를 받는다면 두말할 나위 없이 대체의학을 선택한 것이다(생체 조직 검사

후에 일부 방사선과 전문의들은 아르니카의 효용을 본인도 인정하며 환자에게 처방을 권장하기도 한다). 프랑스 남부 도시인 루르드Lourdes로 성스러운 기적의 치료를 받으러 가는 것은 이제 유행이 한물 지났다. 그래서 이국적인 치료법이 종교적 치료법보다 더 인기 있는 요즘에는 대체의학에 드는 비용이 예전보다 훨씬 비싸졌다.

많은 암 환자의 증언에 따르면 병에 걸리고 난 후 인생이 180도 바뀐 것은 물론 병마에 맞서 싸우다 보니 저절로 생활 습관과 성격이 달라진다고 입을 모아 말한다. 물론 환자마다 개인차가 있어서 변화 양상을 일반화시킬 수는 없다.

그러나 우리가 부인할 수 없는 사실은 확실히 금연과 금주, 규칙적인 식사, 채소를 곁들인 균형 있는 식단, 자극적인 양념을 최소한으로 줄이고 소화가 잘되는 식재료를 선택하자 환자의 삶의 질이 전보다 좋아졌다는 점이다.

보완 대체의학

종양학자들은 전문 분야와 상관없이 자신만의 무기로 질병을 치료한다. 이들은 무기의 전투 상태를 관리하고, 필요할 때마다 유명 학회에 모여 다른 의사들의 무기와 자기의 무기를 수시로 비교하는데 그들은 객관적이고 과학적인 잣대로 치료법 연구에 힘쓴다.

그들도 알고 당신도 알고 있다. 환자도 한 인간이라는 사실을, 실험용 동물이 결코 아니라는 사실을 말이다. 하지만 의사로서 정신이 육체에 미치는 영향을 제대로 간파하기 힘들 수도 있다. 병이 더 진행되는 수십, 아니 수백 건의 환자 사례들을 검토하면서 의사들이 환자 한 명 한 명의 병기 상태를 간과하거나 제대로 신경 쓰지 않는 다는 말은 아니다.

그러나 의사도 한 인간이기에 자신의 결정에 100퍼센트 확신을 갖는 것은 아니다. 그래서 의사 혼자서 단독으로 결정하지 않고 의료팀을 이루어 환자의 상태를 관찰하고 분석하며 치료하는 것이다.

어떤 의사들은 환자의 건강을 회복시키지 못한 일을 자책하며 개인의 실패로 돌리기도 한다. 의사들에게 '번아웃 증후군'이 찾아오는 것도 바로 그 때문이다. 의사들은 자신의 정신 건강에 주의를 기울여야 한다.

이따금 보호자들은 환자가 치료받는 동안 의사들의 따뜻한 관심을 옆에서 늘 원한다. 하지만 의사들이 감정 표현을 잘 하지 않는다고 섭섭해하는 보호자들도 있다. 당신도 예외는 아니어서 서운한 마음이 극에 다다른다. 차갑고 무관심한 듯한 의사의 태도가 영 마음에 들지 않는다.

10여 년 전에는 '암 진단을 받으면' 환자들이 의사에게 정신적인 기대를 참 많이 했다. 의사가 환자에게 제안하는 치료법들을 믿고 잘 따라가려면 의사가 건네는 위로, 말 한마디 한마디가 너무 소중했기 때문이다.

하지만 몇 년 전부터 심리 상담, 통증 완화, 재활 교육이 급속도로 발전하면서 환자들은 의사에게만 전적으로 매달리지 않게 됐다. 대증 요법이 아닌 의술도 있어서 동종요법, 소프롤로지Sophrology(심신의 안정과 조화를 꾀하며 요가와 근육 이완 요법으로 스트레스를 줄여주는 테라피

—옮긴이), 침술을 받는 암 환자들도 예전보다 증가했다.

프랑스에서는 이런 종류의 의학을 '보완 대체의학CAM(Complementary and Alternative Medicine)'이라고 칭한다. 이 용어는 기존 정통 의학을 보완하는 대체의학을 말한다. 프랑스 보건부장관은 앞으로 동종요법이 보험 환급이 가능한 치료법이 되도록 의료법 제도를 바꾸겠다고 말했다. 지금까지 '보완 대체의학' 치료가 의료보험 공제 대상이 아니었다는 것을 고려하면 이러한 변화는 의미하는 바가 매우 크다.

통합 의료

'통합 의료Integrative Medicine'는 새로운 개념의 의학용어로 하이퍼 테크놀로지와 관련된 신종 의학을 말한다. 앞에서 언급한 보완 대체의학은 이미 교육 대상으로 자리 잡은 데다 대중들에게 이미 인정받은 의학의 한 분파에 속한다. 이 의학을 공부한 의료진들은 의사협회 자문위원회의 동의를 얻어 환자에게 관련 처방전을 치료법으로 제시한다.

- 동종요법
- 침술
- 메조테라피Mesotherapy(주사기로 피부밑 세포층에 약물을 주입하는 치료법 —옮긴이)
- 정골 요법Osteopathy(질병의 원인을 뼈에서 찾아 뼈를 바르게 맞추는 치료법 —옮긴이)

이외에도 약용식물 요법, 향기 치료, 최면 요법, (초월적이든 아니든) 명상 수련 등이 있다. 그러나 이 대체의학은 정식 의료협회의 인정을 받은 정식 의학은 아니다. 그래서 국민의료보험이나 사보험의 환급 혜택을 받을 수 없다.

프랑스에서는 한의학의 침술이 치료 효과가 있는지 임상 시험을 한 결과 기존의 정통 의학보다 탁월한 효과가 입증되지는 않아 주로 진통 완화 목적으로만 시술되고 있다.

의학 아카데미는 이러한 대체의학 시술을 전문적으로 하는 사람을 '치료사(테라피스트)'로 부르기로 했다. 이들의 주요 목적은 환자를 치료하는 것이고 전통 의학과 관련이 있으면서도 새로운 기술을 도입해 보완 치료를 하지만 그렇다고 정확한 의학적 진단 없이 환자에게 아무 치료법이나 시행해서는 안 된다.

그렇다면 마르틴은 이렇게 다양한 대체의학 중에 무엇을 선택할 것인가? 물론 당신은 설명을 듣는 순간 저절로 눈썹이 올라가고 의심부터 들지 모른다. 이제 어떻게 하면 좋을까?

그들이 감추는 위험

미국에는 1998년에 이미 국립 보완통합 보건센터NCCIH(National Center for Complementary and Integrative Health)가 존재했다. 실용주의를 지향하는 북미 동료들답게 보완 대체의학을 평가하고 특히 이 의학이 가져올 경제적인 결과를 예상했다. 미국의 일부 사보험의 경우 보완 대체의학 치료비까지도 환급 대상에 해당한다.

통합 의료를 선택한 환자들이 걱정하는 일 중 하나가 확실하게 검증된 결과나 공신력 있는 기관의 관리 없이 개인 치료사의 진단과 조언을 무조건 믿고 따라야 한다는 것이다. 정직하고 환자의 건강을 무엇보다 걱정하는 전문가가 통합 의료를 시행할 경우 치료의 성공과 실패를 냉철하게 판단할 자질을 갖추었다고 볼 수 있겠지만 그렇지 않은 경우도 있어 위험할 수도 있다.

환자의 약점과 불안한 심리를 이용해서 병이 호전되지 않는데도 환자의 돈을 갈취할 목적으로 계속 통합 의료를 강요하는 잘못된 사례도 존재한다. 지금까지 얼마나 많은 환자가 자신의 질병 치료에 적합하지 않는 선택을 하면서 치료사와 '돌팔이' 의료진들을 만났을까. 그런 부류의 사기꾼들은 뻔뻔하게 이런 말도 곧잘 한다.

"저를 좀 더 일찍 찾아오셨다면 상황이 달라졌을 텐데, 아쉽군요!"

이런 말은 전문 의료진이라면 해서는 안 될 말인 동시에 환자에게 죄책감을 느끼게 만드는 잘못된 표현이다. 이런 태도로 환자를 대하는 사람들은 순진한 신도들을 이용하는 사이비 종교의 영적 지도자와 다를 바 없다. 환자와 그의 보호자의 두려운 심리를 교묘하게 이용하는 일이기 때문이다.

지금까지 우리는 '자연 요법', '에너지 제어'와 같은 용어와 함께 객관적으로 효능을 검증받지 못한 대체의학을 환자 그리고 환자의 배우자에게 제안하는 사례를 살펴봤다. 더불어 그러한 방법이 아픈 사람과 가족의 심리적으로 약한 마음 상태를 어떻게 건드릴 수 있는지도 살펴봤다.

대부분 이러한 종류의 치료법들은 머나먼 이국땅의 어느 대학교 교수들이 발명한 경우가 많다. 자세한 정보를 얻기 위해 인터넷 검색을 통해 샅샅이 뒤져봐도 궁금증을 시원하게 해결해주는 사이트는 좀처럼 찾기 힘들다.

영적 지도자

물론 이러한 치료법이 정통 의학만큼 환자에게 효과가 있다면 그나마 다행이다. 그러나 대체의학의 도움을 받았다가 여러 가지 이유로 중도에 멈추었을 때 병이 더 심각해질 수 있어 문제가 된다. 또한 전문 의료기관이 아닌 곳에서 치료가 이루어지다 보니 다소 광신도적인 맹신의 분위기가 짙은 치료 기관도 많다.

의사가 환자에게 보이는 태도와 이단 종교의 지도자가 신도에게 보이는 태도에 전혀 유사성이 없다고는 말하지 못한다. 영적 지도자는 신도들에게 돈을 받는다. 그것도 모자라 생각의 자유와 이동의 자유마저 박탈한다.

대체의학은 비용적인 측면에서도 부담이 되는 것은 물론 국민의료보험이 적용되지도 않는다. 비공식적으로 설립한 해외 기관에서 전파되는 경우가 대부분이며 정통 의학과 양립할 수 없는 방식의 치료법으로 환자를 치료하는 경우가 많다. 불명확한 의학적 논증에 기대어 환자들을 현혹하는 그들은 고액의 치료비를 요구하며 환자들의 경제적인 안정까지 위협할 정도다.

정통 의학과 과학계에서 '거부당한' 사이비 의사와 사이비 과학자들은 기존의 질서를 뒤집은 새로운 이론을 내세우며 환자들에게 마치 기적의 치료법이 발명된 것처럼 선전하며 갖은 방법을 동원해 유혹한다. 아무리 과정보다는 결과가 중요한 세상이라지만 SNS를 통해 일파만파로 퍼지는 신종 치료법들이 사람들을 현혹한다.

병기가 진행된 상태에서 회복 가망이 없는 암 말기 환자나 불치병 환자들은 병원에서도 더 이상 손을 쓸 수 없는 상태가 된다. 그런 환자들은 마지막 지푸라기라도 잡는 심정으로 대체의학에 손을 뻗을 수밖에……. 하지만 기적을 이루는 치료법이라며 선전하는 과대 포장 광고는 알고 보면 말도 안 되는 사기인 경우가 확실하다.

지식과 믿음

장-클로드 카리에르Jean-Claude Carrière의 《믿음Croyance》이란 책을 보면 믿음이라는 것은 수 세기에 걸쳐 지식과 함께 진보하고 있다. 아는 것과 믿는 것은 필수적으로 상대가 있어야만 존재가 성립된다. 지식과 믿음은 우리를 꿈꾸게 한다. 병이 나을 것이라는 희망을 품게 하고, '아는 자' 곧 '우리를 이해하는 자'의 두 손에 자신을 내맡기면 고통을 느끼지 않을 것이라 확신하게 만든다. 이따금 그런 존재감을 가진 자는 우리에게 직접적인 말을 하지 않아도 우리의 심신을 건강하게 만든다. 그래서 정말로 참된 길로 우리를 이끌고 고통을 느끼지 않도록 도와주는 것처럼 느껴지는 것이다.

몇몇 개별 사례 중에는 독특한 정신세계를 가진 일부 환자들이 대체의학의 효과를 직접 증언하기도 했다. 물론 그런 특수한 상황을 무조건 반박할 이유도, 필요도 없다. 어쨌든 인간에게 '믿음'만큼 '지식'과 양대 산맥을 이루는 것은 없으니까.

다른 환자들처럼 마르틴도 심적으로 흔들리기 쉽다. 두려움과 걱정에 사로잡히게 되면 그녀 역시 대체의학을 시도하고 싶은 마음이 들 수도 있기 때문이다. 집 안 욕실에서 당신이 이따금 해독할 수 없는 글씨가 적힌 작은 유리병을 발견하고 무엇에 쓰는 물건인지 물었을 때 아내는 모호하게 대답을 얼버무릴 수도 있다. 그렇다면 집요하게 캐묻지는 말자. 괜히 아내의 심기를 잘못 건드렸다가는 아내가 다음과 같이 대꾸할 수도 있어서다.

"치료받는 환자는 당신이 아니라 바로 나야. 내 심정을 당신이 알기나 하냐고! 나 하고 싶은 거 다 해볼 거야!"

당신은 어떤 상황에서든 최대한 이성의 끈을 붙잡고 있어야 한다. 아내에게 좌절감이 밀려올 수 있는 위험한 상황이 닥치지 않도록 당신이 옆에서 현명하게 대처해야 한다. 환자뿐만 아니라 주변 측근의 주머니까지도 탈탈 털릴 수 있는 최악의 상황이 펼쳐질 수도 있기 때문이다.

아마 중학교 수학 시간에 당신은 평행선의 원리를 배웠을 것이다. 결코 만날 수 없는 두 선을 평행선이라고 한다. 지금 상황에 빗대어 표현하자면 여기 하나의 선이 있다. 그 선은 '정통 의학'을 지향하는 선으로 외과 수술, 방사선 요법, 화학 요법, 호르몬 요법에 해당하며 의료보험 혜택을 받을 수 있는 선이다. 반면에 '대체의학'을 지향하는 선이 반대편에 놓여있다. 그렇게 두 선은 서로 평행한 방향으로 끝없이 이어지지만 두 선이 서로 교차하는 지점은 존재하지 않는다.

명백하게 효능을 인정받아 잘 알려진 치료법은 치료의 모범적 지표가 된다. 학문을 중요시하는 사회에서 주기적으로 그 내용은 업데이트되며 내용을 검증받는다. 그러나 완벽해 보이는 모델들 사이의 여백에는 비어있는 공간이 있다. 아내의 치료가 끝나는 시점에서 당신과 마르틴은 바로 그 빈 여백의 공간과 마주하게 되는 순간을 경험하게 된다.

대체 왜 이런 병이 발생한 것일까? 재발하지 않게 하려면 무엇을 해야 할까? 치료 후유증을 빨리 극복하고 컨디션을 회복하는 지름길이 뭘까? 이런저런 잡다한 질문들은 어느 순간 동시다발적으로 떠오르는 게 아니라 치료를 받는 내내 부부의 머릿속을 서서히 잠식해 들어간다.

객관적인 척도를 기준으로 평가한 결과, 확실히 과체중과 운동량 부족은 유방암 환자의 병기 진행에 나쁜 결과를 초래하는 것으로 드러났다. 그래서 프랑스 지방자치단체 중에서 유방암에 걸린 여성 환자들을 위한 특별 운동 프로그램 교실을 개설해 환자들이 무료로 원하는 시간에 운동할 수 있도록 권장하는 곳이 점점 늘어나는 추세다.

종양학계에서도 암 환자들이 만성 피로를 종종 호소하는 것을 분석한 결과, 그들에게 운동이 꼭 필요하다는 결론을 내렸다. 그도 그럴 것이 신체를 튼튼하게 단련시키는 체력 훈련이야말로 환자들이 자기 몸을 온전히 소유하며 제어할 수 있도록 만들어주기 때문이다. 의사가 당신에게 아내를 믿고 맡겨주면 무술을 배우게 하겠다고 말했을 때, 당신은 가장 먼저 어떤 반응을 보일지 생각해보자. 처음에는 미심쩍은 눈빛을 보냈을 것이다. 하지만 무술을 배움으로써 제대로 걷고, 호흡하고, 앉고, 자기 몸을 균형 있게 움직이는 법을 익히게

될 것이라는 부연 설명을 듣고 나서는 당신도 어느 정도 수긍할 것
이다.

그러나 운동을 다시 시작한다는 것이 생각처럼 그리 간단한 일이
아니다. 보통 환자의 집은 치료 센터나 일터와 거리가 떨어져있는
경우가 대부분이다. 교통수단을 이용하는 것은 시간도 걸릴뿐더러
환자에게는 매우 피곤한 일이 아닐 수 없다.

게다가 스포츠 센터 역시 집에서 멀다. 아이들은 엄마 없이 집에
남아있고, 아이들을 위해 식사를 챙겨줄 다른 가족도 부재중. 이런 상
황에서 누가 운동을 제대로 할 수 있겠는가. 현실적으로 유방암에 걸
린 여성들의 30퍼센트가 마음 편히 운동할 시간이 없다고 호소한다.

플라시보

일부 치료사들은 대체의학은 플라시보 효과를 노리는 것이라고 말
하기도 한다. 플라시보란 약 효능이 전혀 들어있지 않은 가짜 약을
환자에게 먹게 함으로써 치료 효과를 보는 것을 뜻한다. 실제로 연
구 결과, 활성화 반응을 일으키는 성분을 넣은 약물과 비교해볼 때
가짜 약 역시 신기하게도 치료 효과는 물론 비슷한 부작용이 발견되
었다고 한다. 강한 정신이 육체를 지배하는 것일까?

이성적 판단과 합리성으로 무장한 정신만이 인간의 모든 것을 지
배하지는 않는다. 의사들은 환자의 말에 귀 기울이고 플라시보 약물
을 처방하는 것 역시 치료 효과가 있다는 사실을 부인하지는 않는
다. 중요한 것은 결국 의사가 환자의 아픔을 덜어주는 일 아닐까?

인터넷에 접속해보면 대체의학에 대한 자신의 경험담을 전하고 의견을 주고받는 포럼이 많이 있는 걸 알 수 있다. 그러나 포럼 관리자는 사이트에 올라온 게시물의 진위를 검증하지 않는 경우가 다반사다. 포럼에 글을 올리는 사람들은 자신의 치료 경험의 장단점을 있는 그대로 밝힘으로써 자기와 유사한 문제에 처한 사람들을 돕고 조언을 건네고 싶은 마음이 클 것이다.

이러한 사이버 공간은 정보 공유와 의견 교환의 측면에서 일거양득이라 할 수 있다. 환자와 의사 사이에 부족한 소통을 그나마 인터넷이라는 가상의 공간에서 채우는 셈이다. 또 요즘에는 인터넷을 통해 유용한 정보들을 접할 수 있어 꽤 쓸모가 있다.

그렇다고 하더라도 인터넷에 올라온 모든 글을 맹신해서는 절대 안 된다. 댓글만 봐도 글쓴이의 생각이 객관적이지 않다는 사실을 알 수 있는 데다가 의사가 권장한 치료인데도 환자에게 받지 말라고 회유하는 사람들까지 있을 정도다.

결국 포럼 공간도 처음에는 활발하게 움직이더라도 시간이 지나면 쇠퇴하기 마련이다. 임상학적으로 적합하지 않은 내용이 자꾸만 난무하게 되면 결국 사람들에게 외면당하기 쉽다.

물론 마르틴 역시 대체의학에 손을 내민 적이 있을 것이다. 그리고 당신 역시도 대놓고 고백하긴 어렵겠지만 살면서 그와 유사한 치료법을 경험한 적이 한 번쯤은 있을 것이다. 환자의 증후에 따라 여러 가지 치료법 중 가장 자신에게 맞는 것을 선택하면 된다. 종류도 다양하거니와 새롭게 변모하고 재편성되기 때문에 변화무쌍한 치료법들이 많다.

게다가 전문 의사의 처방전 없이도 접근이 가능한 치료제를 사용하는 경우가 대부분이다. 그래서 정통 의학에 몸을 담고 있는 의사들이 이 대체의학의 파급 효과에 대해 정확히 진단하기가 어렵다.

지금은 치료의 전환점을 갖는 시기인 만큼 새롭게 선택한 대체의학이 환자에게 좋은 결과를 가져온다면 다행이리라. 당신도 아내의 건강 회복을 누구보다 바라는 사람으로서 옆에서 함께 지켜봐 주길 바란다.

34. 2차 소견

일반적으로 병원에서는 환자가 한 의사의 의학적 소견만 듣는 것이 아니라 다른 의사의 '2차 소견'을 꼭 듣도록 권장하고 있다. 환자에게 정보에 대해 알 권리를 충분히 보장하기 위해서다. 2016년에 실시한 '암 연구' 프로젝트의 세 번째 조항도 바로 이 점을 강조했다.

알아도 병

치료가 시작될 때, 병기가 진행 중일 때 당신이 여러 차례 자신에게 이렇게 되물었을 것이다. '아내가 잘 치료받고 있다는 사실을 어떻게 확신하지? 그녀의 상태에 적합한 최상의 치료를 받는 일이 정말 맞을까?' 이 생각은 당신의 주치의나 아내의 산부인과 의사 또는 방사선과 의사가 추천해준 병원과 의료진을 찾아갔더라도 항상 하게 될 것이다.

주변 사람들에게 암에 관해 이야기하다 보면 저마다 마르틴의 병을 바라보는 의견이 달랐다. 어떤 지인은 X 병원의 Y 교수님에게 수술을 받았다고 말하면서 해당 병원과 의료진을 당신에게 추천한다. 당신과 아내가 선택한 곳과 다르면 그때부터 당신은 머릿속이 복잡해지기 시작한다.

당신은 당장 인터넷 검색을 시작해 해마다 주간 미디어가 선정한 국내 최고의 암센터와 의료진 목록을 열람한다. 그리고 그곳에서 유방암 수술로 유명한 암센터와 전문의를 찾으면 그제야 비로소 마음이 놓인다.

그렇게 엄선한 제1 의사와 의료진을 만나러 간 당신은 아내가 본격적으로 치료를 시작하기 전에 2차 소견을 그곳에 의뢰한다. 또 다른 의사에게 2차 소견을 구하는 것에 대해 제대로 알아보려면 내용적 측면과 형식적 측면을 다 살펴볼 필요가 있다. 먼저 전자부터 살펴보자.

프랑스에서 활동하는 암 전문의는 크게 수술을 담당하는 외과 의사, 방사선과 의사, 종양 내과 의사로 나뉜다. 이들은 모두 프랑스 암전문의들끼리 통용되는 '매뉴얼'을 참조한다. 몇몇 특이 사례를 다룬 보고서는 의사들 사이에서도 토론의 여지가 있지만 대부분은 다학제 협진을 거쳐 결정된 내용을 바탕으로 매뉴얼이 만들어진다. 그래서 당신에게 당부하고 싶은 점은 미리부터 괜히 걱정하지 말라는 말이다.

당신이 만나는 전문의는 개인적인 관점을 이야기하며 아내의 병을 치료하는 방법을 설명할 것이다. 그러면서 당신이 그 내용에 동의하도록 설득할 것이다. 당신에게는 전체적인 상황을 종합하고 일관성 있게 정리할 시간이 필요하다. 다학제 협진의 역할이 바로 의사들의 의견을 중재해 통합하는 것임을 이제 이해했는가?

항암 치료나 방사선 치료를 외과 의사가 결정하고, 반대로 항암 치료사와 방사선 치료사가 외과 수술을 설명하는 일이 가능하겠는가? 당연히 안 될 말이다. 그래서 당신은 그중에서 당신이 보기에 말을 가장 설득력 있게 하고, 당신의 마음을 편안하게 해주는 사람을 선택하면 된다.

그 사람이 문제를 바로잡고 상황을 개선해줄 것이니 믿고 따라가면 된다. 심지어 환자나 보호자에게 자기 개인 휴대전화 번호를 알려주는 의사까지 있을 정도다. 최대한 당신을 안심시키기 위한 천 마디 말보다 마음의 문을 열게 만드는 행동 하나가 환자에게 더 믿음을 줄 수 있기 때문이다.

시간이 지날수록 당신은 자신이 마르틴의 치료와 관련해서 전문가 뺨치게 '점점 더 아는 게 많아지고 있다는' 인상을 받게 된다. 그도 그럴 것이 당신의 질문은 전보다 더 구체적이고 정확해졌다. 암과 치료법에 대한 지식이 축적된 결과랄까. 당신은 의사에게 궁금한 점들을 물어보면서도 비과학적인 내용에는 의사가 차라리 '잘 모른다'고 솔직하게 자신의 무지를 인정하는 쪽을 더 선호하게 된다.

시간이 지날수록 당신은 암에 대해 아는 것이 많아지고 더 똑똑해진다. 그만큼의 시간이 흘렀다는 것은 한편으로는 치료가 지연되고 있음을 의미하기도 한다.

2차 소견을 의뢰하길 원한다면 구체적으로 누구에게, 언제 물어볼지를 정하는 것이 좋다. 그래야 추가 검사 예약 때문에 시간이 지체되어 마르틴의 치료 여부를 걱정하지 않아도 된다. 2차 소견이 효과적으로 쓰이려면 되도록 모든 추가 검사를 다 받아보길 권장한다.

어떤 의사들은 환자에게 모든 정보를 제공하지 않고 심지어 세부 진단서와 기록을 숨기는 등 잘못된 행동을 한다. 어떤 상황이든 예외는 없다. 환자의 진료 기록과 검사 결과를 전달하지 않을 사유는 존재하지 않는다. 검사 결과는 전적으로 환자인 마르틴의 소유물이다. 법으로도 그렇게 명시되어 있다. 그 어떤 의료 정보도 예외 조항에 적용되지 않는다.

그런데도 어떤 의료진들은 2차 소견을 위해 필요한 환자의 진찰기록을 다른 병원이나 의사에게 전달하길 주저하며 꺼린다. 이는 초기 암 진단, 각종 정밀 검사, 치료법 제안까지 모두 받은 환자가 구태여 다른 병원의 의사를 찾아가 추가 소견을 구한다는 사실에 대놓고 불만을 표출하는 것으로밖에 해석되지 않는다. 이런 경우 마르틴은 당당하게 추가 소견을 요구할 수 있다.

"내 환자가 나 아닌 다른 의사에게 치료를 받겠다고? 첫 진료를 나한테 받고서?"

이렇게 말하는 의사도 있다. 의사로서 '자존심'에 상처가 난 것이다. 그러나 지금까지 사례들을 살펴보건대 이 상황에서 주인공은 바로 당신 아내다. 의사가 아니다!

전형적인 두 결과

이제 마르틴은 2차 소견을 의뢰하고 결과를 기다리고 있다. 결과는 딱 두 가지로 1차 소견과 같거나 아니면 전혀 다른 경우다.

당신의 아내는 '직업윤리'가 투철한 의사에게 추가 검사를 받았고 결과는 2차 소견과 일치했다. 첫 의사가 제안한 치료법과 똑같은 종류를 제안한다. 그는 자신의 표현 방법으로 치료법을 부연 설명하며 치료법 선택은 환자의 몫이라고 말한다. 원한다면 치료 기간에 재상담을 받아도 좋다고 제안한다. 치료를 담당하는 의료진은 보호자인 당신에게 치료에 대한 자세한 내용을 주기적으로 업데이트하며 정보 공유에도 신경 쓰겠다고 말하며 당신은 안심시킨다.

만약 해당 치료 센터가 당신 부부가 사는 집에서 상당히 멀다면 어떻게 되는 것일까? 예를 들어 당신의 집이 에비앙이고, 마르틴이 실력 있는 외과 의사에게 이미 수술을 받은 상태라면, 방사선 치료를 받기 가장 가까운 곳은 리옹 아니면 로잔느가 될 것이다.

지리적 상황을 고려해볼 때 당신은 아내가 집에서 최대한 가까운 의료 센터에서 치료를 받도록 제안할 수도 있다. 그래야 가족 중 누군가가 병간호를 하기도 수월한 데다 이동하는 데 걸리는 시간도 줄일 수 있다. 또 1차 소견을 받았던 병원 또는 의료진이 미덥지 않다면 당신은 더더욱 치료 센터를 바꾸고 싶은 마음이 클 것이다.

2차 소견이 1차 소견과 다르게 나올 수도 있다. 게다가 첫 번째 의사가 제안한 치료법과 정반대의 치료법을 다른 의사가 제안하는 경우라면 대체 누구 말이 옳고 누구 말이 틀린 것일까? 당신은 분명 까다롭게 고르고 골라 신중하게 엄선한 저명한 의료진에게 2차 소견을 의뢰했을 것이다.

그렇다면 두 의사의 의견이 이렇게 다른 이유는 뭘까? 객관적으로 증명할 수 있는 의학적인 증거가 있는 것일까? 아니면 두 번째 의사가 첫 번째 의사와 양립 불가능한 소견을 내비친 데에는 학계에서도 의견이 분분한 이론적 갈등이 있어서인 것일까? 대체 이 딜레마를 어떻게 해결하면 좋을까?

가끔 직업윤리 의식이 결여된 악명 높은 의사들이 존재한다. 이들은 환자의 병기가 많이 진행된 상태일수록 함부로 막말을 하는 것으로 유명하다. 따라서 2차 소견을 원할 때는 반드시 신중하게 의료진을 선택해야 한다. 이왕이면 프랑스뿐만 아니라 국제적으로도 실력을 인정받은 전문 의료진을 꼭 찾아가도록 하자. 그래야 쓸데없이 돈 낭비하는 일이 없을 것이다.

모든 전쟁이 그렇듯 적군의 힘이 어느 정도인지 판단
하려면 사전에 상대를 관찰할 시간이 필요하다. 그런 다음 본격적으
로 전쟁터에 뛰어드는 게 순서다.

가차 없는 전투가 벌어지고 당신은 이기기 위해 고군분투한다. 그
런 와중에 부상도 당할 수도 있는데 몸에 상처를 입었다면 바로 치
료하고 다시 전투에 임하기 위해 사기를 재충전해야 한다. 또 필요
한 순간에는 푹 쉬면서 휴식기도 가져야 한다.

남녀를 불문하고 모든 인간이라면 전쟁터에 나갈 때 자신을 도와
줄 동맹군이 필요하다. 또 그와 더불어 식량과 무기도 필요하다. 싸
우는 주기가 일정해지고 때로는 이 보 전진을 위해 일 보 후퇴가 필
요한 상황도 발생한다.

이따금 우리는 불시에 자신의 진영을 적에게 뺏기는 일도 있다.
마르틴과 당신이 성실한 병사로서 아무리 최선을 다해 방어해도 질

병은 제멋대로인 녀석이라서 교묘하게 자신의 영역을 확장하며 꼼수를 부린다. 그러다 보니 당신은 노력해도 나아지지 않는 결과에 부조리함을 느낄 것이다.

우리가 적을 완전히 때려눕혔다고 생각해도 마음을 놓아선 안 된다. 복병처럼 도사리고 있는 저항세력을 미처 눈치채지 못할 수도 있기 때문이다. 그러면 전쟁은 끝날 듯 끝나지 않으며 되풀이된다.

시간이 흐를수록 전쟁은 더 격렬해지고 상대편 적군은 혹독한 시련을 견딘 용사처럼 점점 더 무적의 힘을 발휘하는데…….

배우자가 유방암에 걸리는 일은 부부에게 큰 시련이 아닐 수 없다. '암'이란 단어를 듣는 순간 죽음에 대한 본능적인 두려움이 떠오르기 마련이다. 하지만 요즘에는 효과 좋은 치료제가 많이 나와있어 암 환자의 걱정을 조금은 덜고 있다. 유방암 환자들은 '서바이벌' 게임에서 살아남을 확률이 점점 높아지고 있으며, 암은 이제 일평생 꼬리표처럼 따라다니는 '만성 질병'이 되어가고 있다.

암은 누구에게나 찾아올 수 있는 인생의 짐이다. 보호자로서 당신이 옆에서 그 병을 어떻게 극복하도록 도와주느냐에 따라 두 사람 모두 위기를 잘 극복할 수 있다.

사람은 저마다 자기만의 시련을 견디며 살아가고 있다. 배우자의 병을 치료하는 동안 당신도 그녀와 함께 전투에 뛰어들 수밖에 없는데 이때 두 가지 종류의 힘이 작용한다. 하나는 '자기 안으로 향하는 퇴화하는 힘'이며 다른 하나는 '밖으로 향하는 진화하는 힘'이다.

전자는 자기연민, 불평, 불안과 우울증으로의 도피, 잦은 상담과 검사로 위안을 얻으려고 한다. 반면에 후자는 가라지에서 좋은 씨앗을 구별하는 법을 터득하고 성인으로서 자신이 해야 할 의무를 책임감 있게 이행한다. 인생에서 해결해야 할 최대의 과제는 바로 이 두 가지 힘이 우리 안에서 동시에 작용한다는 것이다. 어쨌든 병마와 싸워 지고 싶지 않다면 극복해야 할 과제다.

두 가지 힘 사이에서 어느 쪽을 선호하며 선택할지도 당신의 삶에 큰 모험이 될 것이다. 이때 의사들은 암 환자가 부딪쳐야 할 싸움이 승리로 끝나도록 보호자에게 협조를 부탁할 수밖에 없다.

당신과 당신의 아내에게 제공되는 정보의 양과 질도 승리를 결정하는 데 중요한 역할을 한다. 환자뿐만 아니라 그의 가족이 정보를 얼마나 제대로 숙지하느냐가 승패를 좌지우지할 수 있기 때문이다. 그래서 환자의 병을 얼마나 수준 높게 일정 기간 치료하느냐는 그 치료에 대한 깊이 있는 이해와 정보력에 달려있다고 해도 과언이 아니다. 그런 의미에서 우리가 동의어처럼 섞어서 표현하는 '치료시킨다'와 '회복시킨다'의 뜻이 사실상 서로 다르다는 것을 이제 알겠는가?

이 책을 집필하면서 나는 지금까지 수년간 의료계에 몸담아오며 직접 보고, 듣고, 배운 모든 경험을 고스란히 담아내려고 애썼다.

그동안 나를 믿고 따라온 환자들과 보호자 가족들에게 이 자리를 빌려 감사의 말을 전한다. 그분들이 내게 건넨 수많은 질문, 그들이 보여준 용기, 궂은일이 있어도 절대로 포기하지 않는 내공은 오늘날 내가 의사로서 계속 일을 할 수 있는 큰 원동력이 되어주었다.

인터넷과 스마트폰으로 세상의 모든 정보가 실시간으로 공유되는 시대에, 유방암이라는 동일한 질병을 진단하고 치료하는 일련의 과정은 세계적으로 거의 유사한 프로토콜을 따릅니다. 대한민국의 대형 대학병원들에서 근무한 유방외과 의사의 시선으로 볼 때, 이 책에서 알려주는 프랑스의 의료 수준은 한국과 큰 차이가 없어 보입니다.

다만 프랑스의 의료 환경과 환자 접근법에서 한국 문화와는 다른 점들을 발견하게 됩니다. 유방암으로 진단된 환자에게 그 사실을 고지할 때 의사가 지켜야 하는 원칙들이라든가 수술 후 일상으로 복귀하는 과정에서 환자를 도와주는 사회적인 여건 혹은 배려, 절차 관리 등이 그러합니다.

저자인 레미 살몬 박사는 프랑스 피티에 살페트리에 병원에서 유방암을 전문으로 치료하는 암 전문 외과 의사입니다. 그가 아내의 유방암 투병 과정을 함께한 경험을 바탕으로 쓴 이 책은 환자를 간호하는 남편과 아버지, 아들을 대상으로 했지만, 한국과는 조금 다른 관점에서 환자를 대하고 다른 방법으로 환자에게 다가가는 프랑스 의사들의 진료 절차들은 유방암을 치료하는 외과 의사인 제게도 많은 생각거리를 주었습니다.

이 책의 원제는《Le cancer ça se vit à deux》즉, '암과 함께 살아가기'입니다.

평범한 일상을 살던 보통 사람에게 갑자기 유방암이라는 난데없는 선고가 떨어집니다. 무시무시한 적과 처음 대면하는 두려움, 암 통보를 받아들이는 과정에서 마주하는 오만 가지 감정, 유방암 치료를 위해 알아야 하는 수술 절차와 그에 따르는 통증, 그리고 신체 변형의 문제와 그 해결 방법에 이르기까지. 이 책은 암과 함께 살아가는 법을 구체적으로 설명합니다.

또한 방사선 치료와 항암 치료를 견뎌낸 다음, 암 재발의 두려움을 이겨내고 다시 사회로 복귀하기까지, 용감하게 전투에 임했던 사람들의 이야기가 담겨 있습니다.

세상에서 가장 먼 길은 처음 가보는 길이라고 합니다.
상대에 대해 알고 있는 지식이 부족할수록 두려움은 더 커지는 법입니다. 이 책은 병원에서 의사가 일일이 다 설명해줄 수 없는 구체적인 암 치료 과정과 절차 등, 암에 대한 지식을 꼼꼼히 전달해주고 있어 환자들에게 큰 도움을 줍니다. 또한 병원에서 날마다 같은 일과를 반복하느라 지친 의사들에게도 같은 대상을 바라보는 조금 다른 시선, 한국 의료계와는 다른 관점을 생각하게 해줄 반가운 책입니다.

민호균_ 유방외과 외과전문의

1. TNM 분류

: 국제암통제연합에서 작성한 악성종양의 병기 분류(2018년 8회 차)

• 초기 암종(T)

Tx: 아직 검사로 판별되지 않는 단계

T0: 확실하게 병기를 명명할 수 없는 단계

Tis: 상피내암

Tis(DCIS): 유관상피내암

Tis(CLIS): 소엽상피내암

Tis(Paget): '파제트 병Paget's Disease'으로 불리는 비침윤성 유방암

T1: 종양의 최대 지름이 2cm 이하

T1mic: 미세 침윤성 종양의 최대 지름이 1mm 이하

T1a: 1mm < 미세 침윤성 종양의 최대 지름 ≤ 5mm

T1b: 5mm < 미세 침윤성 종양의 최대 지름 ≤ 10mm

T1c: 10mm < 미세 침윤성 종양의 최대 지름 ≤ 20mm

T2: 20mm < 종양의 최대 지름 ≤ 50mm

T3: 종양의 최대 지름 > 50mm

T4: 최대 지름에 상관없이 크기가 다른 곳으로 확장된 종양, 흉곽 내벽으로 확장(a), 피부층으로 확장(b)

T4a: 가슴 근육을 제외하고 흉곽 내벽으로 확장된 종양

T4b: 유방 피부의 부종, 피부층의 궤양 및 괴사, 소결절이 동반되는 유방암

T4c: T4a+T4b

T4d: 염증성 유방암

- 국부적 림프절(N)

Nx: 국부적 림프절 확장이 아직 검사로 판별되지 않는 단계(과거에 이미 수술을 받았거나 절제술로 도려낸 부위의 병리 해부학적 분석이 불가한 경우)

N0: 국부적 림프절 확장을 발견하지 못했으며 고립된 종양 세포를 발견하기 위한 추가 검사가 아직 진행되지 않은 단계

N0(i-): 국부적 림프절의 부재, 면역조직화학Immunohistochemistry으로 음성 반응이 나온 경우

N0(i+): 국부적 림프절의 부재, 면역조직화학으로 양성 반응이 나온 경우(림프절 결절의 지름은 0.2mm 이하, 'N-'라고도 함)

N1mi: 미세 전이된 경우로 지름이 0.2mm 이상이며 200개 이상의 세포로 구성, 최대 지름이 2mm 이하

N1: 세포 매개성 면역반응Cell-Mediated Immunity으로 겨드랑이 림프절 확산 또는 의학적 검사로 발견되지 않는 감시림프절 확산

N1a: 겨드랑이 1~3곳에 림프절 확산

N1b: 의학적 검사로 발견되지 않는 감시림프절에 대하여 세포 매개성 면역반응으로 생긴 림프절 확산

N1c: 겨드랑이 1~3곳에 림프절 확산과 동시에 의학적 검사로 발견되지 않는 감시림프절에 대하여 세포 매개성 면역성 반응으로 생긴 림프절 확산

(N1a+N1b)

N2: 겨드랑이 4~9곳에 림프절 확산 또는 겨드랑이 림프절 없이 종양이 있는 유방에 림프절 확산

N2a: 겨드랑이 4~9곳에 림프절 확산, 이때 세포 총합의 지름이 2mm 이상

N2b: 겨드랑이 림프절 없이 종양이 있는 유방에 림프절 확산

N3: 겨드랑이에 최소 10곳에서 림프절 확산, 쇄골 아래쪽(Level III) 에 림프절 확산, 겨드랑이 림프절과 함께 종양이 있는 유방에 림프절 확산, 겨드랑이에서 3곳 이상의 림프절 확산과 함께 의학적 검사로 발견되지 않는 감시림프절에 대하여 세포 매 개성 면역반응으로 생긴 림프절 확산, 종양이 있는 유방과 이 어진 쇄골 위쪽에 림프절 확산

N3a: 겨드랑이에 최소 10곳에서 림프절 확산(세포 총합의 길이가 2mm 이상) 또는 쇄골 아래쪽에 림프절 확산

N3b: 겨드랑이 림프절과 함께 종양이 있는 유방에 림프절 확산 또는 겨드랑이 에서 3곳 이상의 림프절 확산과 함께 의학적 검사로 발견되지 않는 감시 림프절에 대하여 세포 매개성 면역반응으로 생긴 림프절 확산

N3c: 종양이 있는 유방과 이어진 쇄골 위쪽에 림프절 확산

• 전이(M)

Mx: 암이 멀리 떨어진 다른 부위에 전이되었는지를 판단하기에는 정보가 부족한 단계

M0: 원격암의 부재

M1: 원격암이 하나 또는 여러 곳에 퍼진 경우

※ 감시림프절에 대한 새로운 보조 치료법인 pN(sn) 이후 암 TNM 병기를 분석하기 위해 만들어진 ypTNM(Neoadjuvant Pathologic Staging System: 악성 종양의 확산 정도를 분류하기 위해 새롭게 만들어진 병기 분류 시스템 ―옮긴이)

2. 프랑스 유방 영상 판독 및 데이터 시스템 분류

ACR0 = 초기 검진에서 이상 증후 발견(1차 진단)

ACR1 = 유방 영상 결과 정상

ACR2 = 양성 반응(악성일 확률 0%): 가슴 석회화[아데노피브로마 Adenofibroma (샘섬유종, 선섬유종: 선구조를 함유한 결합조직 종양 ―옮긴이)나 낭종]-유선 림프절-유방 림프절-초음파 검사 낭종과 같은 덩어리 발견-치밀한 조직의 덩어리(지방종Lipoma, 과오종Hamartoma, 유낭종Galactocele, 기름낭종Oil Cyst-외상으로 남은 상처-피부 및 혈관계 석회화-크고 길쭉한 선 모양의 석회들로 중앙 부위가 투명한 색을 띠며 유관의 벽에 침착한 경우, '이영양성 석회화Dystrophic Calcification' 유형으로 분류-둥글고 규칙적인 모양의 석회들로 넓게 퍼지는 형태)

ACR3 = 양성일 확률이 높음(악성일 확률 2% 이하): 비정형화된 둥근 석회들로 크기가 작고 수도 적으며 고립된 상태로 존재-타원형 또는 둥근 형태의 서로 다른 모양의 작은 석회들로 수가 적고 아데노피브로마의 초기 단계-초음파 검사 결과, 조직 구성의 밀도가 높고 타원형 또는 둥근 형태의 소엽 모양으로 아직 석회질로 변질하지 않고 액체화되지도 않은 상태 – 어느 한쪽이 오목하게 들어간 가슴 모양의 비대칭과 지방종

ACR4 = 양성인지 악성인지 판단 불가(2<악성일 확률≤95%, 2<A≤10%, 10<B≤50%, 10<C≤10%이거나 50% 이상)–둥글고 수가 많은 석회이거나 둥글지도 타원형도 아닌 석회 – 비정형의 석회들로 미세한 입자들이 한데 뭉쳐져있는데 수가 많은 경우 – 굵고 이질적인 석회들이나 수는 적은 경우 – 미세한 석회들이 여러 형태로 이루어져있는데 수가 적은 경우 – 외상으로 남은 균형 잡힌 상처 바깥에 왜곡된 형태로 생긴 석회 – 액체화되지도 않고 둥글거나 타원형도 아닌 작은 소엽 형태의 덩어리 또는 양성 섬유 조직이거나 정상적인 섬유 조직에 가려져 잘 보이지 않는 석회–한쪽 가슴만 오목하게 들어간 비대칭 유방과 지방종

ACR5 = 악성일 확률이 매우 높은 상태(95% 이상)–선 모양의 미세한 석회 또는 잔가지처럼 갈라진 선 모양의 미세한 석회 – 굵고 이질적인 석회이거나 미세한 석회들이 여러 형태로 이루어져있는데 수가 적고 덩어리로 뭉쳐있는 경우 – 모양에 상관없이 선형 구조로 되어 있거나 여러 개의 덩어리로 분절된 경우(유관 내부에 분포)–불균형 상태로 흩어져있거나 한데 덩어리로 뭉쳐있는 석회 – 수를 점점 늘리면서 덩어리로 뭉쳐있는 석회, 이때 형태와 분포도는

사전에 예측 불가 - 조직의 윤곽이 흐릿하거나 규칙적이
지 않은 석회 - 조직의 윤곽이 뚜렷한 석회

ACR6 = 악성으로 확정된 경우(제거술)

3. UICC 분류 단계(2010년)

: 국제암통제연합

UICC TNM

Stage	T	N	M
Stage 0	Tis	N0	M0
Stage I	T1	N0	M0
Stage IIA	T0	N1	M0
	T1	N1	M0
	T2	N0	M0
Stage IIB	T2	N1	M0
	T3	N0	M0
Stage IIIA	T0	N2	M0
	T1	N2	M0
	T2	N2	M0
	T3	N1, N2	M0
Stage IIIB	T4	N0, N1, N2	M0
Stage IIIC	모든 T	N3	M0
	T4d		
Stage IV	모든 T	모든 N	M1

4. 분자생물학적으로 구분한 유방암의 하위군 분류

- Grade I의 저등급 유방암인 루미날^{Luminal} A 유형은 호르몬 수용체 양성, HER2 과발현은 없고, 종양의 지름이 10mm 이하이며 증식 능력 지수가 낮은 유방암
- Grade II 또는 III의 고등급 유방암인 루미날 B 유형은 호르몬 수용체 양성, HER2 과발현은 없으나 세포 분열이 활발해 증식 능력 지수가 높은 유방암
- HER2 강화^{Her2 Amplified Type} 유방암은 호르몬 수용체의 발현과 증식 여부에 상관없이 HER2의 과발현과 증식이 주요 특징인 유방암
- 삼중 음성^{Triple-Negative} 유방암은 기저 유방암으로 호르몬 수용체와 HER2 모두 음성인 유방암

5. 다학제의 원칙

프랑스 및 해외에서 권장하는 유방암 치료법은 다학제 접근법을 기본 전제로 한다.

- 다학제의 의미: 의료적 검사 결과를 최소 세 명의 전문의가 함께 분석해 의학적 소견을 결정하는 방식을 말한다. 서류와 함께 환자를 직접 만나는 것도 가능하다.

이때 해당 질병과 관련된 전문의들이 다학제 협진^{RCP}을 구성하는 일원이 되어야 하며, 다학제 원칙에 따라 의학적 소견을 정리한 보고서와 공동 자문기구를 만들어 활동한다.

구성원 중에는 적어도 외과 의사 1명, 방사선 요법 전문의 1명, 종양내과 전문의 1명이 포함되어야 한다. 여기에 방사선과 전문의 1명, 병리 해부학자 1명을 추가할 수 있으며 그 외에 산부인과 전문의 1명, 보조 치료사 1명, 심리학자 1명, 간호 보조사 1명도 필요에 따라 더 추가할 수 있다.

6. 각 치료 상황별 다학제 권장 사항

상황	권장 사항
3D 입체형 생체 조직 검사 전	전문의 2명의 협업
유방암 외과 수술 전	다학제 협진 권장
유방암 항암 치료 전	체계적 다학제 협진
유방암 국소 절제술 후	체계적 다학제 협진
유방암의 부분적 재발	체계적 다학제 협진
원격암 전이 초기 단계	체계적 다학제 협진
원격암 전이 진화 단계	필요에 따른 선택적 결정
예방수술 전	체계적 다학제 협진 + 심리 상담
의료특허를 받지 않은 치료법 또는 민간요법 사용 전	의무적 다학제 협진

7. 프랑스 유방암 관련 사이트 및 단체

- 암 퇴치 관련 국립기구   www.ligue-cancer.net
- 암센터 국립연합기구   www.unicancer.fr
- 국립암연구소, 환자와 보호자들이 궁금한 질문들을
  열람할 수 있는 사이트   www.e-cancer.fr
- 프랑스 유방 관련 질병 연구소   www.senologie.com
- 과거의 삶으로 돌아가기   www.vivrecommeavant.fr
- 유럽 유방암 비영리단체, '유로파 도나Europa Donna'

  www.europadonna.org

- 프랑스 국립연구소에서 발행한 보고서
  《프랑스의 암 현황Les Cancers en France》
- 유방암 관련하여 정보가 자세하게 수록된 캐나다 사이트. 교육
  학적인 접근법으로 유방암에 대한 의학적 설명을 참고할 수 있
  는 사이트   www.cancer.ca
- 질의응답 및 토론을 할 수 있는 온라인 포럼
  '레 앵파시엉트Les Impatientes'   www.lesimpatientes.com

8. 한국 유방암 관련 사이트 및 단체

- 국가암정보센터 www.cancer.go.kr
- 보건복지부 www.mohw.go.kr
- 한국유방암학회 www.kbcs.or.kr
- 한국유방건강재단 www.kbcf.or.kr
- 서울대학교병원 유방암 환우회
  한국비너스회 www.koreavenus.com
- 대한 암협회 www.kcscancer.org
- 핑크런 www.pinkcampaign.com

1. 부록 317쪽 참고

2. 부록 323쪽 참고

3. MCM: Multidisciplinary Concertation Meeting(영어 약자) / RCP: Réunion de concertation pluridisciplinaire(불어 약자)

4. 부록 320쪽 참고

5. www.docteursalmon.com 표 1 참고

6. www.docteursalmon.com 표 2 참고

7. www.docteursalmon.com 표 3 참고

8. www.docteursalmon.com 표 4 참고

9. www.docteursalmon.com 표 5 참고

10. www.docteursalmon.com 표 6 참고

11. www.docteursalmon.com 표 7 참고

12. www.docteursalmon.com 표 8 참고

13. 1. C. 발치Balch와 R 아우디시오Audisio, 〈왜 외과 의사는 젊은 환자와 똑같은 방식으로 중장년 환자를 대할 수 없는가?Why Can't Surgeons Treat Older Patients the Same as Younger Patients?〉, 종양외과 연보Annals of Surgical Oncology, 2016년 12월, 학회지 13호 23편, 4123-4125쪽

14. 하나의 치료제만 집중적으로 사용하는 모노테라피Monotherapy를 말함

15. 퀴리 연구소Institut Curie, 구스타브-루시 연구소Institut Gustave-Roussy, 파스퇴르 연구소Institut Pasteur, 프랑스 자선단체Fondation de France

옮긴이 전혜영

이화여자대학교 불어불문학과를 졸업하고 프랑스 렌Ⅱ대학에서 불문학 석사,
박사 과정을 수료했다. 프랑스어 회화, 프랑스어권 문화, 프랑스 근대 문학을 강의하며,
영어와 프랑스어 전문 번역가로 활동 중이다.
옮긴 책으로는《사라져 가는 세계 부족문화》《흙과 밀짚으로 지은 집》《선과 악》
《세계 분쟁 지도》《우상의 추락》《감정 읽기》《홍당무》《의약에서 독약으로》
《같은 성을 사랑하는 것에 대하여》《레 미제라블》《트리스탄과 이졸데》
《80일간의 세계 일주》등이 있다.

감수 민호균

M.D. 외과 유방질환분과 전문의
강북삼성병원에서 외과 전문의 과정을 수료하고 서울아산병원에서 유방갑상선
펠로우 과정을 마쳤다. 양지병원 유방갑상선센터 과장, 이지함성형외과 가슴성형센터
원장을 거쳐 현재 청담동에서 유방외과 전문병원 유미노 외과를 운영하고 있다.
유방암 수술, 가슴성형 수술, 피막제거, 가슴축소, 재건 등 유방 질환과
가슴성형 재수술이 주력 분야다.

암 전문의가 말하는
유방암 치료부터 마음 치료까지

초판 1쇄 발행일 2022년 9월 20일 | 지은이 레미 살몬 | 옮긴이 전혜영 | 감수 민호균
펴낸이 김현관 | 펴낸곳 율리시즈 | 책임편집 정은아 | 표지디자인 북디자인 경놈 | 본문디자인 진혜리
종이 세종페이퍼 | 인쇄 및 제본 올인피앤비
주소 서울시 양천구 목동중앙서로7길 16-12 102호 | 전화 (02) 2655-0166/0167
팩스 (02) 6499-0230 | E-mail ulyssesbook@naver.com | ISBN 979-11-978949-1-6 03510
등록 2010년 8월 23일 제2010-000046호 | ⓒ 2022 율리시즈